国家卫生健康委员会"十四五"规划教材
全国中医药高职高专教育教材

供中医学、针灸推拿、中医骨伤、临床医学等专业用

西医妇产科学

第5版

主　编　刘志宏

副主编　张　丽　赵　萍　杨祖艳

编　委　（按姓氏笔画排序）

左欣鹭（承德护理职业学院）

卢　霞（新疆医科大学第六临床医学院）

田　群（江西中医药高等专科学校）

刘志宏（山东中医药高等专科学校）

孙晓盈（陕西能源职业技术学院）

李改娟（山西卫生健康职业学院）

杨祖艳（保山中医药高等专科学校）

张　争（湖北中医药高等专科学校）

张　丽（安徽中医药高等专科学校）

陈　歆（湖南中医药高等专科学校）

赵　萍（南阳医学高等专科学校）

郭小莉（赣南卫生健康职业学院）

黄　晶（漳州卫生职业学院）

崔利荣（山东中医药高等专科学校）

梁静琪（四川中医药高等专科学校）

人民卫生出版社
·北　京·

图书在版编目（CIP）数据

西医妇产科学 / 刘志宏主编 . —5 版 . —北京：
人民卫生出版社，2023.7（2025.11重印）
ISBN 978-7-117-34979-6

Ⅰ.①西…　Ⅱ.①刘…　Ⅲ.①妇产科学 – 高等职业教
育 – 教材　Ⅳ.①R71

中国国家版本馆 CIP 数据核字 (2023) 第 144870 号

人卫智网　**www.ipmph.com**	医学教育、学术、考试、健康，	
	购书智慧智能综合服务平台	
人卫官网　**www.pmph.com**	人卫官方资讯发布平台	

西医妇产科学
Xiyi Fuchankexue
第 5 版

主　　编：刘志宏
出版发行：人民卫生出版社（中继线 010-59780011）
地　　址：北京市朝阳区潘家园南里 19 号
邮　　编：100021
E - mail：pmph @ pmph.com
购书热线：010-59787592　010-59787584　010-65264830
印　　刷：北京顶佳世纪印刷有限公司
经　　销：新华书店
开　　本：850 × 1168　1/16　　印张：18.5
字　　数：522 千字
版　　次：2005 年 6 月第 1 版　　2023 年 7 月第 5 版
印　　次：2025 年 11 月第 2 次印刷
标准书号：ISBN 978-7-117-34979-6
定　　价：65.00 元
打击盗版举报电话：**010-59787491**　E-mail：**WQ @ pmph.com**
质量问题联系电话：**010-59787234**　E-mail：**zhiliang @ pmph.com**
数字融合服务电话：**4001118166**　E-mail：**zengzhi @ pmph.com**

《西医妇产科学》
数字增值服务编委会

主　编　刘志宏

副主编　张　丽　赵　萍　杨祖艳

编　委（按姓氏笔画排序）

左欣鹭（承德护理职业学院）

卢　霞（新疆医科大学第六临床医学院）

田　群（江西中医药高等专科学校）

刘志宏（山东中医药高等专科学校）

孙小雯（山东中医药高等专科学校）

孙晓盈（陕西能源职业技术学院）

李改娟（山西卫生健康职业学院）

杨祖艳（保山中医药高等专科学校）

张　争（湖北中医药高等专科学校）

张　丽（安徽中医药高等专科学校）

陈　歆（湖南中医药高等专科学校）

赵　萍（南阳医学高等专科学校）

郭小莉（赣南卫生健康职业学院）

黄　晶（漳州卫生职业学院）

崔利荣（山东中医药高等专科学校）

梁静琪（四川中医药高等专科学校）

修订说明

　　为了做好新一轮中医药职业教育教材建设工作，贯彻落实党的二十大精神和《中医药发展战略规划纲要（2016—2030 年）》《教育部 国家卫生健康委 国家中医药管理局关于深化医教协同进一步推动中医药教育改革与高质量发展的实施意见》《教育部等八部门关于加快构建高校思想政治工作体系的意见》《职业教育提质培优行动计划（2020—2023 年）》《职业院校教材管理办法》的要求，适应当前我国中医药职业教育教学改革发展的形势与中医药健康服务技术技能人才培养的需要，人民卫生出版社在教育部、国家卫生健康委员会、国家中医药管理局的领导下，组织和规划了第五轮全国中医药高职高专教育教材、国家卫生健康委员会"十四五"规划教材的编写和修订工作。

　　为做好第五轮教材的出版工作，我们成立了第五届全国中医药高职高专教育教材建设指导委员会和各专业教材评审委员会，以指导和组织教材的编写与评审工作；按照公开、公平、公正的原则，在全国 1 800 余位专家和学者申报的基础上，经中医药高职高专教育教材建设指导委员会审定批准，聘任了教材主编、副主编和编委；确立了本轮教材的指导思想和编写要求，全面修订全国中医药高职高专教育第四轮规划教材，即中医学、中药学、针灸推拿、护理、医疗美容技术、康复治疗技术 6 个专业共 89 种教材。

　　党的二十大报告指出，统筹职业教育、高等教育、继续教育协同创新，推进职普融通、产教融合、科教融汇，优化职业教育类型定位，再次明确了职业教育的发展方向。在二十大精神指引下，我们明确了教材修订编写的指导思想和基本原则，并及时推出了本轮教材。

　　第五轮全国中医药高职高专教育教材具有以下特色：

　　1. 立德树人，课程思政　教材以习近平新时代中国特色社会主义思想为引领，坚守"为党育人、为国育才"的初心和使命，培根铸魂、启智增慧，深化"三全育人"综合改革，落实"五育并举"的要求，充分发挥思想政治理论课立德树人的关键作用。根据不同专业人才培养特点和专业能力素质要求，科学合理地设计思政教育内容。教材中有机融入中医药文化元素和思想政治教育元素，形成专业课教学与思政理论教育、课程思政与专业思政紧密结合的教材建设格局。

　　2. 传承创新，突出特色　教材建设遵循中医药发展规律，传承精华，守正创新。本套教材是在中西医结合、中西药并用抗击新型冠状病毒感染疫情取得决定性胜利的时候，党的二十大报告指出促进中医药传承创新发展要求的背景下启动编写的，所以本套教材充分体现了中医药特色，将中医药领域成熟的新理论、新知识、新技术、新成果根据需要吸收到教材中来，在传承的基础上发展，在守正的基础上创新。

　　3. 目标明确，注重三基　教材的深度和广度符合各专业培养目标的要求和特定学制、特定对象、特定层次的培养目标，力求体现"专科特色、技能特点、时代特征"，强调各教材编写大纲一定要符合高职高专相关专业的培养目标与要求,注重基本理论、基本知识和基本技能的培养和全面素质的提高。

4. 能力为先,需求为本   教材编写以学生为中心,一方面提高学生的岗位适应能力,培养发展型、复合型、创新型技术技能人才;另一方面,培养支撑学生发展、适应时代需求的认知能力、合作能力、创新能力和职业能力,使学生得到全面、可持续发展。同时,以职业技能的培养为根本,满足岗位需要、学教需要、社会需要。

5. 规划科学,详略得当   全套教材严格界定职业教育教材与本科教育教材、毕业后教育教材的知识范畴,严格把握教材内容的深度、广度和侧重点,既体现职业性,又体现其高等教育性,突出应用型、技能型教育内容。基础课教材内容服务于专业课教材,以"必需、够用"为原则,强调基本技能的培养;专业课教材紧密围绕专业培养目标的需要进行选材。

6. 强调实用,避免脱节   教材贯彻现代职业教育理念,体现"以就业为导向,以能力为本位,以职业素养为核心"的职业教育理念。突出技能培养,提倡"做中学、学中做"的"理实一体化"思想,突出应用型、技能型教育内容。避免理论与实际脱节、教育与实践脱节、人才培养与社会需求脱节的倾向。

7. 针对岗位,学考结合   本套教材编写按照职业教育培养目标,将国家职业技能的相关标准和要求融入教材中,充分考虑学生考取相关职业资格证书、岗位证书的需要。与职业岗位证书相关的教材,其内容和实训项目的选取涵盖相关的考试内容,做到学考结合、教考融合,体现了职业教育的特点。

8. 纸数融合,坚持创新   新版教材进一步丰富了纸质教材和数字增值服务融合的教材服务体系。书中设有自主学习二维码,通过扫码,学生可对本套教材的数字增值服务内容进行自主学习,实现与教学要求匹配、与岗位需求对接、与执业考试接轨,打造优质、生动、立体的学习内容。教材编写充分体现与时代融合、与现代科技融合、与西医学融合的特色和理念,适度增加新进展、新技术、新方法,充分培养学生的探索精神、创新精神、人文素养;同时,将移动互联、网络增值、慕课、翻转课堂等新的教学理念、教学技术和学习方式融入教材建设之中,开发多媒体教材、数字教材等新媒体形式教材。

人民卫生出版社成立70年来,构建了中国特色的教材建设机制和模式,其规范的出版流程,成熟的出版经验和优良传统在本轮修订中得到了很好的传承。我们在中医药高职高专教育教材建设指导委员会和各专业教材评审委员会指导下,通过召开调研会议、论证会议、主编人会议、编写会议、审定稿会议等,确保了教材的科学性、先进性和适用性。参编本套教材的1 000余位专家来自全国50余所院校,希望在大家的共同努力下,本套教材能够担当全面推进中医药高职高专教育教材建设,切实服务于提升中医药教育质量、服务于中医药卫生人才培养的使命。谨此,向有关单位和个人表示衷心的感谢!为了保持教材内容的先进性,在本版教材使用过程中,我们力争做到教材纸质版内容不断勘误,数字内容与时俱进,实时更新。希望各院校在教材使用中及时提出宝贵意见或建议,以便不断修订和完善,为下一轮教材的修订工作奠定坚实的基础。

人民卫生出版社有限公司

2023 年 4 月

前　言

《西医妇产科学》（第 5 版）是国家卫生健康委员会"十四五"规划教材，供全国中医药高职高专院校中医学、针灸推拿、中医骨伤、临床医学等专业使用。

2022 年 10 月，第五轮全国中医药高职高专教育教材主编人会议在线上召开后，《西医妇产科学》第 5 版教材基于本次会议精神，以第 4 版为基础，广泛征求使用教材师生的意见进行修订。编写指导思想以培养目标为导向、职业需求为前提，坚持三基（基本理论、基本知识、基本技能）、五性（思想性、科学性、先进性、启发性、适用性）、三特定（特定对象、特定目标、特定限制），确保理论的系统性与完整性，结合临床岗位和执业（助理）医师资格考试，反映妇产科专业新成果，体现"专科特色、技能特点、时代特征"。

新版教材保留了第 4 版教材的基本内容，全书共 26 章，第一至二十四章为教学内容，由产科、妇科、计划生育和妇女保健组成；第二十五、二十六章为妇产科常用检查方法和常用手术，供自学和参考使用。其中，产科、妇科肿瘤、生殖内分泌等章节，根据最新指南及研究成果做了较大幅度的修订，部分陈旧内容有所删减。新版教材按照本次主编人会议精神进行修订，新增思政元素模块，并丰富了数字内容，方便师生获取更多的课程资源。

《西医妇产科学》第 5 版教材纸质版编写人员共 15 人，数字增值服务内容编写人员 16 人，均来自 14 所高等院校临床、教学、科研一线。其中，第一、二、三、二十六章由刘志宏编写，第四、二十五章由崔利荣编写，第五章由黄晶编写，第六、七章由杨祖艳编写，第八章由卢霞编写，第九、十章由田群编写，第十一章由梁静琪编写，第十二、十三章由郭小莉编写，第十四章由陈歆编写，第十五、十七章由左欣鹭编写，第十六章由赵萍编写，第十八章由张丽编写，第十九、二十二章由李改娟编写，第二十、二十四章由孙晓盈编写，第二十一、二十三章由张争编写。孙小雯参与数字内容的编写。

本教材在修订过程中参考了有关教材和近 5 年的临床指南，在此谨表诚挚谢意。感谢第 1～4 版教材的编者，特别是第 4 版主编冯玲教授的大力支持。

由于编者水平有限，本书难免存在不足和疏漏之处，敬请广大读者提出宝贵意见，以便再版时补充修正。

《西医妇产科学》编委会
2023 年 4 月

目 录

第一章 绪 论

PPT课件

知识导览

学习目标

掌握妇产科学的概念与范畴;熟悉妇产科学的特点;了解妇产科学的近代进展。培养高尚的医德医风,具备高度的责任感、富有爱心和同情心。

妇产科学是临床医学的重要组成部分。随着医学的发展和各学科分工的不断细化,妇产科学逐渐演变为一门独立学科。它与内科学、外科学及儿科学一样,同为医学生必修的四大主干课程。

一、妇产科学的概念与范畴

妇产科学是专门研究妇女特有的生理和病理,以及生殖调控的一门临床学科,包括产科学和妇科学。

产科学是一门关系到妇女妊娠、分娩和产褥全过程,并对该过程中孕产妇、胚胎与胎儿及新生儿所发生的生理、心理、病理改变进行诊治的医学学科。产科学包括产科学基础、生理产科学、病理产科学和胎儿医学四部分。随着医学科学的发展,围生医学运用医用电子学、细胞遗传学、畸胎学等学科成果,发展成以研究胚胎发育、胎儿生理与病理、早期新生儿和孕产妇疾病诊治的新型交叉学科。母胎医学基于母子统一管理,致力于降低孕产妇及围生儿死亡率,减少出生缺陷,促进母婴健康。

妇科学是一门研究妇女非妊娠期生殖系统的生理和病理改变,并对其进行诊治的医学学科。妇科学包括妇科学基础、女性生殖器炎症、女性生殖器肿瘤、生殖内分泌疾病、女性生殖器损伤、女性生殖器发育异常及女性其他生殖器疾病。

女性计划生育主要研究女性生育的调控,包括避孕、绝育、优生等内容。

二、妇产科学的特点

妇产科学虽然已经成为一门独立学科,但与女性的整体密不可分,与人体其他系统有不可分割的联系。女性月经周期主要受大脑皮质-下丘脑-垂体-卵巢调节,其他内分泌激素对月经周期也有影响,如甲状腺、肾上腺及胰腺功能异常,均可致月经失调,甚至闭经。女性生殖器官变化同样影响其他系统变化,如绝经卵巢功能衰退,可导致骨代谢及糖脂代谢异常,增加骨质疏松及心血管疾病的风险。

妇产科学虽然分为产科学、妇科学,但二者却有共同基础,即女性生殖器官,诸多产科疾病与妇科疾病互为因果关系。不少妇科疾病是产科问题的延续,如分娩时盆底软组织损伤可导致子宫脱垂,妊娠期及产褥期可引起子宫肌瘤红色样变等。不少产科问题是妇科疾病所致,如输卵管慢性炎症可以引起输卵管妊娠、不孕,子宫肿瘤、子宫发育不良及畸形可引起原发性子宫收缩乏力等。人工流产损伤子宫内膜发生 Asherman 综合征,则是子宫性闭经的最常见原因。

妇产科学是临床医学,也是预防医学。做好孕期保健可以预防妊娠并发症;做好产时监护与处理,能预防滞产、感染、产伤、出血和新生儿窒息;开展产前诊断可以及早发现遗传性疾病和先天畸形;定期进行妇女病普查可以发现早期宫颈癌等。

三、妇产科学的近代进展

(一)产科学进展

1. 产科理论体系转变　母子统一管理是近代产科学的理论体系,它取代了既往以母亲为中心的产科理论体系。这一理论体系的转变,促进了围生医学、新生儿学等新兴学科的诞生。开展围生期电子监护,产科与新生儿科密切配合,极大地降低了围生儿的死亡率。

2. 产前诊疗技术创新　孕期开展遗传咨询、产前筛选及产前诊断,在妊娠早期、中期诊断出某些遗传性疾病和先天畸形,减少出生缺陷,提高了人口素质。

3. 辅助生殖技术发展　生殖生理理论促进辅助生殖技术发展。随着辅助生殖技术的开展,如体外受精 - 胚胎移植技术、卵母细胞单精子显微注射、种植前遗传学诊断、配子输卵管内移植、宫腔内配子移植、供胚移植等,解决了许多女性不孕难题,促进了生殖生理学的发展。

(二)妇科学进展

1. 女性内分泌学发展　女性内分泌学的临床研究已从器官水平发展到分子水平。许多新药在女性月经失调、生殖功能失调疾病的临床诊治中取得了很好的疗效,激素替代治疗为围绝经期及绝经后期女性带来了福音,女性内分泌学已发展成为一门新兴学科。

2. 妇科诊治新技术创新　妇科应用性基础研究探析了妇科肿瘤发生发展与女性激素、病毒、癌基因以及细胞因子之间的关系。影像学检查及肿瘤标志物检查,使妇科肿瘤可早发现、早诊断和早治疗。妇科肿瘤根治手术和微创手术,使妇科手术水平不断提高。

3. 妇女保健学建立　根据女性生殖生理特点,建立以群体为对象、以保健为中心的妇女保健学科,根据妇女各期保健需求,综合运用临床医学、保健医学、预防医学、心理学及社会学等知识和技术,保护和促进妇女身心健康。

思政元素

医者仁心、大爱风范

林巧稚(1901—1983),医学家,中国现代妇产科学的奠基者和开拓者。她早年从事胎儿宫内呼吸的研究,对滋养细胞肿瘤发生及发展规律、女性盆腔结核的发生及其治疗进行了深入研究,并进行了大量科普宣传和妇幼保健工作。为了降低中国新生婴儿死亡率,防治妇女宫颈癌,她撰写了妇幼卫生科普通俗读物《家庭卫生顾问》等书;为了治疗新生儿溶血症,她创造出脐静脉换血的医疗方法;她开辟了产科、妇科、妇科肿瘤、生殖内分泌、计划生育等妇产科学亚专业。

1956 年,林巧稚提出了"预防为主"的思想,在全国率先开展妇女宫颈涂片检查,负责组织宫颈癌的普查和防治。她带领自己的团队克服种种困难,走门串户,逐人检查,使子宫颈癌的死亡率大大降低。1980 年,年近八旬的林巧稚,由于长时间高负荷工作,终于病倒了。缠绵病榻的 3 年中,她仍坚持主持《妇科肿瘤》的编写。这部 50 余万字的专著,浓缩了林巧稚毕生对妇科肿瘤的探索和研究,记载了她为医学事业所尽的最后一份力。

林巧稚不仅医术高明,她的医德、医风、奉献精神更是有口皆碑。她称自己是"一辈子的值班医生",她的医者精神深远地影响着千千万万的中国妇产科医生。作为当代医者,要用行动传承"林巧稚精神",用行动来彰显医者仁心的大爱风范。

四、怎样学好妇产科学

妇产科学实践性很强,学习时必须理论联系实际。妇产科学课程分系统学习和临床实习两个阶段。系统理论学习是基础,应按照教学大纲要求,扎实学好妇产科学的基础理论、基本知识、基本技能;临床实习是毕业前在上级医师指导下参加医学诊疗实践,培养临床思维,具备实际工作能力。作为一名医学生,学习妇产科学时应坚持"以人为本",在为患者服务的过程中应具备高度的责任感、爱心和同情心,注重培养高尚的医德和良好的医风,在医学实践中不断提高自己的医德医术水平,逐步成为一名合格的妇产科医生。

（刘志宏）

? 复习思考题

1. 简述产科学与妇科学的概念。
2. 简述妇产科学的特点。

图 1-3

扫一扫,测一测

PPT课件

知识导览

第二章　女性生殖系统解剖

学习目标

　　掌握内、外生殖器的组成、解剖结构和功能,以及骨盆的组成;熟悉女性内生殖器官与邻近器官的关系;了解骨盆底的组成。能分析妇产科手术中可能损伤的邻近器官;能与患者及家属有效沟通,结合女性生殖系统解剖特点进行健康教育。

第一节　外　生　殖　器

　　女性外生殖器又称外阴,指生殖器官的外露部分,位于两股内侧之间,前为耻骨联合,后为会阴,包括阴阜、大阴唇、小阴唇、阴蒂和阴道前庭(图2-1)。

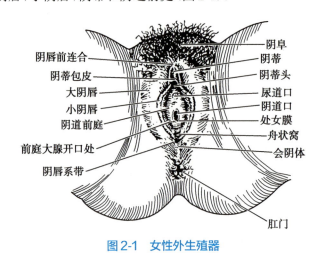

图2-1　女性外生殖器

阴唇前连合　阴蒂包皮　大阴唇　小阴唇　阴道前庭　前庭大腺开口处　阴唇系带

阴阜　阴蒂　阴蒂头　尿道口　阴道口　处女膜　舟状窝　会阴体　肛门

一、阴　　阜

　　为耻骨联合前面的皮肤隆起,皮下脂肪组织丰富。青春期该部皮肤开始生长阴毛,分布呈尖端向下的三角形。

二、大　阴　唇

　　为两股内侧的一对纵行隆起的皮肤皱襞,前接阴阜,后连会阴。大阴唇内侧面湿润似黏膜,皮下为疏松结缔组织和脂肪组织,含丰富血管、淋巴管和神经,局部外伤易形成血肿。

三、小 阴 唇

　　系位于大阴唇内侧的一对薄皮肤皱襞。表面湿润、色褐、无毛,富含神经末梢。两侧小阴唇前端相互融合包绕阴蒂。小阴唇后端与大阴唇后端会合,在正中线形成横皱襞称阴唇系带。

四、阴　　蒂

　　位于两小阴唇顶端的联合处,与男性阴茎海绵体相似,有勃起性。富含神经末梢,为性反应器官。

五、阴 道 前 庭

　　为两小阴唇之间的菱形区。其前为阴蒂,后为阴唇系带。在此菱形区内有以下结构:

　　1．前庭球　又称球海绵体,位于前庭两侧,由一对细长的勃起组织构成。

　　2．前庭大腺　又称巴托兰腺(Bartholin gland),位于大阴唇后部,亦为球海绵体肌覆盖,如黄豆大,左右各一。腺管细长 1～2cm,向内侧开口于阴道前庭后方小阴唇与处女膜之间的沟内。性兴奋时,分泌黏液起润滑作用。正常情况下此腺不能触及。若腺管开口闭塞,可形成前庭大腺囊肿或前庭大腺脓肿。

　　3．尿道外口　位于阴蒂头的后下方,略呈圆形,其后壁上有一对并列腺体,称尿道旁腺。该腺体开口小,细菌容易潜伏。

　　4．阴道口及处女膜　阴道口位于尿道外口后方的前庭后部。其周缘覆有一层较薄的黏膜皱襞,称处女膜,其间含结缔组织、血管与神经末梢。处女膜的厚薄因人而异。处女膜可因性交或剧烈运动而破裂,受分娩影响,产后仅留有处女膜痕。

第二节　内 生 殖 器

　　女性内生殖器位于真骨盆内,包括阴道、子宫、输卵管及卵巢,后两者合称子宫附件(图2-2)。

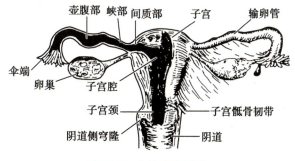

图2-2　女性内生殖器

一、阴　道

阴道是性交器官，也是月经血排出和胎儿娩出的通道。

1. 位置和形态　位于真骨盆下部中央，呈上宽下窄的管道，前壁长 7～9cm，与膀胱和尿道相邻；后壁长 10～12cm，与直肠贴近。上端包绕宫颈阴道部，下端开口于阴道前庭后部。环绕宫颈周围的部分称阴道穹隆，按其位置分为前、后、左、右四部分，其中后穹隆最深，与盆腔最低的直肠子宫陷凹紧密相邻，临床上可经此处穿刺或引流。

2. 组织结构　阴道壁自内向外由黏膜、肌层和纤维组织膜构成。阴道黏膜呈淡红色，由复层鳞状上皮覆盖，无腺体，有很多横行皱襞，伸展性较大，受性激素影响有周期性变化。阴道壁富有静脉丛，损伤后易出血或形成血肿。

二、子　宫

子宫是产生月经、孕育胚胎及胎儿的器官。

1. 形态　子宫为一壁厚、腔小的肌性器官。成年人子宫呈前后略扁的倒置梨形，重约 50～70g，长 7～8cm，宽 4～5cm，厚 2～3cm，宫腔容量约 5ml。子宫上部较宽称宫体，子宫体顶部称宫底，宫底两侧为宫角，与输卵管相通。子宫下部较窄呈圆柱状称宫颈。宫体与宫颈的比例，儿童期为 1∶2，成年妇女为 2∶1，老年期为 1∶1。

子宫腔为上宽下窄的三角形。在宫体与宫颈之间形成最狭窄的部分，称子宫峡部，非孕期长约 1cm，妊娠末期可达 7～10cm，形成子宫下段，成为软产道的一部分。峡部上端因解剖上较狭窄，称为解剖学内口；下端因子宫内膜在此处转变为宫颈黏膜，称为组织学内口。子宫颈内腔呈梭形，称为宫颈管，成年妇女长约 2.5～3.0cm，其下端称宫颈外口。宫颈以阴道为界，分为上下两部，在阴道以上的部分称宫颈阴道上部，伸入阴道内的部分称宫颈阴道部；宫颈阴道上部和宫颈阴道部之比为 2∶1。未产妇的宫颈外口呈圆形；已产妇的宫颈外口受分娩影响形成横裂，被分为前唇和后唇（图 2-3）。

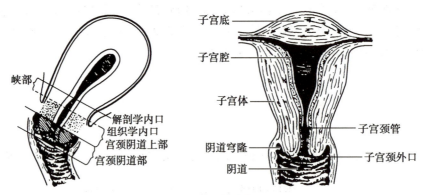

图 2-3　子宫各部

2. 组织结构

（1）子宫体：宫体壁由 3 层组织构成，内层为子宫内膜，中层为肌层，外层为浆膜层。

1）子宫内膜层：分为 3 层，即致密层、海绵层和基底层。表面 2/3 层为致密层和海绵层，统称为功能层，从青春期开始受卵巢激素影响，发生周期性变化而脱落；基底层为靠近子宫肌层的 1/3 内膜，无周期性变化。

2）子宫肌层：较厚，非孕时厚约 0.8cm，大致分 3 层。内层环行排列，中层交叉排列，外层纵行排列，在血管周围形成"8"字围绕血管，子宫收缩时可压迫血管，有效制止子宫出血。

3）子宫浆膜层：为覆盖宫底部及宫体前后面的脏腹膜，在子宫前面近子宫峡部处向前反折覆盖膀胱，形成膀胱子宫陷凹。在子宫后面，腹膜沿子宫壁向下，至宫颈后方及阴道后穹隆再折向直肠，形成直肠子宫陷凹，也称道格拉斯陷凹。

（2）子宫颈：主要由结缔组织构成，亦含有平滑肌纤维、血管及弹力纤维。宫颈管黏膜上皮细胞呈单层高柱状，黏膜内腺体分泌碱性黏液，形成黏液栓堵塞宫颈管。黏液栓成分和性状受性激素的影响，发生周期性变化。宫颈阴道部为复层鳞状上皮覆盖，表面光滑。宫颈外口柱状上皮与鳞状上皮交界处是宫颈癌的好发部位。

3. **位置**　子宫位于盆腔中央，前为膀胱，后为直肠，下端接阴道，两侧有输卵管和卵巢。

4. **子宫韧带**　共有四对（图2-4）。

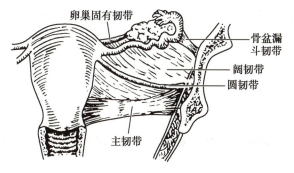

图2-4　子宫各韧带

（1）圆韧带：呈圆索状而得名，长10～12cm，由结缔组织与平滑肌组成。起于子宫角的前面、输卵管近端的下方，在阔韧带前叶的覆盖下向前外侧走行，到达骨盆侧壁后，再穿过腹股沟管终于大阴唇前端。使子宫保持前倾位置。

（2）阔韧带：位于子宫两侧，为一对双层翼状腹膜皱襞，由覆盖在子宫前后壁的腹膜自子宫侧缘向两侧延伸达到骨盆壁而形成，能限制子宫向两侧倾斜。其上缘游离，内2/3部包围输卵管，外1/3部移行为骨盆漏斗韧带或称卵巢悬韧带，卵巢动静脉由此穿过。卵巢内侧与宫角之间的阔韧带稍增厚，称卵巢固有韧带或卵巢韧带。卵巢与阔韧带后叶相接处称卵巢系膜。在宫体两侧的阔韧带中有丰富的血管、神经、淋巴管及大量疏松结缔组织，称宫旁组织。子宫动静脉和输尿管均从阔韧带基底部穿过。

（3）主韧带：在阔韧带的下部，横行于宫颈两侧和骨盆侧壁之间，为一对坚韧的平滑肌与结缔组织纤维束，又称宫颈横韧带。起固定宫颈位置、防止子宫下垂的作用。

（4）子宫骶韧带：起自宫颈后面的上侧方（相当于组织学内口水平），向两侧绕过直肠到达第2、3骶椎前面的筋膜。韧带含平滑肌和结缔组织，外有腹膜遮盖，短厚有力，向后向上牵引宫颈，维持子宫前倾位置。

三、输 卵 管

为一对细长而弯曲的肌性管道，位于子宫阔韧带的上缘内，内侧与宫角相连通，外端游离，与卵巢接近。全长8～14cm。为卵子与精子相遇的场所，也是向宫腔运送受精卵的管道。按输卵管的形态由内向外可分为4部分（图2-5）。①间质部：为潜行于子宫壁内的部分，狭窄而短，长1cm；②峡部：在间质部外侧，管腔狭窄，长2～3cm；③壶腹部：在峡部外侧，壁薄，管腔宽大且弯曲，长5～8cm，内含丰富皱襞；④伞部：为输卵管的末端，开口于腹腔，长约1～1.5cm，游离端呈漏斗状，有许多细长的指状突

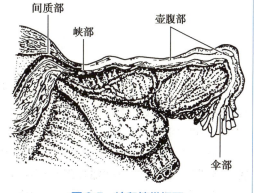

图2-5　输卵管纵切面

起,有"拾卵"作用。

输卵管壁由 3 层构成:外层为浆膜层;中层为平滑肌层,常有节律性地收缩,能引起输卵管由远端向近端的蠕动;内层为黏膜层。输卵管肌肉的收缩和黏膜上皮细胞的形态、分泌及纤毛摆动均受性激素影响,有周期性变化。

四、卵　　巢

为一对扁椭圆形的性腺,具有生殖和内分泌功能。青春期前,卵巢表面光滑;青春期开始排卵后,表面逐渐凹凸不平。成年女性的卵巢约 4cm×3cm×1cm 大小,重约 5~6g,呈灰白色;绝经后卵巢萎缩变小变硬。

卵巢表面无腹膜,由单层立方上皮覆盖,称生发上皮。上皮的深面有一层致密纤维组织,称卵巢白膜。再往内为卵巢实质,分皮质与髓质。皮质在外层,由大小不等的各级发育卵泡、黄体和它们退化形成的残余结构及间质组织组成;髓质在中心,含疏松结缔组织及丰富血管、神经、淋巴管及少量与卵巢韧带相延续的平滑肌纤维。

第三节　内生殖器邻近器官

女性生殖器官与骨盆腔其他器官相邻,当某一器官有病变时,如创伤、感染、肿瘤等,易累及邻近器官。

1. 尿道　为一肌性管道,位于耻骨联合和阴道前壁之间,长 4~5cm,直径约 0.6cm,始于膀胱三角尖端,穿过泌尿生殖膈,终于阴道前庭部的尿道外口。由于女性尿道短而直,又邻近阴道,易引起泌尿系统感染。

2. 膀胱　为一囊状肌性器官。排空的膀胱位于耻骨联合与子宫之间,膀胱充盈时可突向盆腔甚至腹腔。由于膀胱充盈可影响子宫及阴道,故妇科检查及手术时必须排空膀胱。

3. 输尿管　为一对圆索状肌性管道,从肾盂开始沿腰大肌前面下降(腰段),在骶髂关节处进入骨盆腔(骨盆段)继续下行,于宫颈外侧约 2.0cm 处,在子宫动脉的下方穿过,在宫颈阴道上部的外侧 1.5~2.0cm 处,斜向前内穿越输尿管隧道进入膀胱(膀胱段)。在结扎子宫动脉和打开输尿管隧道时,应避免损伤输尿管。

4. 直肠　直肠前面与阴道后壁相连,盆底肌肉及筋膜受损伤时,常与阴道后壁一并脱出。阴道分娩时应注意保护会阴,避免损伤肛管。

5. 阑尾　状似蚯蚓,通常位于右髂窝内,下端有时可达右输卵管及卵巢部。妊娠时增大的子宫可使阑尾向外上方移位,故患阑尾炎时可能累及右侧附件及子宫。

第四节　骨盆与骨盆底

女性骨盆是胎儿经阴道娩出时必经的骨性产道,其大小、形状直接影响分娩过程。通常女性骨盆较男性骨盆宽而浅,有利于胎儿娩出。

1. 骨盆的组成

(1)骨盆的骨骼:骨盆由骶骨、尾骨及左右两块髋骨组成。每块髋骨又由髂骨、坐骨及耻骨融合而成;骶骨由 5~6 块骶椎融合而成,尾骨由 4~5 块尾椎融合而成(图2-6)。

(2)骨盆的关节:包括耻骨联合、骶髂关节和骶尾关节。在骨盆的前方两耻骨之间由纤维软

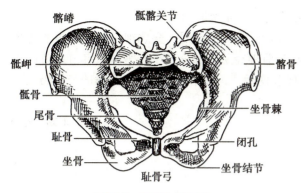

图2-6　正常女性骨盆

骨连接，形成耻骨联合。在骨盆后方由骶骨和两髂骨相连，形成骶髂关节。骶骨与尾骨相连，形成骶尾关节，该关节有一定活动度。

（3）骨盆的韧带：骨盆各部之间的韧带中有两对重要的韧带，一对是骶、尾骨与坐骨结节之间的骶结节韧带，另一对是骶、尾骨与坐骨棘之间的骶棘韧带，骶棘韧带宽度即坐骨切迹宽度，是判断中骨盆是否狭窄的重要指标。妊娠期受性激素影响，韧带松弛，有利于胎儿娩出。

2. 骨盆的分界　以耻骨联合上缘、髂耻缘及骶岬上缘的连线为界，将骨盆分为假骨盆和真骨盆两部分。假骨盆又称大骨盆，位于骨盆分界线以上。真骨盆又称小骨盆，又称骨产道，位于骨盆分界线以下，是胎儿娩出的通道。真骨盆有上、下两口，即骨盆入口与骨盆出口，两者之间为骨盆腔，呈前浅后深的形态。

3. 骨盆底组织　骨盆底由多层肌肉和筋膜所组成，封闭骨盆出口，承载并保持盆腔脏器于正常位置。若骨盆底结构和功能发生异常，可影响盆腔脏器的位置与功能，甚至引起分娩障碍；若分娩处理不当，亦可损伤骨盆底或影响其功能。

（1）外层：位于外生殖器、会阴皮肤及皮下组织的下面，由会阴浅筋膜及其深面3对肌肉及一括约肌组成。此层肌肉的肌腱汇合于阴道外口和肛门之间，形成中心腱。

（2）中层：即泌尿生殖膈。由上、下两层坚韧筋膜及两者之间的一对会阴深横肌及尿道括约肌组成。

（3）内层：即盆膈。为骨盆底最里面最坚韧层，由肛提肌及其筋膜组成，自前向后依次为尿道、阴道及直肠贯通。

会阴：广义的会阴是指封闭骨盆出口的所有软组织，狭义的会阴是指阴道口与肛门之间的软组织，又称会阴体，厚3～4cm，呈楔状，表面为皮肤及皮下脂肪筋膜，内层为部分肛提肌和会阴中心腱。分娩时要保护此区，以免造成会阴裂伤。

第五节　血管、淋巴及神经

1. 血管　女性内外生殖器的血液供应主要来自卵巢动脉、子宫动脉、阴道动脉及阴部内动脉。卵巢动脉自腹主动脉分出（左侧可来自左肾动脉）。子宫动脉、阴道动脉及阴部内动脉均为髂内动脉分支。子宫动脉在阔韧带基底部，距宫颈内口水平约2cm处横跨输尿管至子宫侧缘，此后分为上、下两支：上支较粗，走行于阔韧带内，沿子宫体侧缘迂曲上行，称宫体支，至宫角处又分为宫底支（分布于宫底部）、输卵管支（分布于输卵管）、卵巢支（与卵巢动脉末梢吻合）；下支较细，分布于宫颈及阴道上段，称宫颈-阴道支。盆腔静脉均与同名动脉伴行，并在相应器官及周围形成静脉丛，且互相吻合，故盆腔静脉感染容易蔓延。

2. 淋巴　女性生殖器官和盆腔具有丰富的淋巴系统，主要分为外生殖器淋巴与盆腔淋巴两组。淋巴回流首先进入沿髂动脉的各淋巴结，注入腹主动脉周围的腰淋巴结，最后汇入第二腰椎前方的乳糜池。当生殖器官发生感染或肿瘤时，可沿各部回流的淋巴管扩散或转移。

3. 神经

（1）外生殖器的神经支配：主要由阴部神经支配。由第Ⅱ、Ⅲ、Ⅳ骶神经分支组成，含感觉和运动神经纤维，与阴部内动脉走行途径相同。在坐骨结节内侧下方分成3支，即会阴神经、阴蒂背神经及肛门神经（又称痔下神经），分布于会阴、阴唇、阴蒂及肛门周围。

（2）内生殖器的神经支配：主要由交感神经与副交感神经支配。交感神经纤维自腹主动脉前神经丛分出，下行入盆腔后分为卵巢神经丛和骶前神经丛两部分。子宫平滑肌有自主节律活动，完全切除其神经后仍能有节律收缩，还能完成分娩活动。临床上可见低位截瘫的产妇仍能顺利自然分娩。

（刘志宏）

扫一扫，测一测

 复习思考题

1. 简述女性内生殖器的组成及功能。
2. 子宫的韧带有哪些？各有何生理作用？
3. 简述子宫峡部的位置、组成及意义。
4. 简述女性骨盆的结构和骨性标志、骨盆的分界及意义。

第三章　女性生殖系统生理

PPT 课件

知识导览

学习目标

掌握卵巢的功能及周期性变化，以及性激素的生理作用；熟悉子宫内膜、阴道上皮及宫颈黏液的周期性变化，月经及其临床表现，月经周期调节机制；了解女性一生各阶段的生理特点。学会计算排卵期，分析月经周期；能与患者及家属有效沟通，结合女性生殖系统生理特点进行健康教育。

第一节　女性一生各阶段的生理特点

女性从胎儿形成到衰老是一个渐进的生理过程，根据年龄及生理特点，大致可以分为 7 个阶段，各阶段之间并没有截然的界限。

一、胎　儿　期

受精卵是由父系和母系来源的 23 对（46 条）染色体组成的新个体，其中 1 对性染色体在性发育中起决定作用。性染色体 X 与 Y 决定着胎儿的性别，XX 合子发育为女性，XY 合子发育为男性。

二、新 生 儿 期

出生后 4 周内称新生儿期。受母体性激素影响，新生儿外阴较丰满，乳房略隆起或少许泌乳，出生后脱离母体循环，血中女性激素水平迅速下降，可出现少量阴道流血。这些生理变化短期内均能自然消失。

三、儿　童　期

从出生后 4 周到 12 岁左右，称儿童期。约在 8 岁之前为儿童早期，身体发育较快，生殖器为幼稚型；约 8 岁后为儿童后期，卵泡受促性腺激素的影响，有一定发育并分泌性激素，子宫、输卵管及卵巢逐渐向骨盆腔内下降，乳房开始发育，皮下脂肪在胸、髋、肩部及耻骨前面堆积，女性特征开始呈现。

四、青　春　期

从乳房发育等第二性征出现到生殖器官逐渐发育成熟，获得性生殖能力的生长发育阶段，称为青春期。世界卫生组织（WHO）规定的青春期年龄为 10～19 岁。这一时期的生理特点有：

1．第一性征发育　生殖器从幼稚型变为成人型。阴阜隆起，大、小阴唇变肥厚且有色素沉着；阴道长度及宽度增加，阴道黏膜变厚并出现皱襞；子宫增大，使宫体占子宫全长的 2/3；输卵管变粗，弯曲度减小；卵巢增大，皮质内有不同发育阶段的卵泡，使卵巢表面稍呈凹凸不平。此期已初具生育能力，但生殖系统功能尚未完善。

2．第二性征出现　音调变高；乳房丰满而隆起；出现阴毛及腋毛；骨盆横径发育大于前后径；胸、肩、髋部皮下脂肪增多，显现女性特有体态。其中乳房发育是青春期开始的标志。

3．生长加速　身高迅速增长，月经初潮后增长速度减慢。

4．月经来潮　第一次月经来潮，称月经初潮，是青春期开始的重要标志。但由于卵巢功能尚不健全，有时卵泡成熟却不排卵，故初潮后月经周期多无一定规律。

知识链接

青春期的四个阶段

　　青春期按时间先后分 4 个阶段，各阶段有重叠，约需 4.5 年。第一阶段"乳房萌发"是女性第二性征的最初特征。一般接近 10 岁乳房开始发育，约 3.5 年发育成熟。第二阶段"肾上腺功能初现"是指青春期因肾上腺雄激素分泌增加引起的阴毛和腋毛的生长。其中阴毛先发育，约 2 年后腋毛开始生长。第三阶段"生长加速"约 11~12 岁开始，平均每年生长 9cm，初潮后生长放缓。第四阶段是"月经初潮"。

五、性 成 熟 期

性成熟期一般自 18 岁左右开始，历时约 30 年，是卵巢生殖功能和内分泌功能最旺盛的时期。此期卵巢功能成熟，已建立规律的周期性排卵并分泌性激素，生殖器官各部及乳房在卵巢性激素的作用下发生周期性变化。

六、绝经过渡期

绝经过渡期指卵巢功能开始衰退直至绝经后一年的时期。一般从 40 岁以后开始，历时短则 1~2 年，长至 10 余年。月经永久性停经，称绝经。我国妇女的绝经年龄一般在 44~54 岁之间。在此期间内，由于雌激素水平降低，出现血管舒缩障碍和神经精神症状，表现为潮热、出汗、情绪不稳定、不安、抑郁或烦躁、失眠等，称绝经综合征。

七、绝 经 后 期

绝经后期指绝经后的生命时期。60 岁后称为老年期。此期卵巢间质的内分泌功能逐渐衰退，雌激素水平更低，整个机体衰老，生殖器官进一步萎缩；骨代谢失常引起骨质疏松，易发生骨折。

第二节　月经及月经期的临床表现

1．月经的定义　月经是指伴随卵巢周期性变化而出现的子宫内膜周期性脱落及出血。规律月经是生殖功能成熟的标志之一。

2. 月经初潮　月经第一次来潮称月经初潮。月经初潮年龄多在 13～14 岁之间,可早至 11～12 岁,或迟至 15～16 岁。月经初潮的迟早,主要受遗传因素控制,营养、体重也起重要作用。

3. 月经周期　出血的第 1 日为月经周期的开始,相邻两次月经第 1 日的间隔时间,称一个月经周期,一般为 21～35 天,平均为 28 天。

4. 月经持续时间及出血量　每次月经持续的时间为经期,一般为 2～8 日,平均 4～6 日。一次月经总的失血量为经量,月经第 2～3 日的出血量最多,正常经量为 20～60ml,超过 80ml 为月经过多。

5. 月经血的特征　月经血呈暗红色,除血液外,还有子宫内膜碎片、宫颈黏液及脱落的阴道上皮细胞。月经血中含有前列腺素和来自子宫内膜的纤维溶解蛋白酶,因此月经血的主要特点是不凝固,出血量多时可出现血凝块。

6. 月经期的症状　经期由于盆腔充血及前列腺素的作用,有些妇女可有下腹及腰骶部下坠感或子宫收缩痛,并可出现腹泻等胃肠功能紊乱症状,少数妇女可有头痛及轻度神经系统不稳定症状,不影响工作和学习。

第三节　卵巢功能及其周期性变化

一、卵巢的功能

具有周期性排卵和分泌性激素两大功能。

二、卵巢生殖功能的周期性变化

从青春期开始至绝经前,卵巢在功能和形态上发生周期性变化称为卵巢周期。

1. 卵泡的发育与成熟　卵巢的基本生殖单位是始基卵泡。新生儿出生时卵泡总数约 200 万个。历经儿童期直至青春期,卵泡数下降只剩 30 万～50 万个。进入青春期后,性成熟期每月发育一批卵泡,一般只有一个卵泡发育成熟并排卵,其余的卵泡发育到一定程度自行退化,称卵泡闭锁。妇女一生一般只有 400～500 个卵泡发育成熟并排卵。

2. 排卵　卵细胞和它周围的卵丘颗粒细胞一起被排出的过程称排卵。多发生在下次月经来潮前 14 日左右。

3. 黄体形成及退化　排卵后,卵泡液流出,卵泡腔内压下降。卵泡壁塌陷,形成许多皱襞,卵泡颗粒细胞和卵泡内膜细胞向内侵入,周围由卵泡外膜包围,共同形成黄体。若卵子未受精,黄体在排卵后 9～10 日开始退化。黄体退化逐渐萎缩成为白体。黄体衰退后月经来潮,卵巢中又有新的卵泡发育,开始新的周期。

三、卵巢内分泌功能的周期性变化

主要为雌激素、孕激素和少量雄激素。

1. 雌激素的周期性变化　在卵泡开始发育时,雌激素分泌量很少,随着卵泡渐趋成熟,雌激素分泌也逐渐增加,于排卵前形成一高峰,排卵后卵泡液中的雌激素释放入腹腔,使循环中的雌激素暂时下降,排卵后 1～2 天,黄体开始分泌雌激素,使循环中的雌激素又逐渐上升,至排卵后 7～8 天黄体成熟时形成第二高峰,但峰值低于第一高峰。黄体萎缩时,雌激素水平急剧下降,在月经前达最低水平。

2. 孕激素的周期性变化 在卵泡早期不合成孕激素，于排卵后黄体分泌孕激素，在排卵后7～8日黄体成熟时，分泌量达最高峰，以后逐渐下降，到月经来潮时降到排卵前水平。

3. 雄激素的周期性变化 由卵巢的卵泡膜和卵巢间质合成。排卵前在 LH 峰作用下，卵巢合成雄激素增多，可促进非优势卵泡闭锁并提高性欲。

四、卵巢性激素的生理作用

1. 雌激素的生理作用

（1）子宫肌：促使子宫肌细胞增生和肥大，使肌层变厚，血运增加，促进和维持子宫发育，增加子宫平滑肌对缩宫素的敏感性。

（2）子宫内膜：促使子宫内膜腺体和间质增殖和修复。

（3）子宫颈：使宫颈口松弛，宫颈黏液分泌增加，质变稀薄，易拉成丝状。

（4）输卵管：促进输卵管肌层发育和上皮的分泌活动，增强输卵管平滑肌节律性收缩的振幅。

（5）阴道：使阴道上皮细胞增生和角化，黏膜变厚，细胞内糖原含量增加，维持阴道酸性环境，增强局部的抵抗力。

（6）外生殖器：使阴唇发育丰满，色素加深。

（7）卵巢：协同促卵泡激素（FSH）促进卵泡发育。

（8）第二性征：使乳腺腺管增生，乳头、乳晕着色，促使其他第二性征的发育。

（9）下丘脑、垂体：通过对下丘脑和垂体的正负反馈调节，控制促性腺激素的分泌。

（10）代谢作用：促进水钠潴留；促进肝脏合成高密度脂蛋白，抑制低密度脂蛋白合成，降低循环中的胆固醇水平；促进钙盐及磷盐在骨质沉积，以维持正常骨质代谢。青春期在雌激素影响下可使骨骺闭合；绝经期后由于雌激素缺乏而发生骨质疏松。

2. 孕激素的生理作用

（1）子宫肌：降低子宫平滑肌兴奋性，抑制子宫收缩，降低妊娠子宫对缩宫素的敏感性，有利于胚胎及胎儿在宫内生长发育。

（2）子宫内膜：使增殖期子宫内膜转化为分泌期内膜，为受精卵着床做好准备。

（3）子宫颈：使宫颈口闭合，黏液分泌减少，质变黏稠，拉丝度降低。

（4）输卵管：抑制输卵管平滑肌节律性收缩的振幅及频率。

（5）阴道：使阴道上皮细胞脱落加快。

（6）乳房：促使乳腺小叶及腺泡发育。

（7）下丘脑、垂体：在月经中期，孕激素能增强雌激素对垂体黄体生成素（LH）排卵峰释放的正反馈作用；在黄体期，孕激素通过对下丘脑、垂体的负反馈作用，抑制促性腺激素的分泌。

（8）体温：能兴奋下丘脑体温调节中枢，使基础体温（basal body temperature，BBT）在排卵后升高 0.3～0.5℃，可作为排卵的重要指标。

（9）代谢作用：能促进水钠的排泄。

3. 雄激素的生理作用 促进阴蒂、阴唇和阴阜的发育，促进阴毛、腋毛的生长，促进蛋白质的合成及刺激红细胞增生等。

第四节 子宫内膜及其他生殖器官的周期性变化

卵巢的周期性变化使女性生殖器发生一系列周期性变化，以子宫内膜的周期性变化最显著。

正常一个月经周期以 28 日为例,其周期性改变如下。

一、子宫内膜的周期性变化

1. 增殖期　月经周期第 5～14 天,相当于卵泡发育成熟阶段,雌激素使子宫内膜腺体和间质细胞呈增殖状态,内膜厚达 3～5mm。

2. 分泌期　月经周期第 15～28 天,相当于黄体期。雌激素使子宫内膜继续增厚,腺体更加增长弯曲。孕激素使子宫内膜呈分泌反应,该阶段称分泌期。

3. 月经期　月经周期第 1～4 日。此期雌、孕激素水平下降,子宫内膜螺旋小动脉持续痉挛收缩,导致组织变性、坏死,血管壁通透性增加,血管破裂导致内膜底部血肿形成,促使组织坏死剥脱。变性、坏死的内膜与血液相混而排出,形成月经。

二、其他生殖器官的周期性变化

1. 阴道黏膜　排卵前,在雌激素影响下,底层细胞增生,表层细胞出现角化,角化程度在排卵期最明显。细胞内富含糖原,经阴道内乳酸杆菌分解成乳酸,使阴道内保持弱酸环境,防止致病菌侵袭。排卵后,在孕激素作用下,表层细胞脱落。临床上借助阴道脱落细胞的变化可了解雌激素水平及有无排卵。

2. 宫颈黏液　排卵前,随着雌激素水平升高,宫颈黏液逐渐增加,至排卵期前黏液变稀薄、透明,似蛋清样,有较强延展性,拉丝度可达 10cm 以上,涂片检查可见羊齿植物叶状结晶。排卵后受孕激素影响,宫颈黏液减少,黏稠而浑浊,易断裂,羊齿植物叶状结晶逐渐减少、模糊,至月经周期第 22 日左右完全消失,代之以排列成行的椭圆体。借助宫颈黏液检查可了解卵巢功能的变化。

课堂互动

育龄期月经异常的女性,如何判断她是否有排卵?

3. 输卵管　排卵前,雌激素使输卵管黏膜上皮纤毛细胞生长,体积增大,输卵管肌层节律性收缩频率和振幅加强,为拾取卵子及运送受精卵做准备;排卵后,孕激素抑制输卵管黏膜上皮纤毛细胞的生长和肌层收缩的振幅,与雌激素协同作用,保证受精卵在输卵管内向宫腔方向正常运行。

第五节　月经周期的调节机制

月经周期的调节机制极为复杂,主要涉及下丘脑、垂体和卵巢。下丘脑分泌促性腺激素释放激素(GnRH),通过调节垂体促性腺激素的分泌,调控卵巢功能。卵巢分泌的性激素对下丘脑 - 垂体又有反馈调节作用。下丘脑 - 垂体和卵巢之间相互调节、相互影响,形成一个完整而协调的神经内分泌系统,称为下丘脑 - 垂体 - 卵巢轴(hypothalamic-pituitary-ovarian axis,HPO)。由于下丘脑促性腺激素释放激素由神经细胞分泌,下丘脑 - 垂体 - 卵巢轴的调节属于神经内分泌调节。

一、下丘脑促性腺激素释放激素

由下丘脑弓状核神经细胞呈脉冲式分泌，通过垂体门脉系统输送到腺垂体。其生理作用是调节垂体促性腺激素的合成与分泌。GnRH 的分泌受来自血液的激素信号（特别是垂体促性腺激素和卵巢性激素）的反馈调节，也受神经递质的调节。激素的反馈调节按作用方式分为正反馈和负反馈，正反馈起促进作用，负反馈起抑制作用。

二、腺垂体生殖激素

1. 促性腺激素 包括卵泡刺激素（FSH）和黄体生成素（LH）。FSH 是卵泡发育必需的激素，促进雌二醇的合成与分泌；调节优势卵泡的选择和非优势卵泡的闭锁；在卵泡晚期与雌激素协同，诱导颗粒细胞生成 LH 受体，为排卵及黄素化作准备。LH 在卵泡期刺激卵泡膜细胞合成雄激素，为雌二醇的合成提供底物；排卵前促使卵母细胞进一步成熟和排卵；在黄体期维持黄体功能，促进孕激素和雌激素的合成与分泌。

2. 催乳素（prolactin，PRL） 由腺垂体催乳细胞分泌，主要受下丘脑分泌的多巴胺控制，具有促进乳汁合成的功能。

三、卵巢周期的调节

下丘脑 - 垂体 - 卵巢轴是完整而协调的神经内分泌系统。下丘脑通过分泌 GnRH 来调节垂体 FSH 和 LH 的释放，控制性腺发育及性激素的分泌。卵巢在促性腺激素的作用下发生周期性排卵，并周期性分泌性激素；而卵巢性激素对中枢生殖调节激素的合成与分泌又有反馈作用，使 FSH 和 LH 的分泌也发生周期性变化（图 3-1）。

在卵泡期，当循环中的雌激素浓度低于 200pg/ml 时，雌激素会抑制下丘脑、垂体激素的分

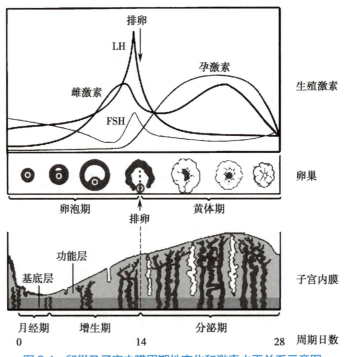

图 3-1 卵巢及子宫内膜周期性变化和激素水平关系示意图

泌（负反馈）。随着卵泡的发育，雌激素水平逐渐升高，负反馈作用逐渐加强，循环中 FSH 浓度下降；当卵泡发育接近成熟时，卵泡分泌的雌激素达高峰，循环中的雌激素浓度大于或等于 200pg/ml 时，对下丘脑、垂体产生正反馈，形成排卵前 LH、FSH 峰；排卵后，卵巢形成黄体，分泌雌、孕激素，两者联合使 FSH、LH 合成与分泌受抑制，卵泡发育也受抑制；黄体萎缩时循环中的雌、孕激素下降，两者联合对 FSH、LH 的抑制被解除，循环中 FSH、LH 回升，卵泡又开始发育，新的卵巢周期开始。上述过程周而复始。若未受孕，黄体萎缩，子宫内膜失去雌、孕激素的支持而坏死、脱落、出血。月经来潮是一个性周期的结束，又是一个新的性周期的开始。

（刘志宏）

? 复习思考题

1. 简述卵巢的功能及周期性变化。
2. 子宫内膜受卵巢激素的影响有哪些周期性变化？
3. 雌、孕激素的生理作用有哪些？

ER 3-3
扫一扫，测一测

第四章　妊娠生理和妊娠诊断

第一节　妊　娠　生　理

　　妊娠是胚胎(embryo)和胎儿(fetus)在母体内发育成长的过程。成熟卵子受精是妊娠的开始,胎儿及其附属物自母体排出是妊娠的终止,此过程约为 266 天。临床孕周从末次月经第 1 日开始计算,故全过程约为 280 天,即 40 周。

一、受精及受精卵的发育、输送与着床

(一)受精卵形成

　　获能的精子与次级卵母细胞相遇于输卵管,结合形成受精卵的过程称受精(fertilization)。受精发生在排卵后 12 小时内,整个受精过程约需 24 小时。卵子从卵巢排出后,由输卵管伞部"拾入"输卵管内。精液射入阴道内,精子经宫颈、宫腔向输卵管运行。在此运行过程中,精子顶体表面糖蛋白被女性生殖道分泌物中的酶降解,获得受精能力,此过程称为获能(capacitation)。获能的精子与卵子相遇,精子顶体外膜破裂释放顶体酶,溶解卵子外围的放射冠和透明带,称为顶体反应。精子穿越放射冠和透明带进入卵母细胞,卵原核与精原核融合形成受精卵。

　　受精卵形成后,借助输卵管蠕动和输卵管上皮纤毛摆动,向子宫腔方向移动。同时进行有丝分裂,在受精后 72 小时,分裂为 16 个细胞的实心细胞团,称为桑椹胚,随后早期囊胚形成。受精后第 4 日,早期囊胚进入宫腔继续分裂发育,于受精后第 5～6 日形成晚期囊胚。

(二)受精卵着床

　　晚期囊胚植入子宫内膜的过程,称受精卵着床(nidation)。着床经过定位、黏附和侵入 3 个过程。①定位:透明带消失,晚期囊胚以其内细胞团端接触子宫内膜。②黏附:晚期囊胚黏附在子宫内膜,囊胚表面滋养细胞分化为两层,外层为合体滋养细胞,内层为细胞滋养细胞。③侵入:滋养细胞穿透侵入子宫内膜、内 1/3 肌层及血管,囊胚完全埋入子宫内膜中且被内膜覆盖。

　　受精卵着床必须具备的条件有:①透明带消失。②囊胚细胞滋养细胞分化出合体滋养细胞。③囊胚与子宫内膜同步发育且功能协调。④孕妇体内分泌足够量的孕酮。子宫仅在极短的窗口期允许受精卵着床(图 4-1)。

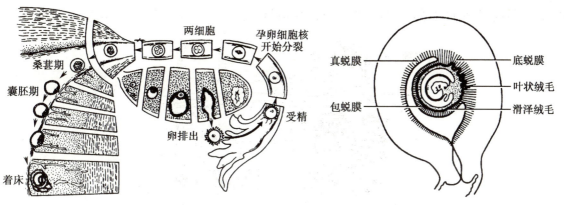

图 4-1　受精及受精卵发育、输送与着床　　　　图 4-2　早期妊娠子宫蜕膜与绒毛的关系

受精卵着床后，子宫内膜腺体增大，腺上皮细胞内糖原增加，结缔组织细胞肥大，血管充血，此时的子宫内膜称为蜕膜。按蜕膜与囊胚的关系，将蜕膜分为 3 部分：①底蜕膜：囊胚着床部位的子宫内膜，以后发育成胎盘的母体部分；②包蜕膜：覆盖在囊胚表面的蜕膜，随囊胚发育逐渐突向宫腔；③真蜕膜：底蜕膜及包蜕膜以外覆盖子宫腔其他部分的蜕膜（图 4-2）。

二、胎儿附属物的形成及功能

胎儿附属物包括胎盘、胎膜、脐带和羊水，它们对维持胎儿宫内的生命及生长发育起重要作用。

（一）胎盘

1. 胎盘的结构　由胎儿的部分羊膜、叶状绒毛膜及母体部分底蜕膜构成。

（1）羊膜：附着在胎盘胎儿面的半透明薄膜。羊膜光滑，无血管、神经及淋巴，具有一定的弹性。

（2）叶状绒毛膜：为胎盘的主要结构。晚期囊胚着床后，着床部位的滋养层细胞迅速分裂增殖，内层为细胞滋养细胞，是分裂生长的细胞；外层为合体滋养细胞，是执行功能的细胞。滋养层内面有一层胚外中胚层，与滋养层共同组成绒毛膜。与底蜕膜相接触的绒毛因营养丰富发育良好，称为叶状绒毛膜，为胎盘的主要结构。与包蜕膜相接触的绒毛因营养缺乏而逐渐退化，称平滑绒毛膜，以后构成胎膜的一部分。叶状绒毛膜形成历经 3 个阶段：初级绒毛、次级绒毛和三级绒毛。一个初级绒毛干及其分支形成一个胎儿叶，一个次级绒毛干及其分支形成一个胎儿小叶。一个胎儿叶包括几个胎儿小叶。每个胎盘有 60～80 个胎儿叶、200 个胎儿小叶。

脐血管随绒毛干一再分支，越来越细，最终形成胎儿毛细血管进入三级绒毛，此时，胎儿 - 胎盘循环建立。绒毛之间的间隙称绒毛间隙。在滋养细胞侵入子宫壁的过程中，子宫螺旋血管破裂，直接开口于绒毛间隙，绒毛间隙内充满母体血液，游离绒毛悬浮于其中，母儿间物质交换就在此处进行。

妊娠期，胎儿血液经脐动脉流至绒毛毛细血管，与绒毛间隙中的母血进行物质交换和排泄废物，以保证胎儿宫内生长发育。胎儿血液与母血并不直接相通，之间隔有绒毛毛细血管壁、绒毛间质及绒毛滋养细胞层，构成母胎界面，有胎盘屏障的作用（图 4-3）。

（3）底蜕膜：来自胎盘附着部位的子宫内膜，占足月胎盘很小部分。底蜕膜与固定绒毛的滋养层细胞共同形成绒毛间隙的底，称蜕膜板。从此板向绒毛膜伸出蜕膜间隔，不超过胎盘厚度的 2/3，将胎盘母体面分成肉眼可见的 20 个左右母体叶。

妊娠足月胎盘呈圆形或椭圆形，重 450～650g，直径 16～20cm，厚 1～3cm，中间厚，边缘薄。胎盘分胎儿面和母体面。胎儿面被覆羊膜，呈灰白色，光滑半透明，脐带动静脉从附着处分支向四周呈放射状分布直达胎盘边缘。母体面表面呈暗红色，蜕膜间隔形成若干浅沟分成母体叶。

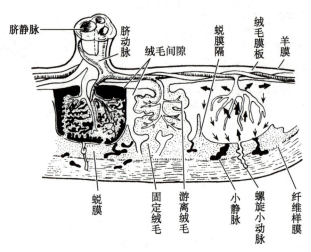

图 4-3　胎盘的结构与胎儿 - 胎盘循环模式图

  课堂互动

哪些胎盘因素可能导致胎儿窘迫？

2．胎盘的功能

（1）气体交换：母儿间 O_2 及 CO_2 在胎盘中以简单扩散方式进行交换，相当于胎儿呼吸系统的功能。

（2）营养物质供应：葡萄糖是胎儿代谢的主要能源，胎儿体内的葡萄糖均来自母体，以易化扩散方式通过胎盘。游离脂肪酸能较快地以简单扩散方式通过胎盘。氨基酸、电解质及维生素多以主动运输方式通过胎盘。

（3）排出胎儿代谢产物：胎儿代谢产物如尿素、肌酐、肌酸等，经胎盘进入母血，由母体排出体外，相当于出生后肾的功能。

（4）防御功能：胎盘的屏障作用极为有限。各种病毒（如风疹病毒、巨细胞病毒等）及大部分药物均能通过胎盘，影响胎儿。细菌、弓形体、衣原体、螺旋体虽不能通过胎盘屏障，但可在胎盘部位形成病灶，破坏绒毛结构后进入胎体感染胚胎及胎儿。母血中免疫抗体如 IgG 能通过胎盘，使胎儿在出生后短时间内获得被动免疫力。

（5）合成功能：胎盘合体滋养细胞能合成多种激素、酶和细胞因子，对维持正常妊娠有重要作用。激素有蛋白、多肽和甾体激素，如人绒毛膜促性腺激素、人胎盘催乳素、雌激素、孕激素等。酶有缩宫素酶、耐热性碱性磷酸酶等。还能合成前列腺素、多种神经递质和多种细胞因子与生长因子。

1）人绒毛膜促性腺激素（human chorionic gonadotropin，hCG）：受精后第 6 日开始分泌，受精后第 10 日可以在孕妇血清及尿中检测到，成为诊断早孕的最敏感方法。着床后的 10 周血清 hCG 浓度达高峰，持续 10 日迅速下降，至妊娠中晚期时血清浓度仅为峰值的 10%，产后 2 周内消失。hCG 营养黄体，增加雌、孕激素的分泌，抑制植物血凝素对淋巴细胞的刺激作用，以免胚胎滋养层被母体淋巴细胞攻击，以维持妊娠等。

2）人胎盘催乳素（human placental lactogen，HPL）：于妊娠 5～6 周后出现在母血中，至妊娠 34～36 周达到高峰并维持至分娩。HPL 的主要功能是促进乳腺腺泡发育、刺激乳腺上皮细胞的蛋白合成，为产后泌乳作好准备。

3）雌激素：妊娠早期由卵巢黄体产生，妊娠 10 周后主要由胎儿 - 胎盘单位合成。可以应用测定雌三醇值来监测胎盘功能，以反映胎儿发育情况。

4）孕激素：妊娠早期由卵巢黄体产生，妊娠 8～10 周后主要由胎盘合体滋养细胞产生，随妊娠进展，母血中孕酮值逐渐增高，至妊娠末期可达高峰。孕激素在雌激素协同作用下，对妊娠期子宫内膜、子宫肌层、乳腺以及母体其他系统的生理变化起重要作用。

（6）免疫功能：胎儿是同种半异体移植物。正常妊娠母体能容受、不排斥胎儿，其具体机制目前尚不清楚，可能与早期胚胎组织无抗原性、母胎界面的免疫耐受以及妊娠期母体免疫力低下有关。

（二）胎膜

胎膜是由外层的平滑绒毛膜和内层的羊膜组成。羊膜为无血管膜，与覆盖胎盘、脐带的羊膜层相连。胎膜转运溶质和水，参与羊水平衡的维持；能合成血管活性肽、生长因子和细胞因子，参与血管张力的调节。至妊娠晚期平滑绒毛膜与羊膜轻轻贴附并能分开。胎膜的重要作用是维持羊膜腔的完整性，对胎儿起到保护作用。胎膜含大量合成前列腺素的前身物质花生四烯酸的磷脂，且能催化磷脂生成游离花生四烯酸的溶酶体，在分娩发动上有一定作用。

（三）脐带

脐带是连接胎儿与胎盘的条索状组织。脐带一端附着于胎盘胎儿面，另一端连于胎儿腹壁脐轮。足月妊娠的脐带长 30～100cm，平均约 55cm，直径 0.8～2.0cm，脐带表层有羊膜覆盖呈灰白色。脐带中央有一条脐静脉、两条脐动脉，血管周围有华通胶（Wharton's jelly），有保护脐血管的作用。脐带是母体与胎儿气体交换、营养物质供应和代谢产物排出的重要通道。脐带受压使血流受阻时，可致胎儿缺氧，甚至危及胎儿生命。

（四）羊水

充满羊膜腔内的液体称为羊水。

1．羊水的来源　妊娠早期为母体血清经胎膜进入羊膜腔的透析液。妊娠中期后，胎儿尿液是羊水的重要来源。妊娠晚期胎儿肺参与羊水的生成。另外，羊膜、脐带华通胶及胎儿皮肤渗出液也是羊水来源的一部分，但量少。

2．羊水量、性状及成分　妊娠期羊水量逐渐增加，妊娠 38 周约 1 000ml，以后逐渐减少，妊娠 40 周约为 800ml。过期妊娠羊水量明显减少，可减少至 300ml 以下。妊娠早期羊水为无色澄清液体。妊娠足月羊水略混浊，不透明，可见羊水中悬有小片状物：胎脂、胎儿脱落上皮细胞、毳毛、毛发、少量白细胞、白蛋白、尿酸盐等。羊水中含有大量激素和酶。足月妊娠时羊水比重为 1.007～1.025，pH 值约为 7.20，内含水分 98%～99%，1%～2% 为无机盐及有机物。

3．羊水的功能

（1）保护胎儿：保持羊膜腔内恒温，避免胎儿受到挤压，防止胎肢粘连，适量羊水可避免脐带直接受压所致的胎儿窘迫；临产宫缩时，羊水能使宫缩压力均匀分布，避免胎儿局部受压。胎儿吞咽或吸入羊水可促进胎儿消化道和肺的发育，孕期羊水过少可引起胎儿肺发育不良。

（2）保护母体：妊娠期减少因胎动所致的不适感；临产后，前羊水囊扩张子宫颈口及阴道；破膜后羊水冲洗阴道，减少感染机会。

三、妊娠期母体的变化

在胎盘产生的激素和神经内分泌的影响下，孕妇体内各系统发生一系列生理变化以适应胎儿生长发育的需要并为分娩做准备。

（一）生殖系统的变化

1．子宫　妊娠期及分娩后变化最大的器官。

（1）子宫体：妊娠期宫体逐渐增大变软，主要是肌细胞肥大、延长。妊娠足月时子宫体积达

35cm×25cm×22cm；容量约5 000ml，增加约1 000倍；重量约1 100g，增加近20倍。妊娠12周后，增大的子宫超出盆腔，在耻骨联合上方可触及。妊娠晚期子宫轻度右旋，与盆腔左侧乙状结肠占据有关。从妊娠12～14周起，子宫出现不规则无痛性的收缩，特点为稀发、不规律和不对称，这种生理性宫缩不伴有宫颈的扩张，称为Braxton Hicks收缩。

（2）子宫峡部：非孕时长约1cm，妊娠后子宫峡部变软，逐渐伸展拉长变薄，扩展成宫腔一部分，临产后伸展至7～10cm，成为软产道的一部分，称为子宫下段，是产科手术学的重要解剖结构。

（3）子宫颈：宫颈充血、水肿，宫颈管内腺体增生、肥大，使宫颈变软，呈紫蓝色。宫颈黏液增多，形成黏液栓，富含免疫球蛋白及细胞因子，有保护宫腔免受外来感染侵袭的作用。

2. 卵巢　卵泡发育及排卵停止。妊娠6～7周前产生大量雌激素和孕激素，以维持继续妊娠。妊娠10周后黄体功能由胎盘取代，黄体萎缩。

3. 输卵管　妊娠期输卵管伸长，肌层不增厚。黏膜呈蜕膜样改变。

4. 阴道　阴道黏膜变软，充血水肿，外观呈紫蓝色，阴道壁皱襞增多，周围结缔组织变疏松，肌肉细胞肥大，伸展性增加，有利于分娩时胎儿的通过。阴道上皮细胞糖原增加，乳酸含量增多，阴道pH值降低，抑制致病菌生长，有利于防止感染。

5. 外阴　外阴部充血，会阴肥厚变软，利于胎儿娩出。由于增大的子宫压迫，部分孕妇可有外阴或下肢静脉曲张，产后多自行消失。

（二）乳房的变化

乳腺腺管及腺泡增生，使乳房增大，充血明显。乳头变大变黑，易勃起。乳晕着色加深，乳晕区皮脂腺肥大，形成散在的结节状小隆起，称为蒙氏结节（Montgomery's tubercles）。乳腺充分发育，为泌乳做好准备，但并无乳汁分泌，可能与大量雌、孕激素抑制乳汁生成有关。于妊娠末期挤压乳房时，可有少量淡黄色稀薄液体溢出，称为初乳。

（三）循环系统的变化

1. 心脏　妊娠期增大的子宫使膈肌升高，心脏向左、上、前移位，心浊音界稍扩大。心脏移位使大血管轻度扭曲，加之血流量增加和血流速度加快，部分孕妇的心尖区可闻及Ⅰ～Ⅱ级柔和吹风样收缩期杂音。心脏容量至妊娠末期增加约10%，心率每分钟增加约10～15次。妊娠10周心排出量开始增加，至妊娠32～34周达高峰，持续至分娩，左侧卧位测量心排出量较未孕时约增加30%，心排出量增加为孕期循环系统最重要的改变，临产后在第二产程心排出量也显著增加。

2. 血压　妊娠早期及中期血压偏低。妊娠24～26周后血压轻度升高，一般收缩压无变化，舒张压因外周血管扩张、血液稀释及胎盘形成动静脉短路而轻度降低，使脉压稍增大。孕妇体位影响血压，妊娠晚期仰卧位时增大的子宫压迫下腔静脉，回心血量减少、心排出量减少使血压下降，形成仰卧位低血压综合征。

（四）血液系统的变化

1. 血容量　妊娠6～8周血容量开始增加，至妊娠32～34周时达高峰，增加40%～45%，平均增加约1 450ml，维持此水平直至分娩。其中血浆平均增加约1 000ml，红细胞平均增加约450ml，因血浆增加多于红细胞的增加，出现生理性血液稀释。

2. 血液成分

（1）红细胞：由于血液稀释，红细胞计数约为$3.6×10^{12}$/L（非孕妇女约为$4.2×10^{12}$/L），血红蛋白值约为110g/L（非孕妇女约为130g/L），血细胞比容为0.31～0.34（非孕期约为0.38～0.47）。

（2）白细胞：白细胞计数轻度增加，约为$(5～12)×10^9$/L，有时可达$15×10^9$/L。主要是中性粒细胞增加，淋巴细胞增加不明显，单核细胞及嗜酸性粒细胞几乎无改变。

（3）凝血因子：血小板略有减少，凝血因子Ⅱ、Ⅴ、Ⅶ、Ⅷ、Ⅸ、Ⅹ均增加，血浆纤维蛋白原在妊娠晚期增至4～5g/L，孕妇血液处于高凝状态，利于产后止血。

(4)血浆蛋白：由于血液稀释，血浆蛋白从妊娠早期开始降低，至妊娠中期为60～65g/L，主要是白蛋白减少，约为35g/L，以此水平维持至分娩。

（五）泌尿系统的变化

肾脏略增大。妊娠期肾血流量比孕前增加约35%，肾小球滤过率（GFR）约增加50%。妊娠期肾小球滤过能力增加，肾小管对葡萄糖重吸收能力未增加，少量葡萄糖可随尿排出，约有15%的孕妇饭后可出现生理性糖尿。在孕激素作用下，泌尿系统平滑肌松弛，输尿管增粗、蠕动减弱，尿流缓慢，且右旋子宫压迫右侧输尿管，孕妇易患急性肾盂肾炎，以右侧多见。

（六）呼吸系统的变化

肺活量无明显改变，肺通气量增加，有过度通气现象。妊娠晚期由于子宫增大致使膈肌活动幅度减小，胸廓活动加大，以胸式呼吸为主，气体交换保持不减。呼吸次数于妊娠期变化不大，每分钟不超过20次，但呼吸较深大。受雌激素影响，上呼吸道黏膜增厚，轻度充血、水肿，易发生上呼吸道感染。

（七）消化系统的变化

受雌激素影响，齿龈肥厚，易充血、水肿、出血。受孕激素影响，可使平滑肌张力降低、肌肉松弛。胃贲门括约肌松弛，胃内容物反流到食管下部产生胃烧灼感；胃排空时间延长，易出现上腹部饱胀感；胆道平滑肌松弛，胆汁黏稠，易并发胆囊炎及胆结石；肠蠕动减弱，孕妇易发生便秘、痔疮或原有痔疮加重等。

（八）内分泌系统的变化

1. 垂体 妊娠末期，腺垂体增大明显。嗜酸性粒细胞肥大增多，形成"妊娠细胞"。促性腺激素受大量雌激素和孕激素的抑制，妊娠期间卵巢内的卵泡不再发育成熟，也无排卵。催乳素分泌增多，促进乳腺发育，为产后泌乳做准备。

2. 肾上腺皮质、甲状腺、甲状旁腺等功能都有不同程度的增加。

（九）皮肤的变化

随妊娠子宫的增大，孕妇腹壁皮肤张力加大，皮肤的弹力纤维断裂，出现紫色或淡红色不规律平行略凹陷的条纹，称为妊娠纹，见于初产妇。旧妊娠纹呈银白色，见于经产妇。妊娠期黑色素增加，致使孕妇乳头、乳晕、腹白线、外阴等处出现色素沉着。面颊部呈蝶状褐色斑，称妊娠黄褐斑，于产后逐渐消退。

（十）新陈代谢的变化

基础代谢率妊娠早期稍下降，于妊娠晚期逐渐增高，可增高15%～20%。体重自妊娠13周起开始增加，直至妊娠足月时体重平均增加约12.5kg。妊娠期中、晚期为适应胎儿生长发育需要，糖、脂肪、蛋白质摄取增加，同时需要大量钙、磷、铁。胎儿骨骼及胎盘形成需要较多的钙，故孕期应补充维生素D及钙、铁等。

（十一）骨骼、关节和韧带的变化

骨质在妊娠期间通常无改变，仅在妊娠次数过多、过密又不注意补充维生素D及钙时，才易发生骨质疏松症。部分孕妇自觉腰骶部及肢体疼痛不适，可能与松弛素使骨盆韧带及椎骨间的关节、韧带松弛有关。

四、胚胎、胎儿发育特征及胎儿生理特点

妊娠10周（受精后8周）内的人胚称为胚胎，是器官分化、形成时期。自妊娠11周（受精第9周）起称为胎儿，是生长、成熟的时期。

（一）胚胎、胎儿发育特征

以4周（一个妊娠月）为一孕龄单位，描述胚胎及胎儿各期的发育特征。

4周末：可辨认胚盘与体蒂。

8周末：胚胎初具人形，头大，占整个胎体近一半。能分辨出眼、耳、鼻、口、手指及足趾，各器官正在分化发育，心脏已形成。

12周末：胎儿身长约9cm，顶臀长6～7cm。外生殖器已可初辨性别，胎儿四肢可活动。

16周末：胎儿身长约16cm，顶臀长12cm，体重约110g。从外生殖器可确认胎儿性别。胎儿已开始出现呼吸运动，头皮长出毛发。皮肤菲薄呈深红色，无皮下脂肪。部分孕妇已能自觉胎动。

20周末：胎儿身长约25cm，顶臀长16cm，体重约320g。皮肤暗红，出现胎脂，全身覆盖毳毛，并可见少许头发。开始有吞咽、排尿功能。自该孕周起胎儿体重呈线性增长。胎儿运动明显增加。

24周末：胎儿身长约30cm，顶臀长21cm，体重约630g。各脏器均已发育，皮下脂肪开始沉积，因量不多皮肤呈皱缩状，出现眉毛和睫毛。细小支气管和肺泡已经发育。出生后可有呼吸，但生存力极差。

28周末：胎儿身长约35cm，顶臀长25cm，体重约1000g。皮下脂肪不多。皮肤粉红，表面覆盖胎脂。瞳孔膜消失，眼睛半张开。四肢活动好，有呼吸运动。出生后可存活，但易患特发性呼吸窘迫综合征。

32周末：胎儿身长约40cm，顶臀长28cm，体重约1700g。皮肤深红仍呈皱缩状。生活力尚可，出生后加强护理可能存活。

36周末：胎儿身长约45cm，顶臀长32cm，体重约2500g。皮下脂肪较多，身体圆润，面部皱褶消失，指（趾）甲已达指（趾）端。出生后能啼哭及吸吮，生活力良好，存活率很高。

40周末：胎儿身长约50cm，顶臀长36cm，体重约3400g。皮肤粉红色，皮下脂肪多，外观形体丰满。足底皮肤有纹理。男性睾丸已降至阴囊内，女性大小阴唇发育良好，出生后哭声响亮，吸吮力强，能很好存活。

（二）胎儿生理特点

1. 循环系统　胎儿血液循环特点：①来自胎盘的血液进入胎儿体内分为3支，一支直接入肝，一支与门静脉汇合入肝，此两支的血液经肝静脉入下腔静脉；另一支经静脉导管直接入下腔静脉。下腔静脉血是混合血，有来自脐静脉含氧量较高的血液，也有来自胎儿身体下半身含氧量较低的血液。②下腔静脉进入右心房的血液绝大部分经卵圆孔进入左心房。上腔静脉进入右心房的血液流向右心室，随后进入肺动脉。③由于肺循环阻力较大，肺动脉血液大部分经动脉导管流入主动脉，仅部分血液经肺静脉入左心房。左心房的血液进入左心室，继而进入主动脉直至全身后，经腹下动脉再经脐动脉进入胎盘，与母血进行气体及物质交换。

胎儿体内无纯动脉血，为动静脉混合血。进入肝、心、头部及上肢的血液含氧量较高，营养较丰富，注入肺及身体下半部的血液含氧量及营养较少。

2. 血液系统

（1）红细胞生成：早在受精第3周，卵黄囊开始造血。妊娠10周，肝是红细胞生成的主要器官，以后骨髓、脾逐渐具有造血功能。妊娠足月时，骨髓产生90%红细胞。妊娠32周红细胞生成素大量产生，故妊娠32周以后出生的新生儿红细胞数均增多，约为$6.0×10^{12}$/L。胎儿红细胞的生命周期短，仅为成人120日的2/3，故需不断生成红细胞。

（2）血红蛋白生成：在妊娠前半期均为胎儿血红蛋白，至妊娠最后4～6周，成人血红蛋白增多，至临产时胎儿血红蛋白仅占25%。

（3）白细胞生成：妊娠8周以后，胎儿血液循环出现粒细胞。于妊娠12周，胸腺、脾产生淋巴细胞，成为体内抗体的主要来源。妊娠足月时白细胞计数可高达（15～20）×10^9/L。

3. 呼吸系统　胎儿期胎盘代替肺脏功能，母儿血液在胎盘完成气体交换。但胎儿出生前已具备呼吸道（包括气管直至肺泡）、肺循环及呼吸肌的发育，妊娠11周二维超声检查（B超检查）

可见胎儿胸壁运动,妊娠16周时出现能使羊水进出呼吸道的呼吸运动。新生儿出生后肺泡扩张,开始呼吸功能。出生时胎肺不成熟可导致呼吸窘迫综合征,影响新生儿存活力。

4. 神经系统　胎儿大脑随妊娠进展逐渐发育长大;胚胎期脊髓已长满椎管,但随后的生长缓慢。脑脊髓和脑干神经根的髓鞘形成于妊娠6个月开始,但主要发生在出生后1年内。妊娠中期胎儿内、外及中耳已形成,妊娠24~26周胎儿在宫内已能听见一些声音。妊娠28周胎儿眼对光开始出现反应,对形象及色彩的视觉出生后才逐渐形成。

5. 消化系统

(1)胃肠道:妊娠11周小肠已有蠕动,妊娠16周胃肠功能基本建立,胎儿能吞咽羊水,吸收水分、氨基酸、葡萄糖及其他可溶性营养物质。

(2)肝脏:胎儿肝内缺乏许多酶,以致不能结合因红细胞破坏产生的大量游离胆红素。胆红素经胆道排入小肠氧化成胆绿素,胆绿素的降解产物导致胎粪呈黑绿色。

6. 泌尿系统　妊娠11~14周胎儿肾已有排尿功能,妊娠14周胎儿膀胱内已有尿液。胎儿通过排尿参与羊水的循环。

7. 内分泌系统　胎儿甲状腺于妊娠第6周开始发育,是胎儿发育的第一个内分泌腺,妊娠12周已能合成甲状腺激素。甲状腺素对胎儿各组织器官的正常发育均有作用,尤其是大脑的发育。妊娠12周至整个妊娠期,胎儿甲状腺对碘的蓄积高于母体甲状腺,因此,孕期补碘要慎重。胎儿肾上腺发育良好,胎儿肾上腺皮质主要由胎儿带组成,能产生大量甾体激素,与胎儿肝、胎盘、母体共同完成雌三醇的合成。妊娠12周胎儿胰腺开始分泌胰岛素。

8. 生殖系统及性腺分化发育　胎儿的性别由性染色体决定,胎儿性腺的发育对性别表型也起到辅助作用。性染色体XX或XY在受精卵形成时已确定,胚胎6周内胎儿的性别尚不能区分。此后,在Y染色体的作用下,原始生殖细胞逐渐分化为睾丸。睾丸形成后刺激间质细胞分泌睾酮,促使中肾管发育,支持细胞产生副中肾管抑制物质使副中肾管退化。外阴部 5α- 还原酶使睾酮衍化为双氢睾酮,外生殖器向男性分化发育。睾丸于临产前降至阴囊内。若胚胎细胞不含Y染色体,原始生殖细胞分化为卵巢,因缺乏副中肾管抑制物质使副中肾管系统发育,形成阴道、子宫、输卵管。外阴部缺乏 5α- 还原酶,外生殖器向女性分化发育。

第二节　妊　娠　诊　断

临床上将妊娠全过程分为3个时期:第13周末及以前称为早期妊娠,第14~27周末称为中期妊娠,第28周以后称为晚期妊娠。

一、早期妊娠的诊断

(一)症状与体征

1. 停经　育龄有性生活史的健康妇女,平时月经周期规则,一旦月经过期,应考虑到妊娠。停经10日以上,应高度怀疑妊娠。停经是妊娠最早的症状,但不是妊娠所特有的症状。

2. 早孕反应　停经6周左右出现头晕、乏力、嗜睡、食欲不振、偏食、厌油腻、恶心、晨起呕吐等症状,称为早孕反应。多在停经12周左右自然消失。

3. 尿频　增大的子宫压迫膀胱所致,当子宫增大超出盆腔后,尿频症状自然消失。

4. 乳房的变化　自觉乳房胀痛及乳头疼痛。乳头、乳晕着色加深,乳头周围出现蒙氏结节。

5. 妇科检查　阴道黏膜和宫颈阴道部充血,呈紫蓝色,质软,子宫体增大变软。由于子宫峡部变得极软,双合诊检查时感觉宫颈与宫体似不相连,称为黑加征(Hegar sign)。停经5~6周时宫体呈球形，停经 8 周时，子宫体约为非孕时的 2 倍，停经 12 周时为非孕时的 3 倍，可在耻骨联合上方触及。

（二）辅助检查

1. 妊娠试验　受精卵着床后不久，即可用放射免疫法测出受检者血中 hCG 水平升高，临床常用早孕试纸法检测受检者尿液，阳性结果结合临床表现可诊断妊娠。

2. 超声检查　是诊断早期妊娠快速、准确的方法。停经 35 日宫腔内见妊娠囊（图 4-4）；妊娠 6 周可见胚芽和原始心管搏动。彩色多普勒超声可见胎儿心脏区彩色血流，可以确诊为早期妊娠活胎。

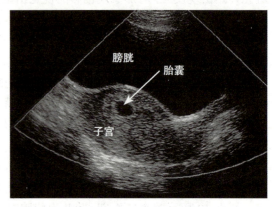

图 4-4　早孕期 B 超图像

3. 宫颈黏液检查　镜检见椭圆体，无羊齿状结晶。

4. 基础体温（BBT）测定　双相型体温的已婚妇女，停经后高温相持续 18 日不见下降，早期妊娠的可能性很大。高温相持续 3 周以上，早孕的可能性更大。

二、中、晚期妊娠的诊断

（一）病史与症状

有早期妊娠经过，孕妇自觉腹部逐渐增大。初孕妇于妊娠 20 周开始感觉胎动，经产妇感觉略早些。

（二）体征与检查

1. 子宫增大　腹部检查可见增大的子宫。根据手测宫底高度或尺测耻上子宫长度可以估计胎儿大小及孕周（表 4-1）。

表 4-1　不同妊娠周数宫底高度与子宫长度

妊娠周数	手测宫底高度	尺测耻上子宫长度（cm）
12 周末	耻骨联合上 2～3 横指	
16 周末	脐耻之间	
20 周末	脐下 1 横指	18（15.3～21.4）
24 周末	脐上 1 横指	24（22.0～25.1）
28 周末	脐上 3 横指	26（22.4～29.0）
32 周末	脐与剑突之间	29（25.3～32.0）
36 周末	剑突下 2 横指	32（29.8～34.5）
40 周末	脐与剑突之间或略高	33（30.0～35.3）

2. 胎动　是指胎儿的躯体活动。妊娠 20 周后孕妇可感觉到胎动，有时在腹部检查时可看到或触到。

3. 胎体　妊娠 20 周后，经腹壁可触到子宫内的胎体，妊娠 24 周以后，触诊时可区分胎头、胎背、胎臀及胎儿肢体。

4. 胎心音　听到胎心音能够确诊为妊娠且为活胎。妊娠 18～20 周后，用听诊器经孕妇腹壁能听到胎心音。胎心音呈双音,似钟表的"滴答"声,速度较快,正常胎心率为110~160次/min。胎心音在胎儿背部所在侧听诊最清楚,听诊时应将胎心音与子宫杂音、腹主动脉音及脐带杂音相鉴别。

(三)辅助检查

超声检查不仅能够显示胎儿数目、胎产式、胎先露、胎方位、有无胎心搏动、胎盘位置及其与宫颈内口的关系、羊水量、评估胎儿体重,还能测量胎头双顶径、股骨长等多条径线,了解胎儿生长发育情况。在妊娠20~24周,可采用超声进行胎儿系统检查,筛查胎儿结构畸形。

三、胎姿势、胎产式、胎先露、胎方位

妊娠28周以前胎儿小,羊水相对较多,胎儿在子宫内活动范围较大,胎儿位置不固定。妊娠32周以后,胎儿生长迅速,羊水量相对减少,胎儿与子宫壁贴近,胎儿的姿势和位置相对恒定。

1. 胎姿势　胎儿在子宫内的姿势称胎姿势。正常胎姿势为胎头俯屈,颏部贴近胸壁,脊柱略前弯,四肢屈曲交叉于胸腹前,其体积和体表面积均明显缩小,整个胎体成为头端小、臀端大的椭圆形。

2. 胎产式　胎体纵轴与母体纵轴的关系称胎产式(图4-5)。胎体纵轴与母体纵轴平行者,称为纵产式,占足月妊娠分娩总数的99.75%;胎体纵轴与母体纵轴垂直者,称为横产式,仅占足月分娩总数的0.25%;胎体纵轴与母体纵轴交叉者,称为斜产式。斜产式属暂时的,分娩过程中多转为纵产式,偶尔转成横产式。

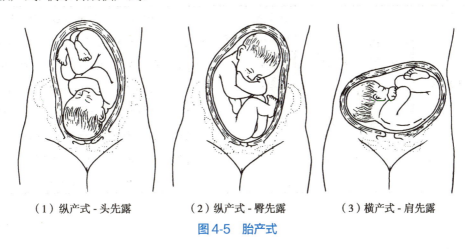

(1)纵产式-头先露　　　　(2)纵产式-臀先露　　　　(3)横产式-肩先露

图4-5　胎产式

3. 胎先露　最先进入骨盆入口的胎儿部分称胎先露。纵产式有头先露(图4-6)和臀先露(图4-7),横产式为肩先露。偶见头先露或臀先露与胎手或胎足同时入盆,称复合先露。

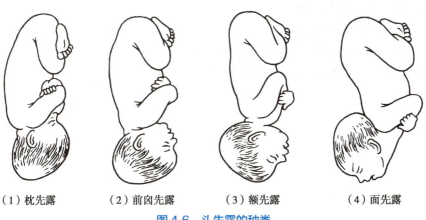

(1)枕先露　　　　(2)前囟先露　　　　(3)额先露　　　　(4)面先露

图4-6　头先露的种类

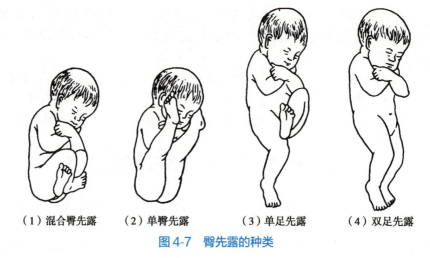

（1）混合臀先露　　　（2）单臀先露　　　（3）单足先露　　　（4）双足先露

图 4-7　臀先露的种类

　　4. 胎方位　胎儿先露部的指示点与母体骨盆的关系称胎方位，简称胎位。枕先露以枕骨、面先露以颏骨、臀先露以骶骨、肩先露以肩胛骨为指示点。根据先露部指示点与母体骨盆入口前、后、左、右、横的关系而有不同的胎方位。以枕先露为例，胎头枕骨位于母体骨盆的左前方，应为枕左前位，以此类推（表 4-2）。

表 4-2　胎产式、胎先露和胎方位的关系及种类

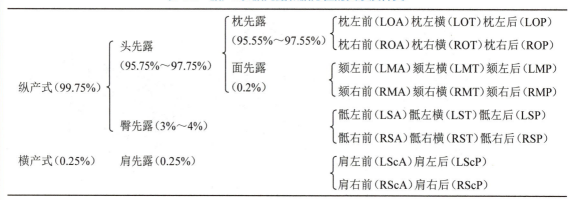

		枕先露（95.55%～97.55%）	枕左前（LOA）枕左横（LOT）枕左后（LOP）
	头先露（95.75%～97.75%）		枕右前（ROA）枕右横（ROT）枕右后（ROP）
纵产式（99.75%）		面先露（0.2%）	颏左前（LMA）颏左横（LMT）颏左后（LMP）
			颏右前（RMA）颏右横（RMT）颏右后（RMP）
	臀先露（3%～4%）		骶左前（LSA）骶左横（LST）骶左后（LSP）
			骶右前（RSA）骶右横（RST）骶右后（RSP）
横产式（0.25%）	肩先露（0.25%）		肩左前（LScA）肩左后（LScP）
			肩右前（RScA）肩右后（RScP）

（崔利荣）

　复习思考题

　　1. 简述胎儿附属物的组成。
　　2. 简述胎盘的形成及功能。
　　3. 简述早、中、晚期妊娠的临床表现及诊断。
　　4. 简述胎产式、胎先露、胎方位的概念。

扫一扫，测一测

第五章 产前保健

> ## 学习目标
>
> 　　掌握产前检查时间，围生期定义，产科检查的内容和方法；熟悉孕期用药原则，胎儿宫内情况监测；了解孕期常见症状及处理，高危妊娠的处理，药物对胎儿的危害等级，以及遗传咨询、产前筛查与产前诊断。具备产前检查的基本技能，能进行腹部四步触诊及骨盆测量，能识别高危妊娠；能与孕妇及家属良好沟通，开展健康教育，指导孕妇自我识别高危妊娠并及时就医。

　　产前保健是围生期保健的关键，对及早发现高危妊娠，了解胎儿宫内发育状况及安全分娩，保障母儿健康意义重大。

　　围生医学（perinatology）是研究在围生期内对围生儿和孕产妇卫生保健的一门科学。有以下4种定义：

　　围生期Ⅰ：从妊娠满28周（即胎儿体重≥1 000g或身长≥35cm）至产后1周；围生期Ⅱ：从妊娠满20周（即胎儿体重≥500g或身长≥25cm）至产后4周；围生期Ⅲ：从妊娠满28周至产后4周；围生期Ⅳ：从胚胎形成至产后1周。目前我国采用围生期Ⅰ计算围生期死亡率。

第一节　孕期监护与管理

一、孕妇监护

　　孕妇监护的关键是产前检查。妊娠早、中晚期孕妇和胎儿有很大变化，产前检查的内容与次数有所不同。

（一）产前检查的时间和次数

　　首次产前检查的时间从确诊早期妊娠时开始，目前推荐的产前检查孕周分别是：妊娠6～13^{+6}周，14～19^{+6}周，20～24周，25～28周，29～32周，33～36周，37～41周（每周1次）。若检查有异常情况，应酌情增加产前检查次数，并转入高危门诊及时诊治，确保母儿安全（表5-1）。

（二）首次产前检查

1. 询问病史

　　（1）年龄：年龄过小容易发生难产；年龄过大，尤其是35岁以上的初孕妇容易发生妊娠期高血压疾病、产力异常等。

　　（2）职业：如接触有毒有害物质的孕妇，建议计划妊娠前或妊娠后调换工作。

　　（3）推算及核对预产期（expected date of confinement，EDC）：从末次月经日期（last menstrual period，LMP）第一日算起，月份减3或加9，日数加7，所得日期即为预产期。若孕妇只记得农历日期，应先换算为公历再推算预产期。例如末次月经第1日为2021年4月20日，预产期应为

表 5-1　产前检查的次数与方案

	常规检查及保健	备查项目	健康教育
第1次检查 (6～13⁺⁶周)	1. 建立妊娠期保健手册 2. 确定孕周、推算预产期 3. 评估妊娠期高危因素 4. 血压、体重指数、胎心率 5. 血常规、尿常规、血型（ABO和Rh）、空腹血糖、肝功能和肾功能、乙型肝炎病毒表面抗原、梅毒和HIV筛查、心电图等	1. HCV筛查 2. 地中海贫血和甲状腺功能筛查 3. 宫颈细胞学检查 4. 宫颈分泌物检测淋球菌、沙眼衣原体和细菌性阴道病 5. 非整倍体母体血清学筛查（10～13⁺⁶周） 6. 妊娠11～13⁺⁶周超声测量胎儿NT厚度 7. 妊娠10～13⁺⁶周绒毛活检 8. 抗D滴度（Rh阴性者）	1. 营养和生活方式的指导 2. 避免接触有毒有害物质和宠物 3. 慎用药物和疫苗 4. 改变不良生活方式；避免高强度、高噪音环境和家庭暴力 5. 继续补充叶酸0.4～0.8mg/d至3个月，有条件者可服用含叶酸的复合维生素
第2次检查 (14～19⁺⁶周)	1. 分析首次产前检查的结果 2. 血压、体重、宫底高度、腹围、胎心率	1. 无创产前检测（12～22⁺⁶周） 2. 妊娠中期非整倍体母体血清学筛查（15～20周） 3. 羊膜腔穿刺检查胎儿染色体（16～22周）	1. 妊娠中期胎儿非整倍体筛查的意义 2. 非贫血孕妇，如血清铁蛋白<30μg/L，应补充铁60mg/d；缺铁性贫血孕妇，应补充铁100～200mg/d 3. 开始补充钙剂0.6～1.5g/d
第3次检查 (20～24周)	1. 血压、体重、宫高、腹围、胎心率 2. 胎儿系统超声筛查（20～24周） 3. 血常规、尿常规	宫颈评估（超声测量宫颈长度，早产高危者）	1. 早产的认识和预防 2. 营养和生活方式的指导 3. 胎儿系统超声筛查的意义
第4次检查 (25～28周)	1. 血压、体重、宫高、腹围、胎心率 2. 75g口服葡萄糖耐量试验 3. 血常规、尿常规	1. 抗D滴度复查（Rh阴性者） 2. 宫颈阴道分泌物胎儿纤维连接蛋白（fFN）检测（早产高危者）	1. 早产的认识和预防 2. 营养和生活方式的指导 3. 妊娠糖尿病筛查的意义
第5次检查 (29～32周)	1. 血压、体重、宫高、腹围、胎心率、胎位 2. 产科超声检查 3. 血常规、尿常规	无	1. 分娩方式指导 2. 开始注意胎动 3. 母乳喂养指导 4. 新生儿护理指导
第6次检查 (33～36周)	1. 血压、体重、宫高、腹围、胎心率、胎位 2. 尿常规	1. B族链球菌筛查（35～37周） 2. 肝功能、血清胆汁酸检测（32～34周，怀疑妊娠期肝内胆汁淤积症的孕妇） 3. 无应激试验（NST）检查（34孕周以后）	1. 分娩前生活方式指导 2. 分娩知识 3. 新生儿疾病筛查 4. 预防抑郁症
第7～11次检查 (37～41周)	1. 血压、体重、宫高、腹围、胎心率、胎位 2. 产科超声检查 3. NST检查（每周1次）	宫颈检查（Bishop评分）	1. 分娩知识 2. 新生儿免疫接种 3. 产褥期指导 4. 胎儿宫内情况监护 5. 超过41周，住院并引产

2022年1月27日。有条件者应根据妊娠早期超声检查的报告来核对预产期，尤其对未记清末次月经日期或哺乳期月经尚未来潮而妊娠者。

（4）月经史及孕产史：询问初潮年龄，了解月经周期、末次月经日期。月经周期的长短影响预产期推算和胎儿生长发育的监测。月经周期延长者，其预产期需相应推迟。初产妇重点询问孕次、流产史；经产妇了解分娩方式、有无难产史、死产史及有无产后出血等，并询问出生时新生儿情况。

（5）既往史及手术史：孕前有无心脏病、高血压、糖尿病、肝肾疾病等，注意发病时间及治疗情况。了解做过何种手术。

（6）本次妊娠过程：了解妊娠早期有无病毒感染及用药史；胎动出现的时间；有无阴道流血、头痛等。

（7）家族史：了解家族中有无高血压、糖尿病、多胎妊娠、遗传病、精神病等。

（8）配偶情况：有无遗传性疾病、肝炎病史等。

2. 全身检查 观察孕妇发育、营养与精神状态；注意身高与体态，身高145cm以下者常伴骨盆狭窄；测量体重，计算体重指数（BMI），BMI= 体重（kg）/［身高（m）］^{2}；测量血压，孕妇正常血压不应超过140/90mmHg；检查心脏有无病变；检查乳房发育情况，乳头有无凹陷；注意脊柱及下肢有无畸形，警惕骨盆形态异常；常规妇科检查了解生殖道发育情况。

3. 辅助检查 行血常规、尿常规、TORCH检查、HIV筛查等检查；B超判断是否宫内妊娠、孕龄、胎儿数目及是否存活。

4. 健康教育 改变不良生活习惯如吸烟、酗酒；远离有害有毒物质如放射线、高温等；认识和预防阴道出血；慎用药物；减少工作强度；保持心情愉快。

知识链接

唐氏综合征

唐氏综合征，也称21-三体综合征或先天愚型，因减数分裂时21号染色体不分离造成，是最常见的一种染色体病。以唐氏综合征为代表的染色体疾病是产前筛查的重点。根据检查方法分为母体血清学筛查和超声检查，根据筛查时间分为早孕期和中孕期筛查。血清学指标包括甲胎蛋白、hCG、非结合雌三醇、抑制素A等；超声学指标包括胎儿颈项透明层（NT）等指标测定。

（三）妊娠中晚期产前检查

1. 询问病史 前次产前检查后有无出现异常情况，如头晕、头痛、眼花、水肿、阴道流血、胎动变化。

2. 全身检查 测量孕妇体重及血压，评估体重及血压变化是否正常。孕妇腹壁及下肢有无水肿，妊娠晚期孕妇踝部或小腿以下可有水肿，经休息后消退者属于生理情况。

3. 产科检查 包括腹部检查、骨盆测量、阴道检查、肛门指诊。

（1）腹部检查：孕妇排尿后仰卧于检查床上，头部稍垫高，暴露腹部，双腿略屈曲稍分开，使腹肌放松。检查者站在孕妇右侧。

1）视诊：注意腹部形状及大小、有无水肿及手术瘢痕等。腹部过大、宫底过高者，可能为多胎妊娠、巨大胎儿、羊水过多；腹部过小、宫底过低者多考虑胎儿生长受限或孕周推算错误等；腹部呈横椭圆形者，肩先露的可能性大；尖腹或悬垂腹者可能伴有骨盆狭窄。

2）触诊：用软尺测量子宫长度和腹围。将软尺从耻骨联合上缘经脐至宫底，测量子宫长度；再将软尺经脐绕腹部一周测量腹围值。随后进行四步触诊法检查子宫大小、胎产式、胎先露、胎方位及先露部是否衔接（图5-1）。在做前三步检查时，检查者面向孕妇头部，做第四步检查时，检查者应面向孕妇足端。

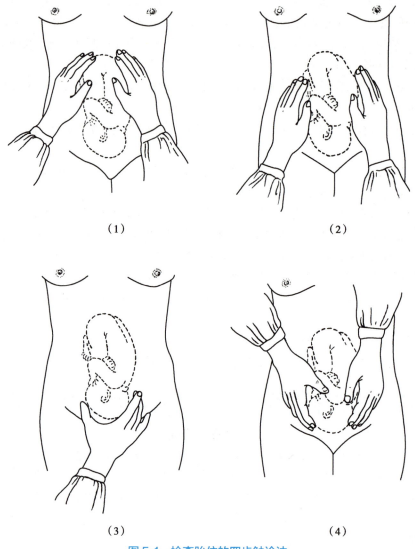

（1）　　　　　　　　　　　　（2）

（3）　　　　　　　　　　　　（4）

图5-1　检查胎位的四步触诊法

第一步：检查者两手置于宫底部，手测宫底高度，估计胎儿大小与妊娠周数是否相符。然后两手指腹相对交互轻推，判断宫底部的胎儿部分，若触及圆而硬且有浮球感的是胎头，宽而软且形态不规则为胎臀。

第二步：检查者两手掌分别置于腹部两侧，一手固定，另一手轻轻深按推送，两手交替进行。触到平坦饱满部分为胎背，确定胎背向前、向后或向侧方；若触及变形的高低不平部分则是胎儿肢体。

第三步：检查者右手拇指与其余四指分开，置于耻骨联合上方握住胎先露部，进一步查清是胎头还是胎臀，左右推动以确定是否衔接。若先露部仍可左右移动，表示尚未衔接；若不能推动，则已衔接。

第四步：检查者两手分别置于先露部的两侧，向骨盆入口处向下深按，核实胎先露部并评估胎先露入盆程度。

3）听诊：胎心在靠近胎背上方的孕妇腹壁处听得最清楚。枕先露时，胎心在脐右（左）下方；臀先露时，胎心在脐右（左）上方；肩先露时，胎心在靠脐部下方听得最清楚。

（2）骨盆测量：骨盆的大小及形状是决定胎儿能否经阴道分娩的重要因素。

1）骨盆外测量：可间接了解骨盆内径的大小及形状。包括测量髂棘间径（正常值23～26cm）、髂嵴间径（正常值25～28cm）、骶耻外径（正常值18～20cm）、坐骨结节间径或称出口横径（transverse outlet，TO）。无须常规测量，怀疑骨盆出口狭窄时，可测量坐骨结节间径和耻骨弓角度。①测量坐骨结节间径：孕妇取仰卧位，双手紧抱双膝，测量两坐骨结节内侧缘的距离（图5-2）。正常值为8.5～9.5cm。②测量耻骨弓角度：用左右手拇指指尖斜着对拢，放置在耻骨联合下缘，左右两拇指平放在耻骨降支上，测量两拇指间角度即耻骨弓角度，正常值为90°（图5-3），小于80°为不正常。此角度反映骨盆出口横径的宽度。

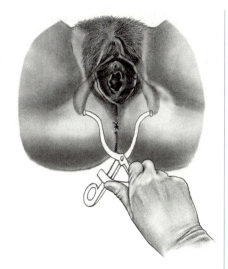

图5-2　测量坐骨结节间径

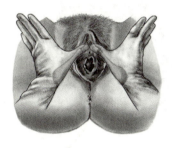 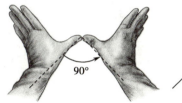 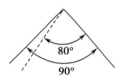

图5-3　测量耻骨弓角度

2）骨盆内测量：阴道分娩前或产时，需要确定骨产道情况时，可进行以下骨盆内测量：

①对角径（diagonal conjugate，DC）：从耻骨联合下缘至骶岬上缘中点间的距离，正常值为12.5～13cm，此值减去1.5～2cm即骨盆入口前后径的长度，又称真结合径。检查者将一手示、中指伸入阴道，用中指指尖触及骶岬上缘中点，示指上缘紧贴耻骨联合下缘，另一手示指正确标记该接触点，抽出阴道内手指，测中指尖到该接触点的距离，即为对角径（图5-4）。若测量时阴道内的中指尖触不到骶岬上缘，表示对角径值>12.5cm。

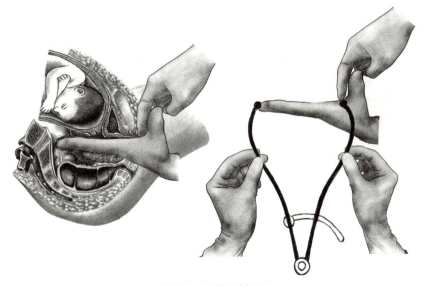

图5-4　测量对角径

②坐骨棘间径（bi-ischial diameter）：测量两坐骨棘间的距离，正常值为 10cm。方法为一手示、中指伸入阴道内，触及两侧坐骨棘，估计其间的距离（图 5-5）。也可用中骨盆测量器，所测得的数值较准确。该径线小于正常值影响临产后胎先露下降。

③坐骨切迹（incisura ischiadica）宽度：代表中骨盆后矢状径，其宽度为坐骨棘与骶骨下部间的距离，即骶棘韧带宽度。将阴道内的示指置于该韧带上移动（图 5-6），若能容纳 3 横指（约 5.5～6cm）为正常，否则为中骨盆狭窄。

④出口后矢状径（posterior sagittal diameter of outlet）：为坐骨结节间径中点至骶骨尖端的长度。检查者戴指套的右手示指伸入孕妇肛门向骶骨方向，拇指置于孕妇体外骶尾部，两指共同找到骶骨尖端，用骨盆出口测量器一端放于坐骨结节间径的中点，另一端放于骶骨尖端处测量出口后矢状径（图 5-7），正常值为 8～9cm。如出口后矢状径值与坐骨结节间径值之和>15cm，表明骨盆出口狭窄不明显。

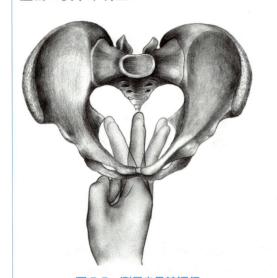

图 5-5　测量坐骨棘间径

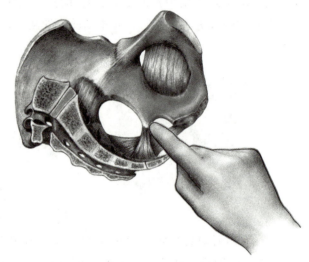

图 5-6　测量坐骨切迹宽度

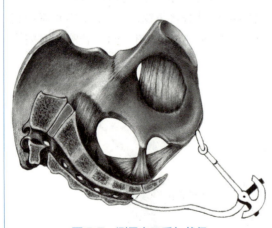

图 5-7　测量出口后矢状径

（3）阴道检查：妊娠期可行阴道检查，尤其是有阴道分泌物异常和阴道流血时。

（4）肛门指诊：了解胎先露部、坐骨棘间径、坐骨切迹宽度、骶骨前面的弯曲度及骶尾关节活动度，可测量骨盆出口后矢状径。

4. 辅助检查　常规查血常规、尿常规、肝功能、肾功能、糖耐量、宫颈细胞学检查、阴道分泌物、尿蛋白、尿糖等。若有高危因素酌情做以下检查：①若有合并症或并发症，行血液化学、电解质测定，必要时做胸透、心电图、乙肝表面抗原抗体等检查。②对胎位不正、胎心听不清、多胎妊娠、怀疑有胎儿畸形者，应行二维超声（B 超）检查确诊。③对有死胎死产史、胎儿畸形史者、高龄孕妇和患有遗传性疾病的孕妇，行甲胎蛋白检测、唐氏筛查、羊水细胞培养做染色体核型分析等。

5. 进行孕期卫生宣教，预约下次复诊时间。

二、孕妇管理

1. 实行孕妇系统保健三级管理　城市开展医院三级管理（市、区、街道）和妇幼保健机构三级管理（市、区、基层卫生院），农村开展县乡村三级管理（县医院和县妇幼保健站、乡卫生院、村妇幼保健人员）。通过三级分工，基层医院或保健站对孕产妇负责，定期检查，及时发现高危孕妇并转至上级医院进行监护处理，确保母儿安全。

2. 使用孕妇系统保健手册　确诊早孕时即建立保健手册，系统管理至产褥期结束（产后满6周）。手册记录每次产前检查时孕妇和胎儿情况及处理意见，医院住院分娩时应提交孕妇保健手册，出院时需将住院分娩及产后母婴情况填写完整后将手册交给产妇，由产妇交至居住的基层医疗保健组织，行产后访视（详见第七章第二节），最后汇总至县、区妇幼保健所进行详细的统计分析。

3. 筛查监护和管理高危妊娠　通过产前检查，尽早筛查出高危妊娠，专册登记并在《孕产妇保健手册》上标记，及时评估与诊治。对高危因素复杂或病情严重者，尽快转诊上级医疗机构，提高"三率"（高危妊娠检出率、高危妊娠随诊率、高危妊娠住院分娩率），降低孕产妇死亡率、围生儿死亡率和病残儿出生率。

第二节　胎儿健康状况评估

一、胎儿宫内监护

（一）确定是否为高危儿

高危儿包括：①孕龄<37周，或≥42周；②出生体重<2 500g；③巨大儿（体重≥4 000g）；④小于孕龄儿或大于孕龄儿；⑤生后1分钟Apgar评分≤4分；⑥高危产妇分娩的新生儿；⑦手术产儿；⑧新生儿的兄姐曾于新生儿期死亡；⑨多胎妊娠胎儿；⑩产时感染。

（二）胎儿宫内监护的内容

1. 妊娠早期　妇科检查确定子宫大小与妊娠周数是否相符；B超检查核定妊娠周数，妊娠第5周可见妊娠囊，妊娠第6周可见胚芽及原始心管搏动。

2. 妊娠中期　手测宫底高度或尺测子宫长度及腹围，判断胎儿大小与妊娠周数是否相符；监测胎心率；B超检查胎儿有无畸形；开展唐氏筛查。

3. 妊娠晚期

（1）定期产前检查：询问孕妇自觉症状如头晕、头痛等，监测心率、血压及体重变化，检查下肢水肿及必要的全身体检。手测宫底高度或尺测子宫长度及腹围值，了解胎儿大小、胎产式、胎方位，胎心监测。

（2）胎动计数：孕妇自测胎动是评估胎儿宫内情况最简便有效的方法之一。随着孕周增加胎动次数逐渐增多，至妊娠足月，由于羊水量减少和胎儿活动空间变小胎动又逐渐减少。妊娠28周以后，胎动<10次/2小时或减少50%，提示胎儿宫内缺氧可能。

（3）B超检查：测量胎头双顶径、股骨长等观察胎儿大小，了解胎动、羊水情况。进行胎儿畸形筛选，判断胎盘位置与成熟度。

（4）电子胎心监护：通过动态连续观察并记录胎心率（fetal heart rate，FHR）变化，了解胎动、宫缩与胎心的关系，用以评估胎儿宫内安危状况。评价指标见表5-2。

表 5-2　电子胎心监护的评价指标

名称	定义
胎心率基线	指任何 10 分钟内胎心率平均水平，至少观察 2 分钟以上的图形，该图形可以是不连续的。①正常胎心率基线：110～160 次/min；②胎儿心动过速：胎心基线>160 次/min；③胎儿心动过缓：胎心基线<110 次/min
基线变异	指每分钟胎心率自波峰到波谷的振幅改变。按照振幅波动程度分为：①变异消失：振幅波动完全消失；②微小变异：振幅波动≤5 次/min；③中等变异（正常变异）：振幅波动 6～25 次/min；④显著变异：振幅波动>25 次/min
加速	指基线胎心率突然显著增加，开始到波峰时间<30 秒。从胎心率开始加速至恢复到基线胎心率水平的时间为加速时间 妊娠≥32 周胎心加速标准：胎心加速≥15 次/min，持续时间>15 秒，但不超过 2 分钟 妊娠<32 周胎心加速标准：胎心加速≥10 次/min，持续时间>10 秒，但不超过 2 分钟 延长加速：胎心加速持续 2～10 分钟。胎心加速≥10 分钟则考虑胎心率基线变化
早期减速	指伴随宫缩出现的减速，通常是对称性地、缓慢地下降到最低点再恢复到基线。减速的开始到胎心率最低点的时间≥30 秒，减速的最低点常与宫缩的峰值同时出现；一般来说，减速的开始、最低值及恢复与宫缩的起始、峰值及结束同步（图 5-8）
晚期减速	指伴随宫缩出现的减速，通常是对称性地、缓慢地下降到最低点再恢复到基线。减速的开始到胎心率最低点的时间≥30 秒，减速的最低点通常晚于宫缩峰值；一般来说，减速的开始、最低值及恢复分别延后于宫缩的起始、峰值及结束（图 5-9）
变异减速	指突发的显著的胎心率急速下降。减速的开始到最低点的时间<30 秒，胎心率下降≥15 次/min，持续时间≥15 秒，但<2 分钟。当变异减速伴随宫缩时，减速的起始、深度和持续时间与宫缩之间无固定规律（图 5-10）
正弦波形	胎心率基线呈现平滑的类似正弦波样摆动，频率固定，3～5 次/min，持续≥20 分钟
宫缩	正常宫缩：观察 30 分钟，10 分钟内有 5 次或 5 次以下宫缩 宫缩过频：观察 30 分钟，10 分钟内有 5 次以上宫缩

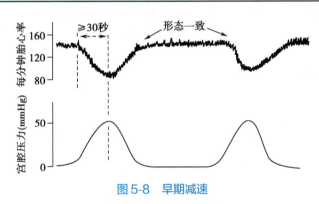

图 5-8　早期减速

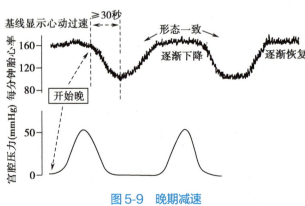

图 5-9　晚期减速

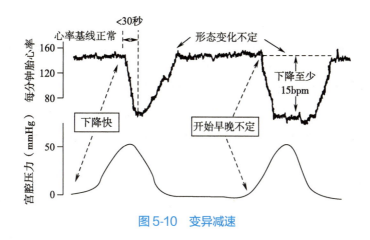

图 5-10 变异减速

（5）预测胎儿宫内储备能力

1）无应激试验（non-stress test，NST）：在无宫缩、无外界刺激时观察胎动时 FHR 的变化，了解胎儿宫内储备能力。胎动时伴有一过性胎心率加快。试验时间 20～40 分钟。NST 判读参照 2007 年加拿大妇产科医师学会指南，见表 5-3。

表 5-3 NST 的结果判读及处理

参数	正常 NST（先前"有反应型"）	不典型 NST（先前"可疑型"）	异常 NST（先前"无反应型"）
胎心率基线	110～160 次 /min	100～110 次 /min；>160 次 /min，<30 分钟	胎心过缓<100 次 /min；胎心过速>160 次 /min，超过 30 分钟
基线变异	6～25 次 /min（中度变异）；≤5 次 /min（变异缺失及微小变异），持续<40 分钟	≤5 次 /min，持续 40～80 分钟	≤5 次 /min，持续≥80 分钟；≥25 次 /min，持续>10 分钟；正弦波形
减速	无减速或偶发变异减速，持续<30 秒	变异减速，持续 30～60 秒	变异减速，持续时间≥60 秒；晚期减速
加速（≥32 周）	40 分钟内 2 次或 2 次以上，加速超过 15 次 /min，持续 15 秒	40～80 分钟内 2 次以下，加速超过 15 次 /min，持续 15 秒	大于 80 分钟 2 次以下，加速超过 15 次 /min，持续 15 秒
（<32 周）	40 分钟内 2 次或 2 次以上，加速超过 10 次 /min，持续 10 秒	40～80 分钟内 2 次以下，加速超过 10 次 /min，持续 10 秒	大于 80 分钟 2 次以下，加速超过 10 次 /min，持续 10 秒
处理	继续随访或进一步评估	需要进一步评估	复查；全面评估胎儿状况；生物物理评分；及时终止妊娠

2）催产素激惹试验（oxytocin challenge test，OCT）：又称宫缩应激试验（contraction stress test，CST），静脉滴注缩宫素或刺激乳头诱发宫缩，致胎盘一过性缺氧，观察宫缩时胎心率的变化，测定胎儿储备能力。阳性：≥50% 的宫缩伴随晚期减速。可疑（有下述任一种表现）：间断出现晚期减速或重度变异减速；宫缩过频（>5 次 /min）；宫缩伴胎心减速，时间>90 秒；出现无法解释的监护图形。阴性：无晚期减速或重度变异减速。

（6）产时胎心监护图形的判读：为避免不必要的产时剖宫产，推荐采用产时胎心监护图形的三级判读系统，见表 5-4。

表5-4 三级电子胎心监护判读标准

Ⅰ类电子胎心监护需同时满足下列条件：①胎心率基线110～160次/min；②基线变异为中度变异；③无晚期减速及变异减速；④存在或缺乏早期减速；⑤存在或缺乏加速。
Ⅰ类电子胎心监护结果提示胎儿酸碱平衡正常，可常规监护，不需采取特殊措施
Ⅱ类电子胎心监护：除了第Ⅰ类和第Ⅲ类电子胎心监护图形外的其他情况均归为Ⅱ类。
Ⅱ类电子胎心监护结果尚不能说明存在胎儿酸碱平衡紊乱，应综合考虑临床情况、持续胎心监护、采取其他评估方法来判定胎儿有无缺氧
Ⅲ类电子胎心监护有两种情况： • 胎心率基线无变异且存在下面任何一种情况：①复发性晚期减速；②复发性变异减速；③胎心过缓（胎心率基线<110次/min）。 • 正弦波形
Ⅲ类电子胎心监护提示胎儿存在酸碱平衡失调即胎儿缺氧，应立即采取相应措施纠正胎儿缺氧，必要时紧急终止妊娠

（7）胎儿生物物理监测：联合胎心电子监护及超声，观察胎儿宫内情况。可采用Manning评分法（表5-5），满分10分。10～8分：无急慢性缺氧，8～6分：可能有急或慢性缺氧，6～4分：有急或慢性缺氧，4～2分：有急性缺氧伴慢性缺氧，0分：有急慢性缺氧。综合监测更准确。

表5-5 Manning评分法

项目	2分（正常）	0分（异常）
无应激试验（20分钟）	≥2次胎动伴胎心率加速≥15bpm，持续≥15秒	<2次胎动，胎心率加速<15bpm，持续<15秒
胎儿呼吸运动（30分钟）	≥1次，持续≥30秒	无或持续<30秒
胎动（30分钟）	≥3次躯干和肢体运动（连续出现计1次）	≤2次躯干和肢体运动；无活动或肢体完全伸展
肌张力	≥1次躯干和肢体伸展复屈，手指摊开合拢	无活动；肢体完全伸展；伸展缓慢，部分复屈
羊水量	最大羊水暗区垂直直径≥2cm	无或最大暗区垂直直径<2cm

（8）羊膜镜检查：观察羊水颜色，判断胎儿安危。胎儿宫内缺氧时，往往伴有胎粪排出，污染羊水呈黄色、黄绿色甚至深绿色。

（9）其他：彩色多普勒超声监测胎儿脐动脉和大脑中动脉血流。

二、胎盘功能检查

1．胎动　胎动与胎盘血管状态关系密切，胎动计数是判断胎儿宫内安危的重要临床指标。

2．孕妇尿雌三醇值　判断胎儿胎盘单位功能。正常值>15mg/24h，10～15mg/24h为警戒值，<10mg/24h为危险值。也可测雌激素与肌酐的比值，>15为正常值，10～15为警戒值，<10为危险值。还可测定孕妇血清游离雌三醇值，正常妊娠足月时临界值为40nmol/L，低于此值，表示胎盘功能低下。

3．孕妇血清人胎盘催乳素　妊娠足月正常值为4～11mg/L。若妊娠足月该值<4mg/L或突然降低50%，提示胎盘功能低下。

为什么检测孕妇尿雌三醇值可以用于胎盘功能检查？

三、胎儿成熟度检查

1. 正确推算妊娠周数，计算胎龄。

2. 估算胎儿大小　尺测子宫长度及腹围进行估算[胎儿体重（g）＝宫高（cm）×腹围（cm）＋200]。

3. B超检测　胎头双顶径（BPD）值>8.5cm，提示胎儿已成熟。

4. 羊水检查　羊水中卵磷脂／鞘磷脂比值（L/S）>2，或羊水泡沫试验两管液面均有完整泡沫环，表明L/S≥2，均提示胎儿肺成熟。

第三节　孕期指导及常见症状的处理

一、营 养 指 导

孕期摄入的营养要高于非孕期。妊娠期母体营养不良，影响胎儿生长和智力发育，导致器官发育不全、低体重儿及胎儿生长受限等，还可能造成流产、早产、胎儿畸形、胎死宫内。孕期应加强营养，保持食物高热量，摄入丰富的蛋白质、脂肪、碳水化合物、微量元素（铁、钙、锌等）、各种维生素（维生素 A、维生素 D 等），但需注意营养过度，应监测体重变化，以免导致巨大胎儿或微量元素过量发生中毒反应。

二、卫 生 指 导

1. 活动与睡眠　孕妇每日应有 8～9 小时的睡眠，保证 1 小时午休，宜左侧卧位。孕妇可坚持工作，做日常家务，避免重体力劳动。

2. 衣着与卫生　衣着应舒适宽松，不宜束胸束腹，不宜穿紧边高筒袜和高跟鞋，以免影响血液循环和胎儿宫内活动，导致胎儿发育异常。妊娠期孕妇汗腺及皮脂腺分泌增多，应勤洗澡、勤更衣。妊娠最后 3 个月不宜盆浴，以免造成阴道感染。妊娠后期应用温水擦洗乳头，若乳头内陷，则可在孕期每日用手指轻轻向外牵拉使之凸起，以免哺乳时新生儿吸吮困难。

3. 性生活指导　妊娠前 3 个月和后 3 个月，均应避免性生活，以防流产、早产与感染。

三、用 药 指 导

1. 用药原则　孕妇应谨慎用药，尤其孕早期为胎儿器官形成的关键时期，用药应将母婴安全放在首位。选择对胚胎、胎儿无损害且对孕妇所患疾病最有效的药物。

孕产妇用药原则：用药须有明确指征且在医生指导下使用；能用一种药物的避免联合用药；能用疗效肯定的老药不用尚未确定对胎儿有无不良影响的新药；能用小剂量的尽量避免使用大剂量；严格掌握药物剂量和用药持续时间，注意及时停药；妊娠早期若病情允许，尽量推迟到妊娠中晚期再用药；若病情所需，在妊娠早期使用对胚胎、胎儿有害的致畸药物，则应终止妊娠。

2. 药物对胎儿的危害性等级　美国食品药品监督管理局（FDA）根据药物对动物和人类具

有不同程度的致畸危险,分为 A、B、C、D、X 五类。

A 类:临床对照研究中,未发现药物对妊娠期胎儿有损害。

B 类:临床对照研究中,药物对妊娠期胎儿的危害证据不足或不能证实。

C 类:动物试验证明,药物造成胎仔畸形或死亡,但无人类临床对照研究,使用此类药物需权衡利弊。

D 类:对人类胎儿有危害,但药物为临床所需且无替代药物,须权衡利弊后慎用。

X 类:对动物和人类均明显致畸,此类为孕期禁用药。

四、常见症状及处理

1. 消化系统　妊娠早期出现恶心、晨起呕吐者,饮食应清淡、少食多餐。给予维生素 B_6 10～20mg,每日 3 次口服。

2. 贫血　孕妇于妊娠中晚期对铁需求量增多,应适时补充铁剂,每日补充元素铁 60mg 预防贫血;缺铁性贫血孕妇应每日补充元素铁 100～200mg。

3. 下肢肌肉痉挛　可为孕妇缺钙的表现,妊娠后期多见,常发生在小腿腓肠肌,夜间多发。痉挛发作时应伸直痉挛的下肢,局部按摩,痉挛可迅速缓解。注意补钙。

4. 便秘　妊娠期肠蠕动及肠张力减弱,增大的子宫及胎先露部压迫,易发生便秘及排便困难。每日清晨饮开水一杯,多吃富含纤维素的新鲜蔬菜和水果,适当运动,养成良好的排便习惯。必要时用缓泻剂,如果导片或开塞露、甘油栓,禁用峻泻剂,不宜灌肠,以免引起流产或早产。

5. 下肢及外阴静脉曲张　妊娠晚期增大的子宫压迫下腔静脉,致盆腔和下肢静脉回流受阻所致。妊娠后期避免久站和蹲位,下肢可绑弹性绷带,睡眠时适当垫高下肢,以利静脉回流。分娩时防止外阴静脉曲张破裂。

6. 腰背痛　妊娠期由于关节韧带松弛,增大的子宫前突致躯体重心后移,腰椎前突使背伸肌处于持续紧张状态,出现轻微腰背痛,休息时可在腰背部垫枕头缓解疼痛。若腰痛明显,应查找原因,对因治疗。

7. 下肢水肿　妊娠后期踝部及下肢轻度水肿,经休息后消退,属正常现象。若不消退或水肿明显者,注意是否有妊娠期高血压疾病或肾脏疾病等。

8. 痔疮　妊娠晚期多见或明显加重。增大的子宫压迫与腹压增高使痔静脉回流受阻所致。多吃蔬菜和水果,适当运动,少食辛辣食物。必要时口服缓泻剂软化大便,纠正便秘。

9. 仰卧位低血压　妊娠晚期孕妇若较长时间取仰卧姿势,增大的子宫压迫下腔静脉,致回心血量及心排出量减少,出现低血压。应改为左侧卧位,血压可迅速恢复正常。

10. 外阴阴道假丝酵母菌　30% 孕妇的阴道分泌物中可检测出假丝酵母菌。大部分孕妇没有症状,少数出现阴道分泌物增多、外阴瘙痒等症状者,可阴道局部放置克霉唑栓剂治疗。

第四节　遗传咨询、产前筛查与产前诊断

出生缺陷(birth defect)是指出生前已存在(在出生前或生后数年内发现)的结构、功能或代谢异常。多由遗传、环境因素或二者相互作用引起。出生缺陷分为以下几种:①胎儿自身发育不良导致的结构和功能畸形;②子宫内环境改变所致的胎儿结构畸形;③发育正常的胎儿受外界因素损害影响了正常发育过程。我国为出生缺陷高发国家之一,出生缺陷是导致儿童和成人残疾的主要原因。遗传咨询、产前筛查与产前诊断是防范出生缺陷的重要环节。

出生缺陷防治分三级：一级预防为孕前干预，通过婚前医学检查、孕前咨询和致病微生物检查，预防出生缺陷的发生；二级预防为产前干预，通过产前筛查与产前诊断，阻止缺陷儿出生或宫内治疗矫治畸形；三级预防为产后干预，开展新生儿疾病筛查，对出生缺陷患儿早期诊断及时治疗。一级预防和二级预防是重点。

一、遗 传 咨 询

遗传咨询（genetic counselling）是由从事医学遗传的专业人员或咨询医师，对咨询者就其提出的家庭中遗传性疾病的发病原因、遗传方式、诊断、预后、复发风险、防治等问题予以解答，并就咨询者提出的婚育问题提出医学建议。

（一）遗传咨询的意义

在细胞遗传学、分子生物学、分子遗传学的基础上，结合临床遗传学，及时确定遗传性疾病患者和携带者，预测其后代患病概率，商讨应对措施，减少遗传病儿出生，降低遗传性疾病发生率，提高人群遗传素质和人口质量，达到优生优育的目的。

（二）遗传咨询的对象

包括：①夫妇双方或家系成员患有某些遗传病或先天畸形者，曾生育过遗传病患儿或先天畸形的夫妇；②不明原因智力低下或先天畸形儿的父母；③不明原因的反复流产或有死胎、死产等情况的夫妇；④孕期接触不良环境因素以及患有某些慢性病的孕妇；⑤常规检查或常见遗传病筛查发现异常者；⑥其他需要咨询者，如婚后多年不育的夫妇、35 岁以上的高龄孕妇或长期接触不良环境因素的育龄青年男女。

（三）人类疾病的遗传方式

人类遗传性疾病分为 6 类：①染色体疾病；②基因组疾病；③单基因遗传病；④多基因遗传病；⑤体细胞遗传病；⑥线粒体遗传病。体细胞遗传病与线粒体遗传病多发生在成人。本节介绍染色体疾病、单基因遗传病、多基因遗传病。

1. 染色体疾病　最常见。染色体异常包括数目异常和结构异常。数目异常分整倍体（如三倍体、四倍体等）和非整倍体（如 18- 三体、21- 三体、45，X 综合征等）；结构异常包括染色体缺失、插入、易位、倒位、环形染色体等。染色体疾病破坏基因平衡状态，影响人体相关器官的分化发育，绝大多数在妊娠早期因胎儿死亡而流产，自然淘汰率为 94%，0.5% 的新生儿可患此类疾病。目前尚无有效的治疗方法，应早期诊断，及时终止妊娠。

2. 单基因遗传病　由单个基因突变导致的疾病。其遗传方式及再发风险符合 Mandel 规律，分为常染色体显性遗传、常染色体隐性遗传、性连锁显性遗传、性连锁隐性遗传。虽较少见，但可遗传至后代，危害大。包括分子病与先天性代谢缺陷病。

3. 多基因遗传病　指遗传信息通过两对及以上致病基因的累积效应所致的遗传病。由遗传与环境因素共同起作用。特征为：①畸形显示从轻到重的连续过程，病情严重程度与基因缺陷的多少相关；②常有性别转移，如足内翻多见于男性，腭裂多见于女性；③累加效应。

多基因遗传病有家族聚集倾向，但没有单基因遗传病的系谱特征，如先天性畸形（脊柱裂、无脑儿、先天性心脏病等），以及某些人类常见疾病（如原发性高血压、精神分裂症、糖尿病等）。

（四）遗传咨询的步骤

1. 明确诊断　通过家系调查、系谱分析、临床特征、实验室检查，确定是否存在遗传病。若咨询者为近亲结婚，对其遗传性疾病的影响作正确评估，做出正确诊断。

2. 确定遗传方式　根据遗传性疾病类型和遗传方式，预测子代再发病的风险率。若宫内胚胎或胎儿接触致畸因素，要根据致畸原的毒性、剂量及胎龄等综合分析对胚胎或胎儿的危害性。

3. 近亲结婚对遗传性疾病的影响　近亲结婚指夫妇双方有共同祖先，有血缘关系，有共同的特定基因包括致病基因。近亲结婚子代遗传性疾病患病风险明显增加。

4. 提出医学建议

（1）不能结婚：①直系血亲和三代以内的旁系血亲；②重症智力低下者，男女双方均患病无法承担家庭义务及养育子女者；③男女双方均患相同的遗传性疾病或男女双方家系中患相同的遗传性疾病。

（2）暂缓结婚：有可以矫正的生殖器官畸形，在矫形手术前暂缓结婚，矫形手术后再择期结婚。

（3）可以结婚，但禁止生育：①男女双方患有严重的相同的常染色体隐性遗传病；②男女一方患严重的常染色体显性遗传病；③男女一方患多基因遗传病并属高发家系（指除患者本人外，其父母兄弟姐妹中有一人或更多人患同样疾病）者。

（4）限制生育：产前能准确诊断或植入前诊断的遗传病可在获得确诊报告后选择性生育健康胎儿。对不能产前诊断的 X 连锁隐性遗传病，可经产前诊断明确胎儿性别后选择性生育。

（5）领养孩子：对部分高风险夫妇，可领养孩子。

（6）人工授精：夫妇双方均是常染色体隐性遗传病携带者；男方为常染色体显性遗传病患者；男方为能导致高风险、可存活出生畸形的染色体平衡易位携带者，采用健康捐精者精液人工授精预防遗传病。

（7）捐卵者卵子体外受精，子宫内植入：常染色体显性遗传病患者，或导致高风险、可存活出生畸形的染色体平衡易位携带者。

（五）遗传咨询的类别和对策

1. 婚前咨询　婚前医学检查：通过询问病史、家系调查、系谱分析、临床表现及实验室检查，确诊遗传缺陷。根据遗传规律，评估下一代发病风险，指导优生优育，防范遗传性疾病发生。婚前医学检查是婚前咨询的重要环节，发现影响婚育的遗传性疾病或先天畸形，提出医学建议：暂缓结婚、可以结婚禁止生育、限制生育、不能结婚。

2. 孕前咨询　是控制遗传性疾病或出生先天缺陷最重要的措施。夫妻准备生育前到医院进行孕前检查，可以早期发现生殖系统疾病，评估遗传性疾病风险，接受优生优育健康教育。在神经管畸形高发地区，指导妇女孕前服用叶酸，可降低 70% 的先天性神经管畸形的发生。

3. 产前咨询　主要内容：①夫妻一方或亲属中有遗传病儿或先天性畸形儿，下一代患病概率及能否预测；②已生育患儿再生育是否仍是患儿；③妊娠期尤其是妊娠前 3 个月接触过化学毒物、放射线或感染过风疹病毒等，是否会影响胎儿健康。

4. 一般遗传咨询　主要内容：①夫妇一方有遗传病家族史是否可累及本人及其子女；②生育过畸形儿是否是遗传病，能否影响下一代；③夫妇多年不孕或习惯性流产，希望获得生育指导；④夫妇一方已确诊为遗传病，咨询治疗措施及疗效；⑤夫妇一方接受放射线、化学物质或有害生物因素影响，是否影响下一代。

（六）遗传咨询遵循的原则

1. 尽可能收集证据原则　首先要确诊，应详细了解相关病例资料，询问既往不良分娩史如习惯性流产、死胎及死产史，注意收集其他佐证如医院记录、既往基因诊断为携带者的检测报告等。

2. 非指令性咨询原则　在遗传咨询的选择中没有绝对正确或绝对错误的方案。2003 年国家卫生部颁布的《产前诊断技术管理办法》明确规定遗传咨询时医生给出医学建议，患者及亲属自行选择。

3. 尊重患者原则　因缺乏相关遗传性疾病知识咨询者常表现为忧虑、罪恶感，特别是在等待诊断结果时。医生应将咨询者本人的利益放在首位，耐心解释，消除咨询者及其家属的忧虑。

4. 知情同意原则　家属为减少患者生理或心理上的伤害，常要求医生不要告知患者真相。

随着社会的进步，告知真相已成为医学道德的基本原则。对于产前诊断技术及诊断结果，经治医师应基于科学的态度，向孕妇或家属告知技术的安全性、有效性和风险性，使孕妇或家属理解技术可能存在的风险和结果的不确定性，做到知情同意并自主作出决定。

5. 守密和信任原则　保密是遗传咨询的基本原则。在未取得许可时，不得将遗传检测结果告知除其家属的第三者，如雇主、保险公司和学校等，未经许可也不能用于科学研究。

二、产 前 筛 查

对胎儿遗传性疾病筛查又称产前筛查，是预防大多数先天缺陷儿出生的重要手段。目前主要针对唐氏综合征和神经管畸形。

（一）非整倍体染色体异常

非整倍体染色体胚胎 50% 在妊娠早期流产，存活者亦有明显的智力障碍，多见于唐氏综合征。

1. 妊娠中期筛查　唐氏综合征患者甲胎蛋白（AFP）降低、hCG 升高、E_3 降低。可采用三联法即检查上述三项指标，考虑孕妇年龄、孕龄，计算出唐氏综合征的风险度。风险阈值设定为 35 岁孕妇的风险度（妊娠中期为 1：280）时，阳性率为 5%，可检测出 60%～75% 的唐氏综合征和部分其他非整倍体染色体异常。

2. 妊娠早期筛查　孕妇血清学检查、超声检查或二者结合，检出率 85%～90%。常用的血清学指标为 β-hCG 和妊娠相关血浆蛋白 A。超声检查胎儿颈项透明层和胎儿鼻骨。

3. 染色体疾病的高危因素　①孕妇年龄大于 35 岁的单胎妊娠；②孕妇年龄大于 31 岁的双卵双胎妊娠；③夫妇中一方染色体易位；④夫妇中一方染色体倒置；⑤夫妇非整倍体异常；⑥前胎常染色体三体史；⑦前胎 X 染色体三体（47，XXX 或 47，XXY）者；⑧前胎染色体三倍体；⑨妊娠早期反复流产；⑩产前超声发现胎儿严重的结构畸形。

（二）神经管畸形

1. 血清学筛查　检测孕妇妊娠中期血清 AFP。90% 神经管畸形患者 AFP 升高。95% 神经管畸形患者无家族史，影响孕妇血清 AFP 水平的因素包括孕龄、孕妇体重、糖尿病、胎儿畸形等。

2. 超声筛查　妊娠中期超声检查可确诊 99% 神经管畸形患者。

3. 高危因素　①家族史为 5%；②暴露在特定的环境中如高热、1 型糖尿病；③与神经管畸形有关的遗传综合征和结构畸形如 Jarcho-Levin 综合征；④高发地区如我国东北地区；⑤在患者中发现抗叶酸受体抗体的比例增高。

（三）先天性心脏病

先天性心脏病无遗传背景，发病率约 0.7%。某些单纯性的瓣膜病变如室间隔缺损，目前无法产前诊断。但对存在心脏血流异常的高危儿如左（右）心脏发育不良、主动脉狭窄等，可在妊娠 20～22 周常规进行超声心动图检查，于妊娠晚期复查。

（四）胎儿结构畸形

于妊娠 18～24 周采用超声波检查可发现 50%～70% 的胎儿结构畸形，尤其是无脑儿、脑膨出及开放性脊柱裂等严重疾病。但如甲状腺缺如及先天性巨结肠等还暂不能确诊。

三、产 前 诊 断

产前诊断（prenatal diagnosis）又称宫内诊断或出生前诊断，指在出生前通过影像学、生物化学、细胞遗传学等技术，了解胚胎或胎儿的发育状态如有无畸形，是否患有先天性与遗传性疾病，为宫内治疗（手术、药物或基因治疗）及选择性终止妊娠提供指导。

（一）产前诊断的对象

①羊水过多或过少；②妊娠早期致畸物质接触史；③夫妇一方有先天性疾病或遗传性疾病，或有遗传病家族史；④生育过先天性严重缺陷儿；⑤胎儿发育异常或胎儿有可疑畸形；⑥35岁以上的高龄孕妇。

（二）产前诊断的疾病

1. 染色体病。

2. 性连锁遗传病。

3. 遗传性代谢缺陷病。

4. 先天性结构畸形。

（黄　晶）

ER 5-3

扫一扫，测一测

？ 复习思考题

1. 试述腹部四步触诊的目的与检查方法。

2. 骨盆外测量径线与正常值包括哪些内容？

3. 如何判断胎儿成熟度？

4. 目前产前诊断的疾病有哪些？

第六章　正常分娩

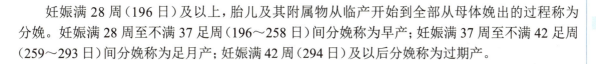

　　掌握临产诊断标准及产程分期，分娩的临床经过及处理；熟悉影响分娩的四个因素、枕先露的分娩机制；了解分娩镇痛的基本原则和镇痛方法。具备判断和处理产程的能力，能与孕妇及家属进行良好的沟通。

　　妊娠满 28 周（196 日）及以上，胎儿及其附属物从临产开始到全部从母体娩出的过程称为分娩。妊娠满 28 周至不满 37 足周（196～258 日）间分娩称为早产；妊娠满 37 周至不满 42 足周（259～293 日）间分娩称为足月产；妊娠满 42 周（294 日）及以后分娩称为过期产。

知识链接

分娩动因

　　分娩触发机制复杂，学说众多，如炎症反应学说、内分泌控制学说、机械性理论学说，以及神经介质学说等，但都不能很好地阐明分娩发动的始发原因。目前认为是多种因素综合作用的结果。不管分娩动因如何，宫颈成熟是分娩发动的必备条件，缩宫素与前列腺素是促进宫缩的最直接因素。

第一节　影响分娩的因素

　　影响分娩的因素有产力、产道、胎儿及社会心理因素。若各因素均正常并相互适应，胎儿能顺利经阴道自然娩出，称为正常分娩。

一、产　　力

　　将胎儿及其附属物从子宫腔内逼出的力量，称为产力。产力包括子宫收缩力（简称宫缩）、腹壁肌及膈肌收缩力（统称腹压）、肛提肌收缩力。

（一）子宫收缩力

　　子宫收缩力是临产后的主要产力，贯穿于分娩全过程。临产后的子宫收缩力能使宫颈管缩短消失、宫口扩张、胎先露下降，胎儿及胎盘、胎膜娩出。临产后正常的宫缩具有以下特点：

　　1. 节律性　子宫的节律性收缩是临产的重要标志。宫缩是子宫体肌有节律、不随意的阵发性收缩。每次子宫收缩均是由弱渐强（进行期），维持一定时间（极期），随后又由强渐弱（退行期），直至消失进入间歇期，间歇期子宫肌肉松弛（图 6-1）。如此反复，直至分娩结束。

　　临产开始时，宫缩持续约 30 秒，间歇期约 5～6 分钟。随着产程进展，宫缩持续时间逐渐延长，间歇时间逐渐缩短。当宫口开全（10cm）后，宫缩持续时间可长达 60 秒，间歇期缩短至 1～2

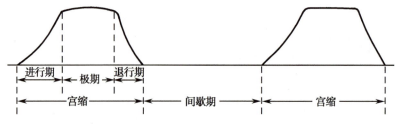

图6-1　临产后正常宫缩节律性

分钟。宫缩强度也随着产程进展逐渐增强。宫缩时子宫壁血管受压,致使子宫血流量减少,胎盘绒毛间隙的血流量亦减少;宫缩间歇期,子宫壁放松,血流量又恢复。宫缩的节律性可避免胎儿缺氧。

2.对称性和极性　正常宫缩起自两侧子宫角部,迅速向宫底部中线集中,左右对称,然后向子宫下段扩散,约15秒扩散至整个子宫,此为子宫收缩力的对称性(图6-2)。宫缩以子宫底部最强、最持久,向下则逐渐减弱,子宫底部宫缩的强度几乎是子宫下段的2倍,此为子宫收缩力的极性(图6-2)。

3.缩复作用　当宫缩时,子宫体部的肌纤维缩短变粗,间歇期肌纤维松弛但不能完全恢复到原来的长度,经过反复收缩,肌纤维越来越短,此种现象称为缩复作用。缩复作用使子宫腔容积越来越小,迫使胎先露部逐渐下降、宫颈管逐渐缩短直至消失、宫口扩张。

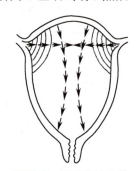

图6-2　子宫收缩力的对称性和极性

(二)腹壁肌及膈肌收缩力

腹壁肌及膈肌收缩力(腹压)是第二产程时娩出胎儿的重要辅助力量。宫口开全后,胎先露部已降至阴道,每当宫缩时,胎先露部压迫骨盆底组织及直肠,反射性地引起排便动作,产妇主动屏气,腹壁肌及膈肌强有力的收缩使腹内压增高,促使胎儿娩出。腹压在第二产程,特别是第二产程末期配合宫缩运用最有效,过早运用容易使产妇疲劳和造成宫颈水肿,致使产程延长。腹压在第三产程还可促使已剥离的胎盘娩出。

(三)肛提肌收缩力

肛提肌收缩力能协助胎先露部在产道内进行内旋转。当胎头枕部到达耻骨弓下时,能协助胎头仰伸娩出。第三产程,胎盘降至阴道时,肛提肌收缩能协助胎盘娩出。

二、产　　道

产道是胎儿娩出的通道,包括骨产道和软产道两部分。

(一)骨产道

骨产道是指真骨盆。骨产道的大小、形态与分娩关系密切。为了便于了解分娩时胎先露部通过骨产道的过程,将骨盆腔分为3个假想平面。

1.骨盆入口平面　即真假骨盆的分界面,呈横椭圆形。其前方为耻骨联合上缘,两侧为髂耻缘,后方为骶岬前缘。此平面有4条径线(图6-3)。

(1)入口前后径:又称真结合径。指耻骨联合上缘中点至骶岬前缘中点的距离,正常值平均约为11cm。其长短与胎先露衔接关系密切,是胎先露进入骨盆入口的重要径线。

(2)入口横径:两髂耻缘间的最大距离,正常值平均约为13cm。

(3)入口斜径:左右各一。左骶髂关节至右髂耻隆突间的距离称为左斜径,右骶髂关节至左髂耻隆突间的距离称为右斜径,正常值平均约为12.75cm。

2.中骨盆平面　此平面具有产科临床重要性,为骨盆最小平面,其大小与分娩关系最为密切。呈前后径较长的纵椭圆形。其前方为耻骨联合下缘,两侧为坐骨棘,后方为骶骨下端。中骨盆平面有两条径线(图6-4)。

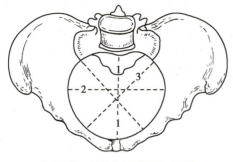

图6-3　骨盆入口平面各径线

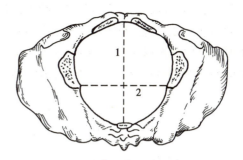

图6-4　中骨盆平面各径线

（1）中骨盆前后径：耻骨联合下缘中点通过坐骨棘连线中点至骶骨下端间的距离，正常值平均约为11.5cm。

（2）中骨盆横径：又称坐骨棘间径。为两坐骨棘间的距离，正常值平均约为10cm。其长短与胎先露内旋转关系密切，是胎先露部通过中骨盆的重要径线。

3.骨盆出口平面　即骨盆腔的下口，由两个不在同一平面的三角形组成。前三角的顶端为耻骨联合下缘，两侧为耻骨降支；后三角的顶端为骶尾关节，两侧为骶结节韧带。两个三角形共同的底边为坐骨结节间径。此平面有4条径线（图6-5）。

（1）出口前后径：耻骨联合下缘至骶尾关节间的距离，正常值平均约为11.5cm。

（2）出口横径：又称坐骨结节间径。指两坐骨结节末端内侧缘间的距离，正常值平均约为9cm。其长短与分娩关系密切。

（3）出口前矢状径：耻骨联合下缘中点至坐骨结节间径中点间的距离，正常值平均约为6cm。

（4）出口后矢状径：骶尾关节至坐骨结节间径中点间的距离，正常值平均约为8.5cm。如果出口横径稍短，则需加

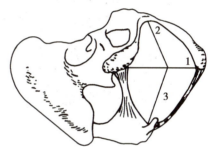

图6-5　出口平面各径线

测出口后矢状径，若两径之和>15cm，中等大小的妊娠足月胎头可通过后三角区经阴道娩出。

4.骨盆轴　连接骨盆各假想平面中点的曲线，称为骨盆轴。此轴上段向下向后，中段向下，下段向下向前。分娩时胎儿沿此轴下降娩出，助产时也应按骨盆轴方向协助胎儿娩出（图6-6）。

5.骨盆倾斜度　指妇女站立时，骨盆入口平面与地平面所形成的角度，一般为60°（图6-7）。若倾斜度过大，常影响胎头衔接。改变体位可改变骨盆倾斜度。

（二）软产道

软产道是由子宫下段、子宫颈、阴道和骨盆底软组织构成的弯曲管道。

1.子宫下段的形成　由非孕时长约1cm的子宫峡部形成。子宫峡部于妊娠12周后逐渐扩

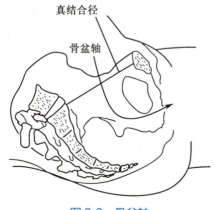

图6-6　骨盆轴

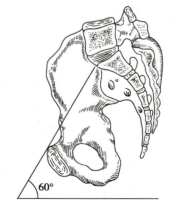

图6-7　骨盆倾斜度

展成为宫腔的一部分,至妊娠末期逐渐被拉长形成子宫下段,临产后的规律宫缩使子宫下段进一步拉长达7~10cm,肌壁变薄成为软产道的一部分。由于缩复作用,子宫上段肌壁越来越厚,下段肌壁被牵拉越来越薄(图6-8)。由于上下段的肌壁厚薄不同,在子宫内面上下段间出现一环状隆起,称生理缩复环(图6-9)。正常情况下,此环不能在腹部见到。

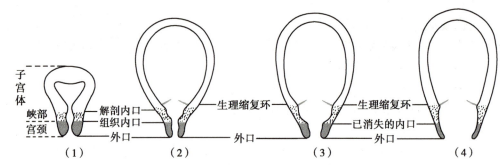

图6-8 子宫下段形成与宫口扩张

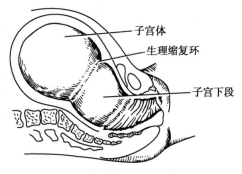

图6-9 软产道在临产后的变化

是子宫收缩及缩复向上牵拉使得宫口扩张。胎先露部衔接使前羊水于宫缩时不能回流,加之子宫下段的蜕膜发育不良,胎膜容易与该处蜕膜分离而向宫颈管突出,形成前羊膜囊,协助扩张宫口。胎膜多在宫口近开全时自然破裂。破膜后胎先露部直接压迫宫颈,扩张宫口的作用更明显。随着产程进展,宫口逐渐扩张,当宫口扩张直径达10cm(开全)时,妊娠足月胎头方能通过。初产妇多是宫颈管先消失,宫口后扩张;经产妇多是宫颈管消失与宫口扩张同时进行(图6-10)。

3. 骨盆底、阴道及会阴的变化 前羊膜囊及胎先露部先将阴道上部撑开,破膜后胎先露部下降直接压迫骨盆底,使软产道的下段形成一个向前向上弯曲的长筒状通道,阴道黏膜皱襞展平,阴道扩张,使腔道加宽。肛提肌受压后向下向两侧扩展,肌纤维拉长,肌束分开,使厚约4~5cm的会阴体变薄到仅2~4mm,便于胎儿通过,但若保护不当,容易造成裂伤。

2. 宫颈的变化

(1)宫颈管消失:临产前的宫颈管长2~3cm,初产妇较经产妇稍长。临产后的规律宫缩牵拉宫颈内口的子宫肌纤维及胎先露部支撑前羊膜囊呈楔状的压迫,致使宫颈内口向上向外扩张,宫颈管形成漏斗形,随后宫颈管逐渐缩短直至消失。

(2)宫口扩张:临产前,初产妇的宫颈外口仅容一指尖,经产妇能容纳一指。临产后,主要

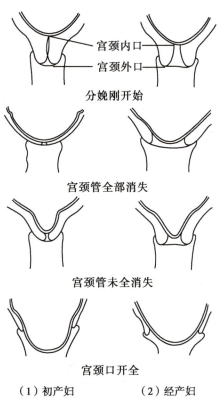

图6-10 宫颈管消失与宫口扩张

三、胎　　儿

胎儿能否顺利通过产道,除产力和产道因素外,还取决于胎儿大小、胎位及有无造成分娩困难的胎儿畸形。

(一)胎儿大小

胎儿的大小,是决定分娩难易的重要因素之一。一般胎儿过大则胎头径线过大,尽管骨盆大小正常,也可因相对头盆不称造成难产。

1. 胎头颅骨　由两块顶骨、额骨、颞骨和一块枕骨构成。颅骨间缝隙称颅缝,两顶骨间为矢状缝,顶骨与额骨间为冠状缝,枕骨与顶骨间为人字缝,两额骨间为额缝。两颅缝交界空隙较大处称囟门,位于胎头前方的菱形区称前囟(大囟门),位于胎头后方的三角形区称后囟(小囟门)(图6-11)。颅缝与囟门均有软组织覆盖,使胎头有一定的可塑性。在分娩过程中,可通过颅缝轻度移位、重叠使头颅变形,缩小头颅体积,有利于胎头娩出。

2. 胎头径线　胎头径线主要有双顶径、枕额径、枕下前囟径、枕颏径(图6-11)。

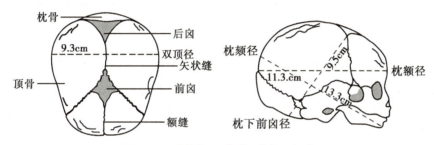

图6-11　胎儿颅骨、颅缝、囟门及径线

(1)双顶径(biparietal diameter,BPD):为两顶骨隆突间的距离,是胎头最大横径,妊娠足月时平均值约为9.3cm。临床常用B超测量此值以判断胎儿大小。

(2)枕额径(occipito frontal diameter):为鼻根至枕骨隆突的距离,妊娠足月时平均值约为11.3cm。入盆时,胎头常以此径衔接。

(3)枕下前囟径(suboccipitobregmatic diameter):又称小斜径,为前囟中央至枕骨隆突下方的距离,妊娠足月时平均值约为9.5cm。胎头俯屈后以此径通过产道。

(4)枕颏径(occipito mental diameter):又称大斜径,为颏骨下方中央至后囟顶部的距离,妊娠足月时平均值约为13.3cm。

(二)胎位

产道为一纵行管道。若为纵产式,胎体纵轴与骨盆轴相一致,容易通过产道。头先露时,是胎头先通过产道,在分娩过程中颅骨重叠,使胎头变形、周径变小,有利于胎头娩出。臀先露时,胎臀先通过产道,胎臀较胎头周径小且软,产道不能被充分扩张,且胎头后娩出时无变形机会,故易导致胎头娩出困难。肩先露时,胎体纵轴与骨盆轴垂直,足月活胎不能通过产道,如勉强下降则对母儿威胁极大。

(三)胎儿畸形

胎儿某一部分发育异常,如脑积水、联体儿等,由于胎头或胎体过大,难以通过产道。

四、社会心理因素

分娩虽是一种生理现象,但对于产妇确实是一种持久而强烈的应激源,分娩应激包括生理上的和精神心理上的。相当数量的产妇分娩时由于怕痛、怕发生难产、怕有生命危险等，以及待产室的陌生和孤独环境，致使其临产后恐惧、精神紧张。现已证实，产妇的紧张恐惧情绪会使机体产生一系列变化，如心率加快、血压升高、呼吸急促、肺内气体交换不足，导致子宫缺氧收缩乏力、宫口扩张缓慢、胎先露下降受阻、产程延长、产妇体力消耗过多，甚至可导致胎儿窘迫、产后出血等。

在分娩过程中，医护人员应该耐心安慰产妇，鼓励进食，保持体力，讲解分娩过程，使产妇认识到分娩是生理过程，尽可能消除产妇的焦虑和恐惧心理，教会产妇分娩时必要的呼吸技术和躯体放松技巧。有条件的可开展家庭式产房，允许丈夫、家人或有经验的人员陪伴（导乐制度），以便顺利度过分娩全过程。

知识链接

导乐（Doula）制度

Doula 是希腊文，表示一个妇女照顾另一个妇女。现在这一名词被引申为一个有爱心、有生育经历、态度和蔼并有丰富产科知识的妇女，在整个产程中给产妇以持续的心理、生理及感情上的支持。实践证明，家属陪伴确实能减轻产妇焦虑，但有时他们比产妇还要焦虑和恐惧，反而加重了产妇的紧张情绪而影响产程进展。Doula 式分娩中，由有经验的妇女对产妇进行热情的支持，密切观察产程的进展，及时发现问题，解释每一阶段情况，表扬产妇所取得的良好进展，使整个产程在充满热情、关怀和鼓励的氛围中进行。有资料显示，采用 Doula 式分娩的产妇，剖宫产率、总产程、产后出血量等均明显降低，产妇一般情况和新生儿情况也优于对照组。

第二节　枕先露的分娩机制

分娩机制（mechanism of labor）是指胎儿先露部在通过产道时，为了适应骨盆各平面的不同形态，被动地进行一系列适应性的转动，以其最小径线通过产道的全过程。临床上枕左前位最多见，故本节以枕左前位的分娩机制为例讲解说明。

1. 衔接（engagement）　胎头双顶径进入骨盆入口平面，胎头颅骨最低点接近或达到坐骨棘水平，称为衔接（图 6-12）。胎头呈半俯屈状态以枕额径衔接，由于枕额径较骨盆入口前后径大，衔接时胎头矢状缝在骨盆入口右斜径上，枕骨在母体骨盆的左前方。初产妇一般在预产期前 1～2 周内胎头衔接，经产妇多在临产后胎头衔接。

2. 下降（descent）　胎头沿骨盆轴前进的动作称为下降。下降间断贯穿于分娩全过程，即宫缩时胎头下降，间歇时胎头又稍回缩。胎头在下降过程中，同时发生俯屈、内旋转、仰伸、复位和外旋转等动作。临床上以观察胎头下降的程度作为判断产程进展的重要标志之一。

3. 俯屈（flexion）　当胎头下降至骨盆底时，处于半俯屈状态的胎头枕部遇到肛提肌阻力，借杠杆作用进一步俯屈，使下颏接近胸部，变胎头衔接时的枕额径（11.3cm）为枕下前囟径（9.5cm）（图 6-13），以适应产道的形态，有利于胎头继续下降。

4. 内旋转（internal rotation）　胎头围绕骨盆轴旋转，使其矢状缝与中骨盆及骨盆出口前后径相一致的动作，称为内旋转。胎头俯屈下降过程中，枕部位置最低，当枕部下降至骨盆底时遇到肛提肌阻力，将其推向阻力小、部位宽的前方，胎头向前向中线方向旋转 45°，后囟转至耻骨弓下方（图 6-14），使胎头矢状缝与中骨盆及骨盆出口前后径相一致，即适应中骨盆及骨盆出口前后径大于横径的特点,有利于胎头下降娩出。胎头于第一产程末完成内旋转动作。

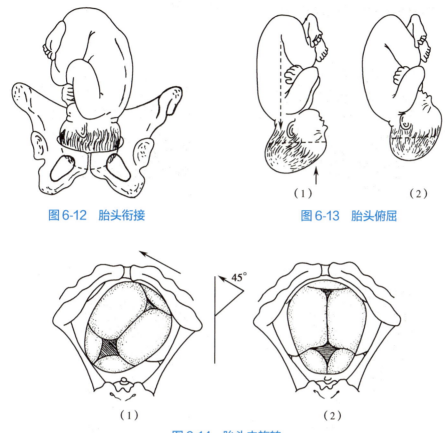

图6-12　胎头衔接

图6-13　胎头俯屈

（1）　　　　　（2）

图6-14　胎头内旋转

（1）　　　　　（2）

👥 　　　　　　　　　　　　　　**课堂互动**

枕右前位时胎头应该如何内旋转?

5. 仰伸（extension）　完成内旋转后,宫缩和腹压继续迫使胎头下降,肛提肌收缩力又将胎头向前推进,两者共同作用,使胎头沿骨盆轴下段的方向转向上。当胎头枕骨下部达耻骨联合下缘时,枕骨以耻骨弓为支点,使胎头逐渐仰伸,胎头的顶、额、鼻、口、颏相继于会阴前缘娩出（图6-15）。当胎头仰伸时,胎儿双肩径进入骨盆入口左斜径。

6. 复位（restitution）及外旋转（external rotation）　胎头娩出时,胎儿双肩沿骨盆入口左斜径下降。胎头娩出后,胎头枕部向左旋转45°,使胎头恢复与胎肩的正常关系,称为复位。胎肩在产道内继续下降,前（右）肩向前向中线旋转45°,使胎儿双肩径与骨盆出口前后径相一致,胎头需在产道外继续向左旋转45°,以保持胎头与胎肩的垂直关系,称为外旋转（图6-16、图6-17）。

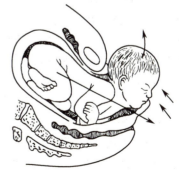

图6-15　胎头仰伸

7. 胎肩、胎体娩出　胎头完成外旋转后,胎儿前（右）肩从耻骨弓下先娩出,随即后（左）肩从会阴前缘娩出（图6-18）。胎儿双肩娩出后，胎体及胎儿下肢相继娩出。至此，胎儿娩出过程全部完成。

须注意：分娩机制各动作是连续进行的，下降动作始终贯穿于分娩始终。

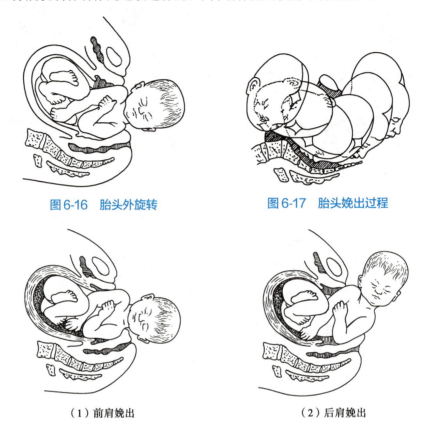

图6-16　胎头外旋转　　　　　图6-17　胎头娩出过程

（1）前肩娩出　　　　　　　　（2）后肩娩出

图6-18　胎肩娩出

第三节　先兆临产、临产诊断与产程

一、先兆临产

分娩发动前，常出现一些预示孕妇不久即将临产的症状，称为先兆临产（threatened labor）。

1．不规律宫缩　又称假临产（false labor）。分娩发动前，由于子宫肌的敏感性增强，常出现不规则子宫收缩，称为假临产。其特点是宫缩持续时间短（<30秒）且不恒定，间歇时间长且不规律；宫缩强度并不逐渐增强；不伴宫颈管缩短和宫口扩张；宫缩引起下腹部轻微胀痛，常在夜间出现而清晨消失；给予镇静剂能抑制此宫缩。

2．胎儿下降感（lightening）　又称轻松感。系因胎先露部下降进入骨盆入口，使子宫底下降的缘故。此时孕妇感到上腹部较前舒适，受压感减轻，进食量增多，呼吸轻快。但因降入盆腔的先露部压迫膀胱，可出现尿频症状。

3．见红（show）　临产前24～48小时内，因宫颈内口附近的胎膜与该处的宫壁分离，毛细血管破裂而有少量出血，血液与宫颈管内黏液相混合后经阴道排出，称为见红。是分娩即将开始的较可靠征象。若阴道流血量较多，达到或超过平时月经量，不应视为见红，应考虑妊娠晚期出血性疾病，如前置胎盘、胎盘早剥等。

二、临产诊断

临产（in labor）开始的标志是有规律且逐渐增强的子宫收缩，持续30秒或以上，间歇5~6分钟，并伴有进行性宫颈管缩短消失、宫口扩张和胎先露下降。

三、总产程与产程分期

总产程即分娩的全过程，是指从临产开始至胎儿胎盘娩出的全过程。临床将其分为3个产程。

1. 第一产程　又称宫颈扩张期，指从临产开始至宫颈口开全（10cm）为止。第一产程又分潜伏期和活跃期。潜伏期是指规律宫缩至宫口扩张<5cm，此期宫口扩张缓慢，初产妇一般不超过20小时，经产妇不超过14小时；活跃期是指宫口扩张5cm至宫口开全，此期宫口扩张速度加快，应≥0.5cm/h。

2. 第二产程　又称胎儿娩出期，指从宫口开全至胎儿娩出的全过程。未实施硬膜外麻醉镇痛者，初产妇最长不应超过3小时，经产妇不应超过2小时；实施硬膜外麻醉镇痛者，初产妇最长不应超过4小时，经产妇不应超过3小时。但第二产程不应盲目等待，初产妇超过1小时即应密切关注产程进展，超过2小时必须由有经验的医师进行母胎情况全面评估，决定处理方案。

3. 第三产程　又称胎盘娩出期，指从胎儿娩出至胎盘娩出。约需5~15分钟，不应超过30分钟。

第四节　分娩的临床经过及处理

一、第一产程的临床经过及处理

（一）临床表现

1. 规律宫缩　产程开始时，宫缩持续时间较短（约30秒）且弱，间歇期较长（5~6分钟）。随产程进展，持续时间渐长，间歇期渐短，且强度不断增加。当宫口近开全时，宫缩持续时间可长达1分钟，间歇期仅1~2分钟。

2. 宫口扩张　频而强的子宫收缩，使宫颈管逐渐缩短、消失，宫口逐渐扩张至开全（10cm）。当宫口开全时，宫口边缘消失，子宫下段及阴道形成宽阔管腔。通过阴道检查可以确定宫口扩张程度。

3. 胎先露下降　是决定能否经阴道分娩的重要指标。随产程进展，胎先露不断下降，为明确胎头下降的程度，应定时行阴道检查。

4. 胎膜破裂　又称破膜。宫缩时，羊膜腔内压力增高，胎先露部下降，将羊水阻断分隔为前后两部分，在胎先露部前面的羊水，量不多，约100ml，称为前羊水，前羊水形成的前羊膜囊有助于扩张宫口。随宫缩增强，羊膜腔内压力不断增加，当达到一定程度时胎膜自然破裂，前羊水流出，称为胎膜破裂。破膜通常发生在宫口近开全时。

（二）产程观察及处理

1. 子宫收缩　产程中必须定时观察宫缩持续时间、间歇时间、规律性及强度，并及时记录。检查时助产人员以一手掌置于产妇腹壁上，宫缩时子宫体部隆起变硬，间歇期松弛变软。或用电子监护仪描记宫缩曲线，更能客观、准确地反映宫缩情况，可以看出宫缩的强度、频率和每次宫缩持续时间。

2．胎心　胎心监测是产程中极为重要的观察指标。胎心听诊应在宫缩间歇期进行，潜伏期应每隔1～2小时听胎心一次，进入活跃期后宫缩频繁，应每15～30分钟听胎心一次，每次听诊1分钟。必要时用胎儿监护仪连续检测。正常胎心率为110～160次/min，若宫缩后出现胎心率减慢且不能迅即恢复，或胎心率<110次/min或>160次/min，均为胎儿缺氧表现，需立即给产妇吸氧，改左侧卧位，并积极查找原因以采取针对性处理措施。

3．宫口扩张及胎先露下降　通过阴道检查可以了解宫口扩张及胎先露下降等情况。消毒外阴，通过示指和中指直接触摸，判断子宫颈管位置、长度、软硬度、容受度，宫口扩张程度以及子宫颈是否水肿等，胎头下降程度及胎方位，胎头与骨盆的适应度，是否存在脐带先露或脱垂，胎膜完整性。潜伏期每4小时、活跃期每2小时阴道检查一次，若母胎状态良好，可适当延长检查的间隔时间和减少检查次数。

活跃期胎头下降加快，平均每小时下降0.86cm。临床上以胎儿颅骨最低点与坐骨棘平面的距离表示胎头下降的程度：胎头颅骨最低点平坐骨棘平面时，以"0"表示；在坐骨棘平面上1cm时，以"−1"表示；在坐骨棘平面下1cm时，以"+1"表示，以此类推（图6-19）。

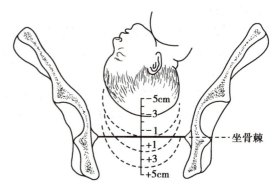

图6-19　胎头高低的判断

4．胎膜破裂　胎膜多在宫口近开全时自然破裂。一旦破膜，应立即听胎心，观察羊水的性状、颜色和流出量，并记录破膜时间。若已破膜而胎头尚未入盆，为预防脐带脱垂，应取侧卧位卧床；若破膜后12小时尚未分娩，可给予抗生素预防感染。

5．阴道流血　观察有无异常阴道流血，警惕前置胎盘、胎盘早剥、前置血管破裂出血等。

6．生命体征　每4小时监测一次生命体征，并记录。第一产程宫缩时血压常升高5～10mmHg，间歇期恢复原状。若产妇有不适或发现血压升高，应增加测量次数，并予以相应处理。产妇有呼吸、循环等系统并发症或合并症时，还应监测呼吸、尿量、氧饱和度等。

7．活动　若宫缩不强，未破膜，可在室内适当活动，有利于产程进展。

8．饮食　应鼓励产妇少量多餐，吃高热量易消化无渣食物，摄入足够的水分，必要时静脉补液。既保证体力和精力充沛，又有利于需要急诊剖宫产时的麻醉安全。

9．排尿　临产后，鼓励产妇每2～4小时排尿一次，以免膀胱充盈影响宫缩及胎头下降，必要时给予导尿。

10．精神支持　产妇的精神状态能够影响宫缩和产程进展，特别是初产妇，由于产程较长，容易产生焦虑、紧张和急躁情绪，不能按时进食和很好休息。助产人员应安慰产妇并耐心讲解分娩是生理过程，增强产妇对自然分娩的信心。若产妇精神过度紧张，宫缩时呼叫不安，应指导产妇在宫缩时做深呼吸动作，或用双手轻揉下腹部。若产妇腰骶部胀痛，用拳头压迫腰骶部，常可减轻不适感。

二、第二产程的临床经过及处理

（一）临床表现

宫口开全后，胎膜多已自然破裂，若仍未破膜，常影响胎头下降，应在宫缩间歇期行人工破膜。当胎头降至骨盆出口压迫盆底组织时,产妇有排便感,便不自主地向下屏气用力。随着产程进展,胎头下降压迫会阴,会阴体渐膨隆、变薄,肛门括约肌松弛,胎头在宫缩时显露于阴道口,在宫缩间歇期,又缩回阴道内,称为胎头拨露。直至胎头双顶径越过骨盆出口,宫缩间歇时胎头不再回缩,称为胎头着冠。产程继续进展,胎头仰伸娩出,接着胎头复位及外旋转,随后前肩和后肩相继娩出,胎体很快娩出,后羊水随之涌出,子宫迅速收缩,宫底降至脐平。

（二）产程观察和处理

1. 密切监测胎心　此期宫缩频而强,应勤听胎心,以监测胎儿有无急性缺氧,通常 5～10 分钟听诊一次。发现异常者立即检查处理,尽快结束分娩。

2. 密切监测宫缩　第二产程每次宫缩持续时间可达 60 秒,间隔 1～2 分钟。若宫缩乏力,必要时可使用缩宫素加强宫缩。

3. 指导产妇屏气用力　正确运用腹压是缩短第二产程的关键。方法是:让产妇双足蹬在产床上,两手握住产床上的把手,宫缩时先深吸气,然后如解大便样向下用力屏气以增加腹压,宫缩间歇期,产妇全身肌肉放松,安静休息。再次出现宫缩时,再做同样的屏气动作。如此反复用力,能加速产程进展。

4. 阴道检查　每隔 1 小时或出现异常时行阴道检查,了解胎头下降、胎头产瘤、胎头变形情况、胎方位、胎头与骨盆的适应度等。

5. 接产准备　当初产妇宫口开全,经产妇宫口扩张 6cm 以上且宫缩规律有力时,应将产妇送至产床上,做接产准备。打开新生儿辐射台预热。嘱产妇仰卧于产床上,两腿屈曲分开,露出外阴部,按照大阴唇、小阴唇、阴阜、大腿内侧上 1/3、会阴及肛门周围的顺序用消毒棉球蘸聚维酮碘溶液消毒外阴部 2～3 次。接产者按无菌操作常规洗手,戴消毒手套,穿手术衣,打开产包,铺无菌巾等,做好接产准备。

6. 接产　做好产妇分娩解释,以取得产妇配合。接产人员站在产妇正面,适时适度保护会阴(在充分评估产妇会阴情况、胎儿大小及胎头下降速度后,决定开始保护会阴的时间和力度)。方法是:接产人员右肘支在产床上,右手拇指与其余四指分开,用手掌大鱼际肌垫以纱布托住会阴部。当宫缩时右手向上向内方向托压,同时左手轻压胎头枕部,协助胎头俯屈,并控制胎头娩出速度。宫缩间歇时,保护会阴的右手稍放松,以免压迫过久引起会阴水肿。当胎头枕部显露于耻骨弓下时,左手协助胎头仰伸,同时嘱产妇在宫缩时张口哈气解除腹压作用,待宫缩过后嘱产妇稍向下屏气,使胎头于宫缩间歇期缓慢娩出。胎头娩出后,不要急于娩出胎肩,右手继续保护会阴,左手自胎儿鼻根向下颏挤压,挤出口鼻内的黏液和羊水,然后协助胎头复位及外旋转。再次宫缩时左手向下轻压胎颈,协助前肩从耻骨弓下娩出,再向上托胎颈,使后肩从会阴前缘娩出。双肩娩出后,保护会阴的右手方可松开,然后双手协助胎体及下肢以侧位娩出(图 6-20)。记录胎儿娩出时间。胎儿娩出后在距脐轮 10～15cm 处,用两把止血钳钳夹,在两钳间剪断脐带。还应在产妇臀下放一接血盘,以测量出血量。

若胎头娩出后发现脐带绕颈,绕颈一周且较松时,可用手将脐带顺胎肩推下或从胎头滑下,若绕颈过紧或绕颈 2 周以上,可用两把止血钳夹住一段脐带并剪断(图 6-21)。

推荐早产儿娩出后延迟断脐至少 60 秒,有利于增加早产儿的血容量、血红蛋白含量,有利于维持早产儿循环稳定,减少脑室出血的风险。

7. 限制性会阴切开　不应对初产妇常规会阴切开。当会阴过紧、会阴水肿、耻骨弓过低、胎儿过大、胎儿娩出过快等,估计分娩时会阴撕裂不可避免者,或母儿有病理情况急需结束分娩者,可行会阴切开术。

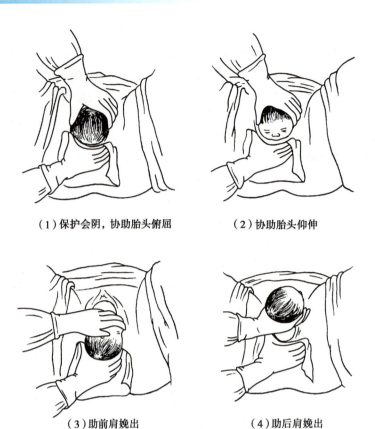

(1)保护会阴，协助胎头俯屈　　　　(2)协助胎头仰伸

(3)助前肩娩出　　　　(4)助后肩娩出

图6-20　接产步骤

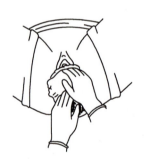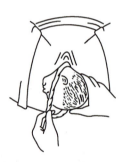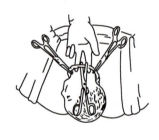

(1)将脐带顺肩部推上　　(2)把脐带从头上退下　　(3)用两把血管钳夹住，从中间剪断

图6-21　脐带绕颈的处理

 课堂互动

何时是会阴切开的最佳时机？为什么？

三、第三产程的临床经过及处理

（一）临床表现

胎儿娩出后，子宫迅速收缩，宫底降至脐平，然后宫缩暂停，产妇感到轻松，几分钟后宫缩重又出现。由于宫腔容积突然缩小，胎盘不能相应缩小而与宫壁发生错位剥离，剥离面出血，形成胎盘后血肿。子宫继续收缩，使剥离面积扩大直至胎盘完全剥离而排出。

胎盘剥离征象：①宫体变硬呈球形，胎盘剥离后降至子宫下段，下段被扩张而子宫体被推向上，宫底上升达脐上；②剥离后的胎盘降至子宫下段，显露于阴道口外的脐带自行延长；③阴道少量流血；④接产者用手掌尺侧在产妇耻骨联合上方轻压子宫下段时，子宫底上升而外露的脐带不再回缩。

两种胎盘剥离及娩出的方式：胎儿面娩出式（多见）、母体面娩出式（少见）。

（二）处理

1. 新生儿处理

（1）一般处理：新生儿置于辐射台上，擦干、保暖。

（2）清理呼吸道：用吸球吸出新生儿气道的黏液和羊水，以免发生吸入性肺炎。如确定呼吸道通畅而仍未啼哭时，可用手摩擦新生儿背部或轻拍足底，刺激其啼哭。

（3）新生儿阿普加评分（Apgar score）：阿普加评分用以判断新生儿有无窒息及窒息的严重程度。以新生儿的心率、呼吸、肌张力、喉反射及皮肤颜色五项体征为依据，每项 0～2 分，满分 10 分（表 6-1）。8～10 分属正常新生儿；4～7 分为轻度窒息，需清理呼吸道、人工呼吸、吸氧、用药等处理；0～3 分为重度窒息，需紧急抢救，在喉镜直视下气管内插管，行心肺复苏。对缺氧严重的新生儿，应于出生后 5 分钟、10 分钟时再次评分，直至连续两次评分均≥8 分。

表 6-1　新生儿阿普加评分法

体征	0分	1分	2分
每分钟心率	0	<100 次	≥100 次
呼吸	0	浅慢且不规则	佳，哭声响亮
肌张力	松弛	四肢稍屈曲	四肢屈曲，活动好
喉反射	无反射	有些动作	咳嗽、恶心
皮肤颜色	全身苍白	躯干红，四肢青紫	全身红润

（4）处理脐带：用 75% 乙醇消毒脐带根部周围，剪断脐带后在距脐根上方 0.5cm 处用丝线、弹性橡皮圈或脐带夹结扎，注意扎紧以防脐带出血。挤出断端残余血液，以 5% 聚维酮碘溶液或 75% 乙醇消毒脐带断面，药液不能接触新生儿皮肤，避免新生儿皮肤灼伤。脐带断面干后，用无菌纱布包盖好。

（5）其他处理：擦净新生儿足底，打新生儿足印及产妇拇指印于病历上。详细体检后系以标明新生儿性别、体重、出生时间、母亲姓名及床号的手腕带和包被，然后协助母亲将新生儿抱在怀中进行首次吸吮乳头。

2. 协助胎盘胎膜娩出　切忌在胎盘尚未完全剥离时用手按揉子宫或牵拉脐带，以免引起胎盘部分剥离而出血或拉断脐带，甚至造成子宫内翻。当确定胎盘已全部剥离时，接产者左手轻压子宫底，右手轻轻牵拉脐带，协助胎盘下降。当胎盘娩出至阴道口时，接产者用双手捧住胎盘，向一个方向旋转并轻轻向外牵拉，协助胎盘胎膜完整剥离排出（图 6-22）。如发现胎膜部分断裂，可用止血钳夹住断裂上端胎膜继续向原方向旋转牵拉，直到胎膜全部娩出。

3. 检查胎盘胎膜　提起脐带检查胎膜是否完整。然后将胎盘铺平，检查母体面胎盘小叶有无缺损。再检查胎盘胎儿面边缘有无断裂的血管，及时发现副胎盘（与正常胎盘间有血管相连的小胎盘），若有副胎盘、部分胎盘或大块胎膜残留，应在无菌操作下徒手伸入宫腔内取出残留组织，以防产后出血及感染。

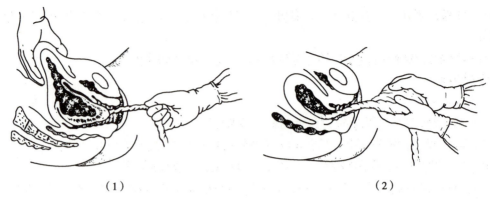

（1）   （2）

图 6-22   协助胎盘胎膜娩出

技能要点

手取胎盘术

若宫颈内口较紧,应肌内注射阿托品 0.5mg 及哌替啶 100mg。术者更换手术衣及手套,外阴再次消毒后,将一手手指并拢呈圆锥状伸入宫腔,手背贴着宫壁,手掌面向着胎盘母体面,手指并拢,以手掌尺侧缘轻轻将胎盘从边缘开始逐渐自子宫壁分离,另一手在腹部协助按压宫底。确认胎盘完全剥离后取出胎盘。取出胎盘后,立即肌内注射子宫收缩剂。操作必须轻柔,避免暴力强行剥离或用手指抓挖子宫壁,以防子宫破裂。若找不到疏松的剥离面无法分离,可能是胎盘植入,不应强行剥离。取出的胎盘应立即检查是否完整。若有缺损,应再次徒手伸入宫腔,清除残留的胎盘及胎膜,但应尽量减少进入宫腔操作的次数。

4．检查软产道   应详细检查外阴、阴道、子宫颈有无裂伤。若有裂伤,按组织解剖关系进行缝合修复。

5．预防产后出血   正常分娩出血量不超过 300ml。对有产后出血高危因素(有产后出血史、多胎妊娠、羊水过多、巨大儿、分娩次数≥5 次、滞产等)的产妇,可在胎儿前肩娩出时静脉注射缩宫素 10～20U,也可在胎儿前肩娩出后立即肌内注射缩宫素 10U 或缩宫素 10U 加于 0.9% 氯化钠注射液 20ml 内静脉快速注入,均能促使胎盘迅速剥离而减少出血。若胎盘未完全剥离而出血多时,应行手取胎盘术。若第三产程超过 30 分钟,胎盘仍未排出且出血不多,应排空膀胱后,轻轻按压子宫,同时静脉注射子宫收缩剂,若仍不能促使胎盘排出,应行手取胎盘术。若胎盘娩出后宫缩不良出血多时,可经下腹部直接注入宫体肌壁或肌内注射麦角新碱 0.2～0.4mg(高血压患者禁用),并将缩宫素 20U 加入 5% 葡萄糖注射液 500ml 内静脉滴注。

6．产后观察   产后产妇应留在产房观察 2 小时,测量血压及脉搏,注意阴道流血量、子宫收缩、宫底高度、膀胱充盈情况、会阴阴道有无血肿等。如膀胱不充盈而宫底上升,表明宫腔有积血,应挤压子宫底排出积血并给予子宫收缩剂。2 小时后,将一切正常的产妇和新生儿送回休养室,继续巡视观察。

第五节   分娩镇痛

分娩时的剧烈疼痛可导致机体产生一系列神经内分泌反应,使产妇血管收缩、心血管负荷增大、胎盘血流减少、酸中毒等,对产妇及胎儿均无益处,因此理想的分娩镇痛对促进阴道分娩有重要作用。

（一）分娩疼痛产生的原因

分娩疼痛主要来自子宫收缩、宫颈扩张、胎先露对盆底、阴道、会阴组织的压迫。此外，孕妇焦虑、紧张可导致害怕 - 紧张 - 疼痛综合征。

（二）分娩镇痛的基本原则

对产程影响小；安全、对产妇及胎儿不良作用小；给药方法简单；药物作用可靠、起效快；有创镇痛必须由麻醉医师实施及全程监护。

（三）分娩镇痛的方法

1. 非药物镇痛法

（1）对产妇身体的干预：如分娩球、自由体位、按摩、热敷、冷敷、水疗、经皮电神经刺激、针刺镇痛等。

（2）对产妇进行心理支持：如呼吸减痛、导乐陪伴、家庭化分娩、催眠分娩等。

（3）营造温馨环境：如柔和的灯光、音乐、芳香疗法等。

非药物镇痛法对孕妇和胎儿安全，但镇痛效果欠满意，可单独使用或与药物镇痛联合使用。

2. 药物性镇痛法

（1）全身阿片类药物麻醉：常用药物包括哌替啶、芬太尼、瑞芬太尼、纳布啡等，给药途径为间断静脉注射或肌内注射，也可通过产妇自控性镇痛。该类药物主要是镇静作用，还可产生欣快感，但镇痛效果有限，而且可能出现产妇呼吸抑制、恶心、胃肠道排空延长，胎心变异减少、新生儿呼吸抑制等不良反应。

（2）椎管内麻醉镇痛：包括脊椎麻醉（俗称腰麻）、硬膜外麻醉或腰硬联合麻醉。小剂量麻醉性镇痛药和低浓度局麻药联合用于腰麻或硬膜外镇痛是首选的组合。椎管内麻醉镇痛可以长时间保持镇痛效果，易于掌握用药剂量，镇痛平面固定，较少引起运动阻滞。但可能出现低血压、过敏反应、神经损伤、局麻药毒性反应、麻醉后头痛、产时发热、第二产程延长等副作用和并发症，如果麻醉平面过高还可导致严重呼吸抑制。

产妇第一、第二产程均可分娩镇痛，药物镇痛必须由产妇本人自愿同意，排除分娩镇痛禁忌，并签署知情同意书后方能使用。

（杨祖艳）

? 复习思考题

1. 如何诊断临产？
2. 产程如何分期？
3. 简述各产程的处理要点。
4. 胎盘剥离征象有哪些？
5. 简述 Apgar 评分的依据及意义。

扫一扫，测一测

PPT课件

ER 7-2

知识导览

第七章　正常产褥

学习目标

　　掌握产褥期的临床表现、处理及保健措施;熟悉产褥期母体各系统的变化。学会对产褥期妇女进行正确处理及保健指导,能与产妇及家属进行良好的沟通。

　　胎盘娩出后至产妇全身各器官(除乳房外)恢复至非孕状态的一段时期,称为产褥期(puerperium),一般需要6周时间。

第一节　产褥期母体变化

一、生殖系统变化

(一)子宫复旧

　　胎盘娩出后子宫逐渐恢复至非孕状态的过程,称子宫复旧(involution of uterus)。主要表现为子宫体积缩小和子宫内膜再生。

　　1. 子宫体积缩小　胎盘娩出后,子宫体积缩小,宫底降至脐下一横指。随着子宫体肌纤维缩复,肌细胞缩小,胞浆中蛋白质被分解排出,子宫体积逐渐缩小。产后第1日宫底略上升至平脐,以后每日下降1～2cm,产后1周子宫缩小至约孕12周大小,在耻骨联合上方可扪及,产后10日降入骨盆腔,产后6周恢复至非孕大小。子宫重量由分娩结束时的约1 000g经6周后恢复至非孕时的50～70g。

　　2. 子宫内膜再生　胎盘娩出后,子宫胎盘附着面立即缩小,面积仅为原来的一半,致开放的螺旋动脉和静脉窦受压变窄并形成血栓,使出血减少至停止。其后胎盘附着面表层坏死脱落,随恶露自阴道排出体外。内膜基底层再生新的功能层,产后3周宫腔表面除胎盘附着部位外均由新生的内膜修复。胎盘附着部位约需6周修复完毕。

　　3. 子宫下段及子宫颈变化　产后子宫下段肌纤维逐渐缩复,恢复为非孕时的子宫峡部。分娩后宫颈松软、充血、水肿、壁薄皱起呈袖口状,产后1周宫颈内口关闭,宫颈管复原,产后4周宫颈恢复至非孕时形态。分娩时宫颈外口常发生轻度裂伤,使初产妇的宫颈外口由圆形(未产型)变为"一"字形横裂(已产型)。

(二)阴道及外阴变化

　　产后阴道壁松弛、皱襞暂消失,产褥期阴道逐渐恢复,约产后3周阴道黏膜重新出现皱襞。但阴道的紧张度不能完全恢复到孕前状态。外阴轻度充血、水肿,于产后2～3日内消退。若会阴有裂伤或切开缝合后,伤口约在3～4日内愈合。处女膜因分娩撕裂而残留处女膜痕。

（三）盆底组织变化

因分娩时过度扩张，盆底肌肉和筋膜弹性减弱，甚至肌纤维部分断裂，盆底组织支托作用降低，产褥期逐渐恢复。若产褥期加强盆底组织锻炼，可恢复至接近孕前状态。

二、乳房变化

产后乳房主要是泌乳。妊娠期乳房在胎盘激素的影响下，乳腺组织发育良好，为泌乳做好了准备。分娩后随着胎盘排出，胎盘生乳素、雌激素、孕激素急剧下降，抑制了下丘脑分泌的催乳素抑制因子释放，乳房在垂体催乳素、肾上腺皮质激素、甲状腺素等作用下开始泌乳。新生儿吸吮乳头，也可刺激垂体催乳素分泌，且反射性地引起垂体释放缩宫素，缩宫素促使乳腺腺泡周围肌上皮收缩喷出乳汁，同时促进子宫收缩利于恶露排出。乳汁分泌还与产妇健康、营养、睡眠、精神、情绪等有关。

产后7日内分泌的乳汁称初乳，呈淡黄色，量少。初乳含蛋白质和矿物质较多，脂肪和糖较少。初乳中的蛋白质含分泌型IgA，可增强婴儿的免疫力。随后4周内分泌的乳汁脂肪和乳糖含量增多，蛋白质成分减少，逐步转变为成熟乳，蛋白质占2%～3%，脂肪占4%，糖占8%～9%，无机盐占0.4%～0.5%，维生素和免疫抗体丰富。多数药物可进入乳汁中，哺乳期妇女用药应谨慎。

三、其他系统变化

（一）血液循环系统变化

孕期血容量增加，于产后2～3周恢复正常。产后最初3日，胎盘娩出后，原来供应胎盘的血液涌入体循环，孕期大量组织间液回到体循环，血容量增加15%～25%，应注意预防心力衰竭（简称心衰）。产褥早期血液处于高凝状态，纤维蛋白原和凝血活酶等较高，利于产后止血。红细胞和血红蛋白水平于产后1周回升。白细胞总数于产褥早期较高，一般1～2周恢复正常。红细胞沉降率于产后3～4降至正常。

（二）消化系统

产后1～2日内产妇感口渴，食欲低下。随胃肠肌张力和蠕动力逐渐恢复，胃酸分泌增加，食欲逐渐增强。产妇卧床休息多，肠蠕动减弱，盆底肌肉和腹肌松弛，易致便秘。

（三）泌尿系统

妊娠期潴留的水分在产褥期通过肾脏排出，产后1周内尿量增多。孕期扩张的输尿管和肾盂于产后2～8周恢复。分娩时因膀胱受压，黏膜充血水肿，肌张力降低，敏感性降低，且不习惯卧床排尿及伤口疼痛等，产妇易出现排尿困难或尿潴留。

（四）内分泌系统

因胎盘娩出产妇激素水平急剧下降。雌、孕激素产后1周降至未孕时水平；胎盘生乳素产后6小时不能测出；垂体催乳素因是否哺乳而异，未哺乳产妇于产后2周降至非孕时水平，哺乳产妇于产后下降，但仍高于非孕时水平，吸吮乳汁时明显增高。月经复潮及卵巢恢复排卵时间也因是否哺乳而异，未哺乳产妇，月经一般在产后6～10周复潮，于产后10周左右恢复排卵。哺乳产妇月经复潮延迟，平均产后4～6个月恢复排卵。月经复潮较晚者，首次月经来潮前多有排卵，应注意避孕。

（五）腹壁变化

妊娠期色素沉着于产褥期逐渐消退，妊娠纹由紫红色变成银白色。产后腹壁明显松弛，约6～8周恢复紧张度。

第二节　产褥期的临床表现、处理及保健

一、产褥期的临床表现

1. 生命体征　产后体温一般正常。产后 24 小时内，由于产程延长和过度疲劳，体温可升高，但不超过 38℃。产后 3～4 日，开始泌乳时乳房血管、淋巴管极度充盈，乳房胀大，体温可能再次升高，达 37.8～39℃，称为泌乳热（breast fever），4～16 小时内可自行恢复正常。不属病理情况。产后脉搏正常，血压平稳，呼吸深慢，14～16 次 /min。

2. 褥汗　产褥早期皮肤汗腺排泄旺盛，尤以夜间和初醒时排出大量汗液，不属病理情况，于产后 1 周自行好转。

3. 子宫复旧　胎盘娩出后，宫底在脐下一横指，产后第 1 日宫底略上升至平脐，以后每日下降 1～2cm，产后 1 周子宫缩小至约孕 12 周大小，在耻骨联合上方可扪及，产后 10 日降入骨盆腔，腹部检查触不到。

4. 产后宫缩痛　产后 1～2 日内，由于子宫收缩引起下腹部阵发性疼痛，称为产后宫缩痛，持续 2～3 日自然消失。多见于经产妇。哺乳时因吸吮刺激致缩宫素分泌增加，故疼痛加剧。

5. 恶露（lochia）　分娩后在子宫内膜脱落修复的过程中，经阴道排出的血液、坏死的蜕膜组织和宫颈黏液等，称为恶露。分为以下几种：

（1）血性恶露：量多，色鲜红。含多量血液、坏死蜕膜组织、少量胎膜，有时有小凝血块。持续 3～4 日。

（2）浆液恶露：量少，色淡红。主要是坏死的蜕膜组织，混有少量血液、宫颈黏液及白细胞等。持续 10 日左右。

（3）白色恶露：量少，黏稠，色白。主要含大量白细胞、坏死蜕膜组织、表皮细胞及细菌等。持续 3 周。

正常恶露一般持续 4～6 周，总量 250～500ml，有血腥味，但无臭味。若子宫复旧不良或有胎盘胎膜组织残留或合并感染时，恶露量增多，持续时间延长，且有臭味。

课堂互动

恶露量增多，持续时间延长，且有臭味如何处理？

6. 体重　因胎儿及附属物排出，加之褥汗、尿量增多、子宫缩小等，产后体重与孕期相比减轻。

二、产褥期处理及保健

（一）产褥期处理

1. 产后 2 小时　留产房观察，严密观察生命体征、子宫收缩、阴道出血。若宫缩乏力应注射宫缩剂；若阴道出血不多，但宫缩不良、宫底升高，应警惕宫腔内积血，需及时排出积血，并给予宫缩剂；若产妇自觉肛门坠胀，可能有阴道后壁血肿，肛门检查或阴道 - 肛门联合检查确诊后应及时处理。产后 2 小时一切正常，将产妇送回病室，仍需勤巡视。

2. 饮食　产后 1 小时可进流质或半流质清淡饮食，以后改普通饮食，补充足够热量和水分。

哺乳者多进蛋白质和汤类食物,增加维生素和铁剂。

3．大小便　鼓励产妇在产后 4 小时内排尿。若排尿困难选用:①用温开水冲洗尿道口及外阴,或下腹部正中放置热水袋,按摩膀胱等诱导排尿;②针刺穴位如关元、气海、三阴交等促进排尿;③肌内注射甲硫酸新斯的明 1mg 兴奋膀胱逼尿肌促进排尿;④上述处理无效应留置导尿。

鼓励产妇多食蔬菜和水果,早日下床活动防止便秘。若已出现便秘,可口服缓泻剂。

4．观察子宫复旧及恶露　应每天同一时间手测或尺测子宫底的高度,了解子宫复旧情况。测量前嘱产妇排空膀胱,按摩宫底使其收缩后再测。观察恶露量、颜色、气味。若子宫复旧不良,红色恶露增多且持续时间长,应给予宫缩剂;若合并感染,恶露有臭味且子宫压痛,应给予抗生素控制感染。

5．会阴处理　保持会阴清洁干燥。用 0.05% 聚维酮碘液擦洗外阴,每天 2～3 次。会阴水肿者,用 50% 硫酸镁液湿热敷。会阴有伤口者,每天检查伤口有无红肿、硬结、分泌物等。若伤口感染,提前拆线引流或行扩创处理。若一期愈合,于产后 3～5 天拆线。

6．乳房处理　提倡母乳喂养、按需哺乳及母婴同室。产后半小时内开始哺乳。哺乳前清洗乳头,哺乳时将乳头和大部分乳晕放入新生儿口中,一手托住乳房,并防止新生儿窒息。一侧乳房吸空后再吸另一侧乳房。哺乳完毕后佩戴合适的棉质乳罩。哺乳期以 10 个月至 1 年为宜。哺乳期遇下列情况的处理:

(1)乳胀:哺乳前湿热敷 3～5 分钟,按摩、拍打、抖动促进血液循环和乳腺管通畅。应吸空乳房或用吸奶器吸空,减少乳房过度充盈。以上处理无效时,可口服通乳散结中药。

(2)催乳:乳汁不足时,应指导产妇勤哺乳,按需哺乳,增加汤类食物。无效时可催乳:①调节饮食:猪蹄炖烂,吃肉喝汤;②中药治疗:气血虚弱型选用通乳丹加减,肝郁气滞型选用下乳涌泉散加减。

(3)回乳:产后不哺乳者需回乳。方法:①停止哺乳,少进汤汁,不排空乳房;②生麦芽 60g 水煎当茶饮,每天一剂,连服 3～5 日;③芒硝 250g 分装 2 个纱布袋内,敷于两个乳房并包扎;④维生素 B_6 200mg 口服,每天 3 次,连用 5～7 日。

(4)乳头皲裂:轻者可继续哺乳,哺乳前湿热敷 3～5 分钟,使乳头变软以利婴儿吸吮,哺乳后挤出少许乳汁涂在乳头和乳晕上,也可用 10% 苯甲酸酊或抗生素软膏涂敷于患处,下次哺乳时清洗干净。重者停止哺乳,可用吸奶器将乳汁吸出后喂给新生儿。

知识链接

母乳喂养的好处

对婴儿:①母乳中各种营养素含量高,而且比例搭配适宜,是最适合 6 个月以内婴儿生长发育需要的天然营养品;②母乳可提高婴儿的免疫力,还能降低婴儿的过敏体质;③母乳近乎无菌,安全、卫生;④母乳喂养有利于母子感情的建立。

对母亲:①有助于防止产后出血;②哺乳期闭经,有利于产后恢复;③降低母亲患乳腺癌、卵巢癌的危险性;④母乳温度适宜,喂养婴儿方便,且经济。

(二)产褥期保健

1．休息与活动　自然分娩的产妇,产后 6～12 小时内可下床轻微活动,产后第 2 日可在室内随意走动,做产后健身操;会阴侧切或剖宫产的产妇,应推迟活动时间,待伤口拆线后做产后健身操。产褥期避免重体力劳动,防止子宫脱垂和阴道壁膨出。

2．计划生育指导　哺乳者以工具避孕为宜,未哺乳者可选用药物避孕。产褥期间禁止性生活。

3．产后检查　于产妇出院后 1 周内、14 日、28 日行 3 次产后访视,了解产妇饮食、睡眠等一般情况、心理状况、母婴健康及哺乳情况、观察子宫复旧和恶露排出及伤口愈合情况,异常者及时处理。产后 42 日到医院做全面检查,了解产妇全身恢复尤其是生殖器复旧情况。同时带婴儿到医院做一次全面检查。发现异常者给予正确处理。

（杨祖艳）

扫一扫，测一测

? 复习思考题

1. 产褥期生殖系统有哪些变化?
2. 简述恶露的分类和时间。

第八章 异常妊娠

PPT 课件

知识导览

ER 8-1

ER 8-2

> **学习目标**
>
> 掌握各种异常妊娠的概念、临床表现、诊断、鉴别诊断和处理要点;熟悉各种异常妊娠的病因、病理及常用的辅助检查;了解各种异常妊娠的并发症。具有抢救产科休克及子痫的技能,能正确诊断处理妊娠期病理;能与患者及家属进行良好沟通,开展健康指导。

第一节 流 产

流产是指妊娠不足 28 周、胎儿体重不足 1 000g 而终止者。按照发生时间分为早期流产和晚期流产。妊娠 12 周以前终止者称为早期流产,妊娠 12 周至不足 28 周终止者称为晚期流产。流产又分为自然流产与人工流产。胚胎着床后 31% 发生自然流产,其中 80% 为早期流产。早期流产中,约 2/3 为隐性流产,即发生在月经期前的流产,也称生化妊娠。

【病因】

1. 胚胎因素　染色体异常是早期流产的主要原因,约占 50%～60%。染色体异常包括:①染色体数目异常,如 21- 三体、X 单体、三倍体等;②染色体结构异常,如平衡易位、嵌合体、染色体倒置、缺失、重叠等。染色体异常的胚胎多发生早期流产,少数妊娠至足月,出生后仍会发生畸形或有功能缺陷。如发生流产,妊娠产物多为一空孕囊或已退化的胚胎。

2. 母体因素

(1) 全身性疾病:孕妇妊娠期全身感染或严重高热可刺激子宫收缩导致流产;细菌毒素和病毒(如单纯疱疹病毒、巨细胞病毒等)通过胎盘进入胎儿血液循环,使胎儿死亡可导致流产。此外,孕妇患心力衰竭、严重贫血或慢性肾炎、高血压等,可导致胎儿宫内缺氧或胎盘发生梗死而引起流产。

(2) 生殖器官异常:宫腔粘连、子宫畸形(如子宫发育不良、子宫纵隔、双子宫等)、子宫肿瘤(如子宫黏膜下肌瘤等),均可影响胚胎着床和发育而导致流产。宫颈内口松弛、宫颈部分或全部切除术后、宫颈重度裂伤可导致胎膜早破而发生晚期自然流产。

(3) 内分泌异常:黄体功能不足、甲状腺功能减退症等可导致流产。

(4) 其他:严重休克;孕妇有吸烟、酗酒、吸毒等不良习惯或有过度紧张、焦虑、恐惧等不良的心理刺激;孕妇妊娠期特别是妊娠早期有手术、劳累过度、腹部撞击、性交过频等诱因均可导致流产。

3. 免疫功能异常　包括自身免疫功能异常和同种免疫功能异常。自身免疫功能异常主要发生在抗磷脂抗体、抗 β_2 糖蛋白抗体、狼疮抗凝血因子阳性的患者。而同种免疫功能异常是基于妊娠属于同种异体移植理论,母胎的免疫耐受是胎儿在母体内得以生存的基础。如果妊娠期间母体对胚胎和胎儿的免疫耐受降低,则可导致流产。与流产有关的免疫因素有夫妇双方的组织相容性抗原(HLA)和滋养层细胞抗原(TA)相容性增加,母儿血型不合(ABO 或 Rh 血型),孕妇封闭抗体不足、抗磷脂抗体产生过多及存在抗精子抗体等。

4. 环境因素　放射性物质、噪音及高温等物理因素或砷、铅、苯、甲醛、氯丁二烯、氧化乙烯等化学物质接触过多，均可直接或间接对胚胎和胎儿造成损害，引起流产。

【病理】

自然流产发生的时间不同，病理过程有所不同。妊娠8周前发生流产，胚胎多先死亡，随后底蜕膜出血，造成胚胎绒毛与底蜕膜分离、出血，已分离的胚胎组织如同异物，引起子宫收缩而被排出。由于此时胎盘绒毛发育不成熟，与子宫蜕膜联系不牢固，妊娠物多可以完全排出，出血不多。妊娠8~12周时，胎盘绒毛发育茂盛，与底蜕膜联系较牢固，流产时妊娠产物往往不易完全排出，部分组织滞留在宫腔内，影响子宫收缩，出血量较多。妊娠12周后胎盘已完全形成，流产过程与足月分娩相似，多数胎儿排出前尚有胎心，流产时先出现腹痛，然后排出胎儿、胎盘。少数胎儿在排出前胎心已停止，随后胎儿自行排出，或不能自行排出形成肉样胎块，或胎儿钙化后形成石胎。

【临床表现】

自然流产的主要症状为停经后阴道流血和下腹疼痛。体征为宫颈口是否扩张、是否破膜及子宫的大小，以上体征的出现与流产的类型有关。根据自然流产发展过程的不同，分为以下几种临床类型。

1. 先兆流产（threatened abortion）　指妊娠28周前先出现少量阴道流血，量少于月经量，常为暗红色或仅出现血性白带，无妊娠物排出，继而出现阵发性下腹痛或腰背痛。妇科检查宫颈口未开，胎膜未破，子宫大小与停经周数相符。经休息及治疗，若症状消失可继续妊娠；若阴道流血量增多或下腹痛加剧，可发展为难免流产。

2. 难免流产（inevitable abortion）　指流产不可避免。由先兆流产发展而来，表现为阴道流血增多，阵发性下腹痛加剧，或因胎膜破裂出现阴道流液。妇科检查宫颈口已扩张，但组织物尚未排出，有时可见胚胎组织或胎囊堵塞于宫颈口内，子宫大小与停经周数相符或略小。

3. 不全流产（incomplete abortion）　难免流产继续发展，妊娠物部分排出体外，尚有部分残留于宫腔内或嵌顿于宫颈口处，影响子宫收缩，导致阴道流血不止，严重时发生失血性休克。妇科检查见宫颈口已扩张，不断有血液自宫颈口流出，宫颈口或阴道有时可见妊娠物，子宫小于停经周数。

4. 完全流产（complete abortion）　妊娠物已完全排出，阴道流血逐渐停止，腹痛逐渐消失。妇科检查宫颈口已关闭，子宫近正常大小或略大。

一般流产的发展过程如下：

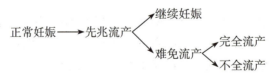

流产尚有以下三种特殊类型：

1. 稽留流产（missed abortion）　又称过期流产。指胚胎或胎儿已经死亡滞留在宫腔内未能及时自然排出者。表现为早孕反应消失，有先兆流产症状或无任何症状，子宫不再增大反而缩小。若已到中期妊娠，孕妇腹部不见增大，胎动消失。妇科检查宫颈口闭，子宫小于停经周数，质地不软，听诊未闻及胎心。

2. 复发性流产（recurrent abortion）　指同一性伴侣连续自然流产3次或3次以上者。每次流产多发生于同一妊娠月份，其临床经过与一般流产相同。复发性流产大多数为早期流产，少数为晚期流产。早期复发性流产常见原因为胚胎染色体异常、黄体功能不足、免疫因素异常、甲状腺功能低下等。晚期复发性流产常见原因为子宫畸形或发育不良、宫颈内口松弛、子宫肌瘤、自身免疫异常等。其中，因宫颈内口松弛而发生的复发性流产多发生于妊娠中期。

3．流产合并感染　流产过程中，若阴道流血时间长，有组织残留于宫腔内或非法堕胎等，有可能引起宫腔感染，严重时感染可扩展到盆腔、腹腔甚至全身，并发盆腔炎、腹膜炎、败血症及感染性休克等，称流产合并感染。

课堂互动

为什么流产的周数不同，表现的症状也不同？

【诊断】

诊断流产并不困难，根据病史及临床表现多能确诊，少数病例需行辅助检查。

1．病史　应询问患者有无停经史和反复流产史，有无早孕反应、阴道出血，出血时间及出血量。出血时有无腹痛、腹痛程度、部位、性质。出血时间长的还要询问有无发热、异常阴道分泌物等可协助诊断流产合并感染。

2．体格检查　测定体温、脉搏、呼吸、血压。有无贫血及感染征象。消毒外阴后行妇科检查，注意宫颈口是否扩张，羊膜囊是否膨出，有无妊娠物堵塞于宫颈口内；子宫大小与停经周数是否相符，有无压痛；双侧附件区有无压痛、增厚或包块。疑为先兆流产者，操作应轻柔。

3．辅助检查

（1）超声检查：超声可显示宫腔内是否有胎囊、胎囊的形态、有无胎心搏动和胎动等，确定胚胎、胎儿是否存活或是否已经排出，从而帮助诊断和鉴别流产及其类型，指导正确处理。

（2）妊娠试验：临床多选用早孕诊断试纸检测尿液判断是否妊娠，用放射免疫法连续进行血 β-hCG 的定量测定，了解流产预后。

（3）激素测定：主要通过测定血孕酮水平，协助判断先兆流产的预后。

【鉴别诊断】

各种不同类型流产的鉴别（表 8-1）。早期流产还要注意与病理妊娠的异位妊娠、葡萄胎等相区别。

表 8-1　不同类型流产的鉴别要点

类型	出血	腹痛	妊娠产物排出	宫颈口	子宫大小与孕周
先兆流产	少	轻	无	闭	相符
难免流产	中或多	加剧	无	扩张	相符或略小
不全流产	少或多	减轻	部分	扩张	小于
完全流产	少或无	消失	完全	闭	正常或略大

【治疗】

1．先兆流产　适当休息，禁止性生活，减少刺激，必须阴道检查时注意动作轻柔。必要时给予危害小的镇静剂，对黄体功能不足者，可给予黄体酮 10～20mg 每日或隔日 1 次肌内注射，或口服孕激素制剂保胎治疗；甲状腺功能低下者可给予小剂量甲状腺素片。治疗过程中密切观察病情，及时行超声检查，以了解胚胎发育情况，如腹痛加剧或阴道流血量多于月经量等，血 hCG 持续不升或下降，表明病情加重，不宜继续保胎，须及时终止妊娠。同时应重视心理疏导，使其减轻焦虑，增强信心。

2．难免流产　确诊后应尽早使胚胎及胎盘组织完全排出。早期流产应及时行刮宫术，妊娠物送病理检查。晚期流产可用缩宫素促进子宫收缩，使胎儿、胎盘娩出，必要时刮宫以清除宫腔内残留的妊娠物。

3.不全流产　应及时行刮宫术或钳刮术，以清除宫腔内残留组织。出血多有休克者应同时输血输液，并给予抗生素预防感染。

4.完全流产　超声检查证实宫腔内无残留妊娠物，若无感染征象，一般不需特殊处理。

5.稽留流产　一旦确诊，应尽早排空子宫腔。因胎盘组织有时机化，与子宫壁紧密粘连，造成刮宫困难。稽留时间过长可能发生凝血功能障碍，导致弥散性血管内凝血（disseminated intravascular coagulation，DIC）；母体雌激素水平下降，子宫肌层对缩宫素不敏感，两者都能造成严重出血。因此处理前应做血常规和凝血功能检查，有凝血功能障碍者先予以纠正，并应用雌激素提高子宫平滑肌对缩宫素的敏感性，再行刮宫术或引产术，术中应小心操作，避免子宫穿孔，一次刮不净者可于5～7天后再次刮宫，子宫大于妊娠12周者，应静脉滴注缩宫素，促使胎儿、胎盘排出。

6.复发性流产　针对病因，以预防为主。孕前应进行卵巢功能检查、夫妇双方染色体检查与血型鉴定及其丈夫的精液检查，染色体异常夫妇应于孕前进行遗传咨询，确定是否可以妊娠。女方尚需进行生殖道检查，确定有无子宫畸形及病变，有无宫颈内口松弛等，并对因处理。原因不明有流产先兆者可使用黄体酮或人绒毛膜促性腺激素治疗，确诊妊娠后继续给药至妊娠10周或超过以往发生流产的月份，同时注意休息、禁止性生活，补充维生素E，给予必要的心理疏导，稳定情绪。

7.流产合并感染　治疗原则为积极控制感染，尽快清除宫内残留物。阴道流血不多者，控制感染后再行刮宫。阴道流血多者，抗感染、输血的同时，用卵圆钳将宫腔内残留组织夹出后予以广谱抗生素，切不可用刮匙全面搔刮宫腔，以免造成感染扩散。待感染控制后再彻底刮宫。若感染严重或盆腔脓肿形成，应手术引流，必要时切除子宫。

知识链接

自然流产发展的四个阶段

根据自然流产发展的不同阶段，分为先兆流产、难免流产、不全流产和完全流产。妊娠28周前，出现少量阴道流血，或仅为血性白带，无妊娠物排出，有轻微下腹痛或腰背痛为先兆流产。流产已不可避免，阴道流血增多，阵发性下腹痛加剧，或出现胎膜破裂为难免流产。难免流产继续发展，妊娠物部分排出，还有部分残留在宫腔内为不全流产。妊娠组织已完全排出，阴道流血逐渐减少至停止，腹痛逐渐缓解消失为完全流产。

第二节　早　　产

妊娠满28周但不足37周之间分娩者称为早产。因早产儿各器官发育尚不成熟，故有较高的并发症和死亡率。出生孕周越小，体重越轻，预后越差。国内早产占分娩总数的5%～15%。早产儿约有15%在新生儿期死亡，随着近年早产儿治疗学和监护手段的进步，早产儿生存率有明显的提高。

【分类及原因】

早产可分为自发性早产和治疗性早产。前者又分为胎膜完整早产和未足月胎膜早破（preterm premature rupture of membranes，PPROM）。

1.胎膜完整早产　为最常见的类型，约占45%。发生机制主要为：①宫腔过度扩张，如双胎或多胎妊娠、羊水过多等；②母胎应激反应，如孕妇精神、心理压力过大等诱发宫缩；③宫内感染,母体全身感染病原体也可通过胎盘侵及胎儿,或盆腔感染病原体经输卵管进入宫腔。

2. 胎膜早破早产 病因及高危因素包括:PPROM 史、体重指数 <19.0、营养不良、吸烟、宫颈功能不全、子宫畸形、宫内感染、细菌性阴道病、子宫过度膨胀、辅助生殖技术受孕等。

3. 治疗性早产 指由于母体或胎儿的健康原因不允许继续妊娠,在未达到 37 周时采取引产或剖宫产终止妊娠。

【临床表现】

早产的临床表现与足月产相似,但胎膜早破的发生率较高,既往有晚期流产、早产史及产伤史的孕妇容易出现早产。临床上,早产可分为先兆早产和早产临产两个阶段。

1. 先兆早产 表现为有规则或不规则的子宫收缩,伴有少量阴道出血或血性分泌物,伴有进行性宫颈管缩短。

2. 早产临产 早产临产需符合以下条件:①出现规则宫缩(20 分钟≥4 次,或 60 分钟≥8 次),伴有宫颈的进行性改变;②宫颈扩张 1cm 以上;③宫颈容受≥80%。

先兆早产表现缺乏特异性,容易漏诊。可通过阴道超声测定宫颈长度预测早产风险,如妊娠 <24 周、宫颈长度 <25mm,或宫颈口漏斗形成伴有宫颈缩短,提示早产风险增大(图 8-1,图 8-2)。

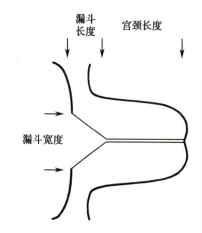

图 8-1 超声检查宫颈管剖面示意图

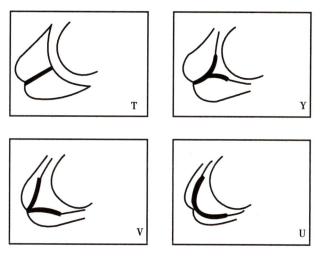

图 8-2 宫颈长度及宫颈内口扩张形状之间的关系示意图

【诊断】

诊断早产并不困难,但应与妊娠晚期出现的生理性子宫收缩相区别。生理性子宫收缩一般不规则、无疼痛感,且不伴有宫颈管缩短和宫口扩张等改变。早产发生时,要注意超声检查判断胎儿大小,了解胎盘成熟度,估计羊水量等。胎心监护监测宫缩、胎心、胎盘功能即胎儿血供情况。

【治疗】

治疗原则:若胎膜完整,母胎情况允许时尽量保胎至 34 周。监护母胎情况,适时停止早产的治疗。

1. 适当休息 若胎儿存活,胎膜未破、无胎儿窘迫,无宫颈改变,无严重妊娠合并症及并发症时,不必卧床和住院,尽量减少站立及活动强度;宫颈已有早产改变者住院治疗。

2. 抑制宫缩治疗 先兆早产患者,通过适当控制宫缩,延长妊娠时间,为促胎肺成熟治疗和宫内转运赢得时机。常用的宫缩抑制剂有以下几种:

（1）硝苯地平。用法：口服，起始剂量为20mg，然后每次10～20mg，每日3～4次，观察血压及心率，根据宫缩情况调整。

（2）硫酸镁：妊娠32周前早产者应用可保护胎儿中枢神经系统。用法：硫酸镁4～5g静脉注射或快速滴注，随后1～2g/h缓慢滴注12小时，不超过48小时。

3．促胎肺成熟治疗　妊娠<35周，1周内可能分娩者，使用糖皮质激素地塞米松6mg肌内注射，每12小时1次，共4次促胎儿肺成熟。

4．若胎膜已破，早产已不可避免时，应设法提高早产儿存活率，给予促使胎儿肺成熟治疗。根据孕周、胎儿等多因素综合分析，尽早决定合理的分娩方式。大部分早产可阴道分娩，临产后慎用抑制新生儿呼吸中枢的药物，如吗啡、哌替啶；给产妇吸氧，停用抑制宫缩的药物。第二产程行会阴切开，预防新生儿颅内出血等。对于胎位异常者，可考虑剖宫产术结束分娩。

第三节　过　期　妊　娠

凡平时月经周期规律，妊娠达到或超过42周尚未分娩者，称过期妊娠。发生率占妊娠总数3%～15%。过期妊娠的围生儿患病率、死亡率均增高，且随妊娠期延长而增加，属高危妊娠之一。

【病因】

过期妊娠可能与以下因素有关：①妊娠晚期雌、孕激素比例失调，导致孕激素优势，抑制前列腺素和缩宫素的作用，延迟分娩发动；②头盆不称，使胎先露部不能紧贴子宫下段及宫颈内口，致使反射性子宫收缩减少；③胎儿畸形；④遗传因素等。

【病理】

1．胎盘　过期妊娠的胎盘病理有两种类型。一种是胎盘功能正常，另一种是胎盘功能减退。

2．羊水　正常妊娠38周后，羊水量逐渐减少，妊娠42周后羊水迅速减少，约30%减至300ml以下，羊水污染率明显增多。

3．胎儿　过期妊娠胎儿生长模式与胎盘功能有关，可分为如下三种：

（1）正常生长及巨大儿：胎盘功能正常者，能维持胎儿继续生长，约25%成为巨大儿。

（2）胎儿过熟综合征：与胎盘血流不足、缺氧及养分供应不足有关，过期儿表现为身体瘦长，缺乏皮下脂肪，容貌如老人。

（3）胎儿生长受限：小样儿与过期妊娠共存，过期妊娠增加胎儿的危险性，约1/3过期妊娠死产儿为生长受限小样儿。

【对母儿影响】

1．胎盘功能正常　胎儿继续发育可出现巨大胎儿或因颅骨钙化变硬、骨缝变窄造成分娩困难，手术助产率及母体和新生儿产伤明显增加。

2．胎盘功能减退　胎盘供血供氧不足，可导致胎儿发育停滞，或并发成熟障碍，出生后貌似"小老人"，且易导致胎儿缺氧、胎儿窘迫甚至死亡。羊水量减少，亦可导致脐带受压，更易导致胎儿宫内缺氧，胎儿窘迫、胎粪吸入综合征、新生儿窒息等，导致围生儿发病率及死亡率增高。

【诊断】

准确核实孕周，判断胎儿安危状况是诊断的关键。测体重、宫底高度和腹围，评估是否与妊娠周数相符。检查胎方位、胎先露衔接情况，听胎心，了解胎儿宫内情况。如子宫符合足月妊娠，宫颈已成熟，羊水渐减少，孕妇体重不再增加或稍减轻，孕周已达到或超过42周可诊断为过期妊娠。

超声检查测羊水量、胎头双顶径值、股骨长度、胎盘成熟度等对确定妊娠周数有重要意义。通过胎动计数，血、尿雌三醇值测定，胎儿电子监护等可了解胎盘功能及胎儿安危情况。

【治疗】

妊娠 40 周以后胎盘功能逐渐减退，42 周以后明显下降，因此，妊娠 41 周以后即应考虑终止妊娠，尽量避免过期妊娠。根据胎盘功能、胎儿大小、宫颈成熟度等综合分析，选择合适的分娩方式。

1. 促宫颈成熟 一般认为，Bishop 评分≥7 分者直接引产；<7 分者促宫颈成熟后引产。目前，促宫颈成熟的方法有 PGE_2 阴道制剂和宫颈扩张球囊。

2. 引产术 宫颈已成熟即可行引产术，静脉滴注缩宫素，诱发宫缩直至临产。胎头已衔接者，先人工破膜，1～2 小时后可滴注缩宫素引产。

3. 产程处理 进入产程后，鼓励产妇左侧卧位、吸氧。连续监测胎心，观察羊水性状，及早发现胎儿窘迫，并及时处理。

4. 剖宫产 过期妊娠时，胎盘功能减退，胎儿储备能力下降，需适当放宽剖宫产指征。

第四节 异位妊娠

正常妊娠时，受精卵着床于子宫体腔内。如果受精卵在子宫体腔以外着床，称为异位妊娠，俗称宫外孕。异位妊娠是妇产科常见的急腹症之一，发病率约 2%～3%，是早期妊娠孕产妇死亡的主要原因之一。异位妊娠根据受精卵着床部位不同分为输卵管妊娠、卵巢妊娠、腹腔妊娠、宫颈妊娠及阔韧带妊娠等（图 8-3），其中以输卵管妊娠最常见，占异位妊娠的 95%。本节重点叙述输卵管妊娠。输卵管妊娠以发生部位不同又分为间质部、峡部、壶腹部和伞部妊娠，以壶腹部妊娠多见，约占 78%，其次为峡部妊娠，伞部和间质部妊娠较少见。

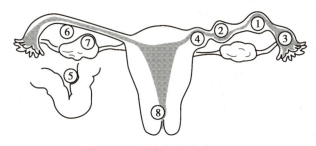

图 8-3 异位妊娠的发生部位
①输卵管壶腹部妊娠；②输卵管峡部妊娠；③输卵管伞部妊娠；④输卵管
间质部妊娠；⑤腹腔妊娠；⑥阔韧带妊娠；⑦卵巢妊娠；⑧宫颈妊娠

【病因】

1. 输卵管炎症 异位妊娠的主要病因，可分为输卵管黏膜炎和输卵管周围炎。输卵管黏膜炎使输卵管管腔黏膜粘连，管腔变窄，纤毛功能受损，受精卵的运行受阻而于此处着床；输卵管周围炎常造成输卵管周围粘连，输卵管扭曲，管腔狭窄，输卵管蠕动功能减弱而影响受精卵的运行。淋球菌和沙眼衣原体感染所致的输卵管炎常累及黏膜，而流产和分娩后感染往往引起输卵管周围炎。

2. 输卵管发育不良或功能异常 输卵管过长、肌层发育差、黏膜纤毛缺乏等发育不良，可造成输卵管妊娠。输卵管肌层的蠕动、纤毛的摆动以及上皮细胞的分泌功能，受雌、孕激素的影响，若雌、孕激素分泌失常，可影响受精卵的正常运行。此外，精神因素可引起输卵管痉挛和蠕动异常，干扰受精卵运送。

3. 输卵管妊娠史或手术史　曾有输卵管妊娠史（经保守治疗后自然吸收或接受输卵管保守性手术），再次异位妊娠的概率达 10%。输卵管绝育史及手术史者，输卵管妊娠的发生率为 10%～20%。尤其是腹腔镜下电凝输卵管及硅胶环套术绝育，因输卵管瘘或再通可导致输卵管妊娠。因不孕接受过输卵管粘连分离术、输卵管成形术者，再次妊娠时，输卵管妊娠的可能性增加。

4. 辅助生殖技术　近年来由于辅助生殖技术的开展，使输卵管妊娠发生率增加。

5. 其他　宫内节育器避孕失败、子宫肌瘤或卵巢肿瘤压迫输卵管、子宫内膜异位症等，均可增加受精卵着床于输卵管的可能性，从而导致异位妊娠。

【病理】

由于输卵管管腔狭窄，管壁薄，缺乏黏膜下组织，肌层不如子宫肌壁厚，不利于胚胎的生长发育，常发生以下结局：

1. 输卵管妊娠流产　多见于输卵管壶腹部妊娠，发病多在妊娠 8～12 周。受精卵种植在输卵管黏膜皱襞内后，由于形成的蜕膜不完整，发育中的囊胚常向管腔突出，最终突破包膜而出血，囊胚与管壁分离（图 8-4）。若整个囊胚剥离落入管腔，刺激输卵管逆蠕动经伞端排出到腹腔，即形成输卵管妊娠完全流产，出血一般不多。若囊胚剥离不完整，妊娠产物部分排出到腹腔，部分仍然附着于输卵管壁，即为输卵管妊娠不全流产，此时，滋养细胞继续侵蚀输卵管壁，导致反复出血，血液不断流出并积聚在直肠子宫陷凹，形成盆腔积血，量多时可流入腹腔，出现腹膜刺激症状，同时引起休克。

2. 输卵管妊娠破裂　多见于输卵管峡部妊娠，发病多在妊娠 6 周左右。囊胚生长发育时绒毛侵蚀管壁的肌层及浆膜层，最终穿破浆膜层，形成输卵管妊娠破裂（图 8-5）。由于输卵管肌层血管丰富，输卵管妊娠破裂所致的出血远较输卵管妊娠流产严重，短期内即可发生大量腹腔内出血使患者出现休克，也可反复出血，在盆腔与腹腔内形成血肿。输卵管间质部妊娠虽少见，但结局几乎均为输卵管妊娠破裂。由于输卵管间质部管腔周围肌层较厚，因此破裂常发生于孕 12～16 周，其破裂如同子宫破裂，症状更为严重。

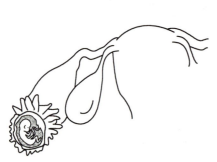

图 8-4　输卵管妊娠流产

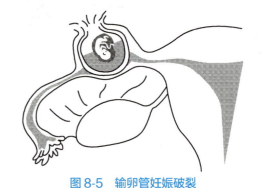

图 8-5　输卵管妊娠破裂

课堂互动

输卵管妊娠破裂和输卵管妊娠流产有何区别？

3. 陈旧性宫外孕　输卵管妊娠流产或破裂未得到及时治疗，长期反复内出血形成的盆腔血肿不消散，血肿机化变硬并与周围组织粘连，临床上称为陈旧性宫外孕。机化性包块可存在多年甚至钙化形成石胎。

4. 继发性腹腔妊娠　输卵管妊娠流产或破裂，排到腹腔或阔韧带内的胚胎多数死亡，不再生长发育,偶尔也有存活者。若存活胚胎的绒毛组织种植于原附着处或排至腹腔、阔韧带后而获得营养,可继续生长发育,形成继发性腹腔或阔韧带妊娠。

知识链接

何谓"Arias-Stella(A-S)"反应?

子宫内膜形态学改变呈多样性。若胚胎死亡已久,子宫内膜可呈增殖期改变。镜检见内膜腺体上皮细胞增生、增大,细胞边界不清,腺细胞排列成团、突入腺腔,细胞极性消失,细胞核肥大、深染,细胞质有空泡。

---

5. 输卵管妊娠胚胎停止发育并吸收　通过检测血 hCG 进行诊断,临床常被忽略。

输卵管妊娠和正常妊娠一样,合体滋养细胞产生的 hCG 维持黄体生长,使甾体激素分泌增加,导致月经停止来潮,子宫增大变软,子宫内膜出现蜕膜反应。

【临床表现】

输卵管妊娠的临床表现,与受精卵着床部位、有无流产或破裂、出血量多少及时间长短等有关。典型症状为停经、腹痛与阴道流血,即异位妊娠三联征。

1. 症状

(1)停经:除输卵管间质部妊娠停经时间较长外,输卵管妊娠的停经时间多在 6~8 周。有 20%~30% 患者无明显停经史,或将异位妊娠时出现的不规则阴道流血误认为是月经,或因月经过期仅数日而不认为是停经。

(2)腹痛:是输卵管妊娠患者就诊的主要症状,占 95%。输卵管妊娠发生流产或破裂前,常表现为一侧下腹部隐痛或酸胀感。当输卵管妊娠发生流产或破裂时,突感一侧下腹部撕裂样疼痛,常伴恶心、呕吐。血液由病变区流向全腹,疼痛亦由下腹部向全腹部扩散,甚至刺激膈肌,引起肩胛部放射性疼痛及胸部疼痛。血液若积聚于直肠子宫陷凹处时,可出现肛门坠胀感。

(3)阴道流血:占 60%~80%。胚胎死亡后,常出现不规则阴道流血,色暗红或深褐,量少呈点滴状,一般不超过月经量。可伴有蜕膜管型或蜕膜碎片排出,系子宫蜕膜剥离所致。阴道流血一般常在病灶去除后或绒毛滋养细胞完全坏死吸收后方能停止。

(4)晕厥与休克:急性大量腹腔内出血及剧烈腹痛可引起患者晕厥或休克。症状严重程度与腹腔内出血的速度和出血量有关,与阴道出血量不成正比。

(5)腹部包块:输卵管妊娠流产或破裂形成的血肿时间过久,可与周围组织或器官(如子宫、输卵管、卵巢、肠管或大网膜等)发生粘连形成包块,包块较大或位置较高者,腹部可扪及。

2. 体征

(1)一般情况:腹腔内出血多者,患者呈贫血貌,出现面色苍白、脉搏细速、血压下降等休克体征。体温一般正常,休克时略低,腹腔内出血吸收时可略高,但一般不超过38℃。

(2)腹部检查:下腹有明显压痛、反跳痛,以患侧为显著,腹肌紧张不明显。出血多时,腹部叩诊有移动性浊音。有的在下腹部可触及包块。

(3)盆腔检查:阴道内常见来自宫腔的少许血液。输卵管妊娠未发生流产或破裂者,除子宫略大较软外,仔细检查可触及胀大的输卵管,有轻压痛。输卵管妊娠流产或破裂者,阴道后穹隆饱满,有触痛。轻轻上抬或左右摆动宫颈时会引起剧烈疼痛,称为宫颈举痛或摇摆痛,这是输卵管妊娠的主要体征之一。内出血多时,检查子宫有漂浮感。子宫一侧或后方可触及边界不清、压痛明显的包块。病变持续较久时,可触及质硬、边界清楚的肿块。输卵管间质部妊娠时,子宫大小与停经月份基本符合,但子宫不对称,一侧角部突出。

【诊断】

输卵管妊娠未发生流产或破裂时,临床表现不明显,诊断比较困难,需采用辅助检查才能确诊。

1.**阴道后穹隆穿刺**　是一种简单可靠的诊断方法,适用于疑有腹腔内出血的患者。如果抽出暗红色不凝血液,说明腹腔内有内出血。陈旧性宫外孕时,可抽出小血块或不凝固的陈旧血液。如果未能抽出不凝血,不能否定输卵管妊娠的存在,可能是无内出血、内出血量很少、血肿位置较高或直肠子宫陷凹有粘连(图8-6)。

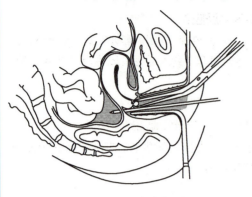

图8-6　阴道后穹隆穿刺术

2.**超声诊断**　超声有助于诊断异位妊娠。阴道超声检查较腹部超声检查准确性高。若宫腔内空虚,宫旁出现低回声区,其内探及胚芽及原始心管搏动,可确诊异位妊娠。有时宫内可见假妊娠囊(蜕膜管型与血液形成),应注意与宫内妊娠的区别。

3.**血 hCG 测定**　是早期诊断异位妊娠的重要方法。由于异位妊娠患者体内 hCG 水平较宫内妊娠低,需采用灵敏度高的放射免疫法定量测定血 β-hCG 来评价保守治疗的效果。

4.**孕酮测定**　血清孕酮的测定对判断正常妊娠胚胎的发育情况有帮助。输卵管妊娠时,血清孕酮水平偏低,多数在 10～25ng/ml 之间。如果血清孕酮 >25ng/ml,异位妊娠的概率 <1.5%;如果 <5ng/ml,应考虑异位妊娠或宫内妊娠流产。

5.**腹腔镜检查**　不再是诊断异位妊娠的金标准。目前很少将腹腔镜作为检查的手段,更多作为手术治疗。

6.**诊断性刮宫**　仅适用于阴道流血较多的患者,以排除宫内妊娠流产。将宫腔刮出物或排出物送病理检查,如果仅见蜕膜未见绒毛有助于诊断异位妊娠。

【鉴别诊断】

输卵管妊娠应与流产、急性输卵管炎、急性阑尾炎、黄体破裂及卵巢囊肿蒂扭转鉴别(表8-2)。

表8-2　异位妊娠的鉴别诊断

	输卵管妊娠	流产	急性输卵管炎	急性阑尾炎	黄体破裂	卵巢囊肿蒂扭转
停经	多有	有	无	无	多无	无
腹痛	突然撕裂样剧痛,自下腹一侧开始向全腹扩散	下腹中央阵发性坠痛	两下腹持续性疼痛	持续性疼痛,从上腹开始经脐周转至右下腹	下腹一侧突发性疼痛	下腹一侧突发性疼痛
阴道流血	量少,暗红色,可有蜕膜管型排出	开始量少,后增多,鲜红色,有小血块或绒毛排出	无	无	无或有如月经量	无
休克	程度与外出血不成正比	程度与外出血成正比	无	无	无或有轻度休克	无
体温	正常,有时低热	正常	升高	升高	正常	稍高
盆腔检查	宫颈举痛,直肠子宫陷凹有肿块	无宫颈举痛,宫口稍开,子宫增大变软	抬举宫颈时两侧下腹疼痛	无肿块触及,直肠指检右侧高位压痛	无肿块触及,一侧附件压痛	宫颈举痛,卵巢肿块边缘清晰,蒂部触痛明显

续表

	输卵管妊娠	流产	急性输卵炎	急性阑尾炎	黄体破裂	卵巢囊肿 蒂扭转
白细胞计数	正常或稍高	正常	升高	升高	正常或稍高	稍高
血红蛋白	下降	正常或稍低	正常	正常	下降	正常
阴道后穹隆穿刺	可抽出不凝血液	阴性	可抽出渗出液或脓液	阴性	可抽出血液	阴性
hCG检测	多为阳性	多为阳性	阴性	阴性	阴性	阴性
超声	一侧附件低回声区,其内有妊娠囊	宫内可见妊娠囊	两侧附件低回声区	子宫附件区无异常回声	一侧附件低回声区	一侧附件低回声区,边缘清晰,有条索状蒂

【处理】

异位妊娠的治疗原则:以手术治疗为主,非手术治疗为辅。

1. 手术治疗　主要适用于:①生命体征不稳定或有腹腔内出血征象者;②异位妊娠有进展者(如血 β-hCG>3 000U/L 或持续升高、有胎心搏动、附件区大包块);③随诊不可靠者;④期待疗法或药物治疗禁忌证者;⑤持续性异位妊娠者。

手术治疗分为保守手术、根治手术。保守手术为保留患侧输卵管的手术,适用于有生育要求的年轻妇女,特别是对侧输卵管已经切除或有明显病变者;根治手术为切除患侧输卵管的手术,适用于无生育要求的输卵管妊娠内出血并发休克的急症者。腹腔镜手术是近年治疗异位妊娠的主要方法,多数输卵管妊娠可在腹腔镜直视下穿刺输卵管的妊娠囊,吸出部分囊液后注入药物或行输卵管切除术。

2. 药物治疗　采用化学药物治疗,主要适用于病情稳定的输卵管妊娠患者及保守性手术后发生持续性异位妊娠者。符合下列条件可采用此法:①无药物治疗禁忌证;②无输卵管妊娠破裂的证据;③输卵管妊娠包块 <4cm;④血 β-hCG<2 000IU/L;⑤无腹腔内出血。主要的禁忌证:①生命体征不稳定;②输卵管妊娠破裂;③妊娠囊直径输卵管妊娠包块≥4cm 或≥3.5cm 伴有胎心搏动;④药物过敏、慢性肝病、血液系统疾病、活动性肺部疾病、免疫缺陷、消化性溃疡等。

化疗一般采用全身用药,常用甲氨蝶呤(MTX),治疗机制是抑制滋养细胞增生,破坏绒毛,使胚胎组织坏死、脱落、吸收而免于手术。化疗期间应同时进行超声和血 β-hCG 监测,并注意孕妇的病情变化和药物的毒副反应。亦可采用局部用药,在超声引导下穿刺或在腹腔镜下将甲氨蝶呤直接注入输卵管的妊娠囊内。

3. 期待疗法　主要适用于:①疼痛轻微,出血少;②随诊可靠;③无输卵管妊娠破裂的证据;④血 β-hCG<1 500U/L,且继续下降;⑤输卵管妊娠包块 <3cm 或未探及;⑥无或仅有少量腹腔内出血。

第五节　前置胎盘

正常胎盘附着于子宫体的前壁、后壁和侧壁。若妊娠 28 周后,胎盘附着于子宫下段,甚至胎盘下缘达到或覆盖宫颈内口,其位置低于胎先露部,称为前置胎盘。前置胎盘是妊娠晚期的严重并发症,也是妊娠晚期阴道流血最常见的原因。

【病因】

目前病因不明确,可能与以下因素有关。

1．子宫内膜病变与损伤   如多次刮宫、分娩、子宫手术史等皆可引起子宫内膜炎或损伤子宫内膜,使再次受孕时子宫蜕膜血管形成不良,胎盘血供不足,刺激胎盘面积增大延伸到子宫下段。

2．胎盘面积过大   双胎妊娠胎盘较单胎妊娠胎盘面积大,前置胎盘的发生率较单胎妊娠高1倍。

3．受精卵滋养层发育迟缓   受精卵到达宫腔后,滋养层尚未发育到可以着床的阶段,受精卵会继续向下游走,到达子宫下段,并在该处着床而发育成前置胎盘。

4．辅助生殖技术   促排卵药物改变了体内性激素水平,受精卵的体外培养和人工植入,造成子宫内膜与胚胎发育不同步,诱发宫缩,使其着床于子宫下段。

【分类】

根据胎盘下缘与宫颈内口的关系,将前置胎盘分为4类(图8-7)。

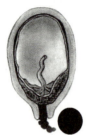
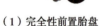
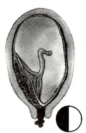
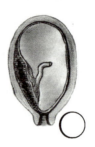
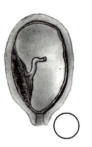

（1）完全性前置胎盘   （2）部分性前置胎盘   （3）边缘性前置胎盘   （4）低置胎盘

图8-7   前置胎盘的类型

1．完全性前置胎盘   又称中央性前置胎盘,胎盘组织完全覆盖宫颈内口。

2．部分性前置胎盘   胎盘组织部分覆盖宫颈内口。

3．边缘性前置胎盘   胎盘附着于子宫下段,边缘到达但未覆盖宫颈内口。

4．低置胎盘   胎盘附着于子宫下段,边缘距宫颈内口<2cm。

既往有剖宫产史或子宫肌瘤剔除术史,此次妊娠为前置胎盘,胎盘附着于原手术瘢痕部位者,发生胎盘粘连、植入和致命性大出血的风险高,称之为凶险性前置胎盘。

    课堂互动

前置胎盘的类型是否随妊娠的进展而发生变化?

【临床表现】

1．症状   前置胎盘的典型症状是妊娠晚期或临产时发生无诱因、无痛性、反复阴道流血。妊娠晚期子宫下段逐渐伸展,牵拉宫颈内口使宫颈管缩短;临产后,规律宫缩使宫颈管消失成为软产道的一部分,宫颈外口扩张,附着于子宫下段及宫颈内口的前置胎盘不能相应伸展而与其附着处错位、剥离,血窦破裂引起出血。前置胎盘初次出血量一般不多,剥离处血液凝固后,出血自然停止。由于子宫下段不断伸展,前置胎盘出血常反复发生,出血量也越来越多。

前置胎盘阴道流血发生的早晚、反复发生的次数及出血量的多少与前置胎盘类型有关。完全性前置胎盘初次出血时间早,多在妊娠28周左右,反复发生的次数多,出血量较大,甚至一次出血就能导致休克;边缘性前置胎盘出血发生较晚,多在妊娠晚期或临产后,量也较少;部分性前置胎盘的初次时间、出血量及反复出血次数介于两者之间。

2. 体征　孕妇的一般情况与出血量有关,大量出血可导致贫血或休克。贫血或休克程度与阴道流血量呈正比。腹部检查:子宫软,无压痛,大小与妊娠周数相符,胎位清楚。由于胎盘位置低于胎先露,影响先露部的入盆,故先露部高浮,易并发胎位异常。反复出血或一次出血量过多可导致胎儿宫内缺氧,严重者胎死宫内。如果前置胎盘附着于子宫下段前壁,可在耻骨联合上方闻及胎盘杂音。

【诊断】

1. 病史　妊娠晚期的无痛性阴道出血,既往有多次刮宫、分娩、手术史。

2. 超声检查　可清楚看到子宫壁、胎先露、宫颈和胎盘位置,并能根据胎盘下缘与宫颈内口的关系,确定前置胎盘的类型,可反复检查,是目前最安全、有效的首选方法。

3. 磁共振检查　怀疑有胎盘植入者,有条件时可选择磁共振检查,以了解胎盘植入情况,对凶险性前置胎盘的诊断更有帮助。

【治疗】

治疗原则:抑制宫缩、制止出血、纠正贫血、预防感染和适时终止妊娠。根据阴道流血量、有无休克、妊娠周数、产次、胎位、胎儿是否存活、是否临产以及前置胎盘的类型等综合考虑决定处理方案。

1. 期待疗法　妊娠<36 周、胎儿存活、阴道流血量不多、一般情况良好者,可在保证孕妇安全的前提下采取期待疗法,尽可能延长孕周,以提高围生儿存活率。

阴道流血期间减少活动量,注意休息,禁止肛门检查和不必要的阴道检查。密切观察阴道流血量,监护胎儿宫内状况;纠正贫血;给予宫缩抑制剂止血;孕 35 周前使用糖皮质激素促胎肺成熟。

2. 终止妊娠

(1) 终止妊娠指征:反复发生多量出血甚至休克者;胎龄达 36 周以上;胎儿成熟度检查提示胎儿肺成熟者;胎龄未达 36 周,出现胎儿窘迫征象或胎儿电子监护发现胎心异常者应终止妊娠,并根据情况选择最佳方式终止妊娠。

(2) 剖宫产:剖宫产可在短时间内娩出胎儿,对母儿相对安全,是处理前置胎盘的主要手段。适用于完全性前置胎盘,持续大量阴道流血;出血量较多的部分性和边缘性前置胎盘;先露高浮,短时间内不能结束分娩者及胎心异常者。术前应积极纠正贫血,预防感染、备血、做好处理产后出血和抢救新生儿的准备。

(3) 阴道分娩:适用于边缘性前置胎盘、低置胎盘、枕先露、阴道流血不多、头盆相称、估计在短时间内能结束分娩者。

第六节　胎 盘 早 剥

妊娠 20 周以后或分娩期,正常位置的胎盘在胎儿娩出前部分或全部从子宫壁剥离者称胎盘早剥。胎盘早剥是妊娠晚期严重并发症,具有起病急、发展快的特点,处理不及时可危及母儿生命。

【病因】

病因及发病机制不明确,可能与以下因素有关。

1. 血管病变　孕妇患严重妊娠期高血压疾病、慢性高血压、慢性肾脏疾病或全身血管病变时,由于底蜕膜螺旋小动脉痉挛或硬化,引起远端毛细血管变性坏死甚至破裂出血,血液流至底蜕膜与胎盘之间,形成胎盘后血肿,使胎盘早剥的发生率增高。

2. 机械性因素　孕妇腹部直接受到撞击或挤压;脐带过短或脐带绕颈、绕体相对过短,分娩过程中胎儿下降过度牵拉脐带；羊膜腔穿刺时刺破前壁胎盘附着处，血管破裂出血等，均可引起胎盘剥离。

3. 宫腔内压力骤减　双胎妊娠分娩时第一胎儿娩出过速；羊水过多人工破膜后羊水流出过快，均可使宫腔内压力骤减，子宫突然收缩，胎盘与子宫壁之间发生错位剥离。

4. 子宫静脉压突然升高　妊娠晚期或临产后，孕妇若长时间仰卧位，巨大妊娠子宫压迫下腔静脉，阻碍血液回流，使子宫静脉压升高，蜕膜静脉淤血或破裂，形成胎盘后血肿，致使胎盘部分或全部剥离。

5. 其他高危因素　如孕妇吸烟、滥用可卡因，孕妇代谢异常，有血栓形成倾向，患子宫肌瘤等，均与胎盘早剥发生有关。

【病理及类型】

胎盘早剥主要病理变化是底蜕膜出血，形成胎盘后血肿，使胎盘从附着处剥离。胎盘早剥可分为显性、隐性两种类型（图8-8）。

1. 显性剥离　底蜕膜出血量少，出血很快停止，多无明显临床表现。若底蜕膜出血量增多，形成胎盘后血肿，胎盘剥离面逐渐扩大，血液冲开胎盘边缘，沿胎膜与子宫壁之间经宫颈管向外流出，称显性剥离或外出血。

2. 隐性剥离　若出血量虽然增多但胎盘边缘仍附着于子宫壁，或胎头固定于骨盆入口，使血液积聚在胎盘与子宫壁之间，不能冲破胎盘边缘及胎膜而外流，称隐性剥离或内出血。

内出血严重时，积聚于胎盘与子宫壁之间的血液随着压力的增加会浸入子宫肌层，使子宫肌纤维分离、断裂甚至变性；若血液浸润至子宫浆膜层，子宫表面将呈现紫蓝色瘀斑，以胎盘附着处明显，称为子宫胎盘卒中。有时血液还可渗入输卵管系膜和阔韧带内。子宫肌层由于血液浸润，收缩力减弱，容易造成产后出血。

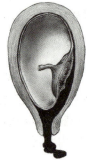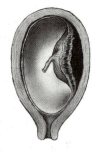

（1）显性剥离　　（2）隐性剥离

图8-8　胎盘早剥的类型

严重的胎盘早剥，剥离处的胎盘和蜕膜中释放大量的组织凝血活酶进入母体血液循环中，激活凝血系统，导致弥散性血管内凝血（DIC）。DIC消耗了大量的凝血因子，导致凝血功能障碍。

【临床表现】

胎盘早剥主要的临床特点是妊娠晚期或分娩期突然发生持续性腹痛和阴道出血。

早期通常表现为胎心异常，宫缩间歇期子宫呈高张状态，胎位触诊不清。严重时子宫呈板状，压痛明显，胎心改变或消失，甚至出现恶心、呕吐、出汗、面色苍白、脉搏细弱、血压下降等休克征象。阴道流血为陈旧不凝血，但出血量往往与疼痛程度、胎盘剥离程度不一定符合，尤其是后壁胎盘的隐性剥离。

在临床上推荐按胎盘早剥的Page分级标准评估病情的严重程度（表8-3）。

表8-3　胎盘早剥的Page分级标准

分级	标准
0级	分娩后回顾性产后诊断
Ⅰ级	外出血，子宫软，无胎儿窘迫
Ⅱ级	胎儿宫内窘迫或胎死宫内
Ⅲ级	产妇出现休克症状，伴或不伴弥散性血管内凝血

【诊断】

1. 病史　妊娠晚期的剧烈腹痛，伴有或不伴有阴道出血。患者有高血压病史等。

2．超声检查　超声可协助了解胎盘部位及胎盘早剥类型，明确胎儿大小及存活情况。典型超声图显示胎盘与子宫壁之间出现液性低回声区（胎盘后血肿），暗区常不止一个，边缘不清楚，并见胎盘增厚。

3．实验室检查　包括全血细胞计数及凝血功能检查，以了解孕妇的贫血程度和凝血功能。

【并发症】

1．弥散性血管内凝血（DIC）　胎盘早剥特别是胎死宫内是妊娠期发生凝血功能障碍最常见的原因。表现为皮肤、黏膜及注射部位出血，子宫出血不凝或凝血块较软，甚至发生血尿、咯血和呕血。一旦发生，病死率较高。

2．失血性休克　显性或隐性剥离，出血量多时均可致休克。子宫胎盘卒中时，子宫肌层发生病理改变影响收缩导致严重产后出血，若并发 DIC，产后出血难以纠正，可继发性引起休克，多脏器功能衰竭，脑垂体及肾上腺皮质坏死，导致希恩综合征（Sheehan syndrome）的发生。

3．羊水栓塞　胎盘早剥时羊水可经剥离面开放的子宫血管进入母体血液循环，触发羊水栓塞。

4．急性肾衰竭　伴妊娠期高血压疾病的胎盘早剥，或失血过多、休克时间过长及 DIC 等因素，使肾脏灌注严重受损，导致肾皮质或肾小管缺血坏死，发生急性肾衰竭。

5．胎儿宫内死亡　胎盘剥离面积超过胎盘面积的 1/2 时，胎儿可因缺血缺氧而死亡。

【治疗】

原则是早期识别、积极处理休克、及时终止妊娠、控制 DIC、减少并发症。根据阴道出血量、有无休克、妊娠周数、胎儿情况等综合做出决定。

1．纠正休克　对已处于休克状态者，应立即开放静脉通道，补充血容量，改善血液循环，同时给予吸氧。根据血红蛋白量决定输注血制品类型。

2．及时终止妊娠　一旦确诊Ⅱ、Ⅲ级胎盘早剥应及时终止妊娠。根据孕妇的病情轻重、胎儿宫内状况、胎次、宫口扩张程度和胎产式等决定终止妊娠的方式。

阴道分娩：0级、Ⅰ级胎盘早剥，一般情况良好，宫口已扩张，估计短时间内能结束分娩者可人工破膜后经阴道分娩。

剖宫产：Ⅰ级胎盘早剥，破膜后产程无进展或有胎儿窘迫征象，须抢救胎儿者；Ⅱ、Ⅲ级胎盘早剥，初产妇或经产妇病情恶化，胎儿已死亡，不能在短时间内结束分娩者，都应及时剖宫产，以保证母儿的安全。

此外，应积极处理产后出血、急性肾衰竭、羊水栓塞及 DIC 等并发症。

第七节　妊娠期高血压疾病

妊娠期高血压疾病，是妊娠与血压升高并存的一组疾病，我国的发病率为 5%～12%，是导致孕产妇和围产儿死亡的主要原因。

【高危因素与病因】

可能的高危因素有：初产妇、孕妇年龄小于 18 岁或大于 35 岁，多胎妊娠、妊娠期高血压疾病病史或家族史，慢性高血压、慢性肾炎、糖尿病、严重营养不良和低社会经济状况等。确切病因不明，可能与异常滋养层细胞侵入子宫肌层、免疫机制、血管内皮细胞受损、遗传因素、营养缺乏和胰岛素抵抗等有关。

【病理生理变化】

1．基本病理变化　本病的基本病理变化是全身小血管痉挛。由于全身各系统各脏器血液灌注量减少，对母儿均造成危害，严重者导致母儿死亡。

2.主要脏器的病理变化及对母儿的影响　由于心、脑、肝、肾、胎盘各重要脏器小动脉痉挛,使各器官组织因灌流量不足、缺血、缺氧而受到不同程度的损害,严重时可导致母体出现脑水肿、脑梗死、脑出血、心肾衰竭、肺水肿、肝被膜下出血及 HELLP 综合征等,危及母儿生命。因血管痉挛,胎盘血流灌注量不足,胎盘功能减退,容易出现胎儿生长受限或胎儿窘迫。若胎盘着床处血管破裂,可导致胎盘早剥,严重时导致母儿死亡。

【分类与临床表现】

妊娠期高血压疾病的分类不同,临床表现不完全相同,见表 8-4。

表 8-4　妊娠期高血压疾病分类与临床表现

分类	临床表现
妊娠期高血压	妊娠 20 周后出现高血压,收缩压≥140mmHg 和/或舒张压≥90mmHg,于产后 12 周内恢复正常;尿蛋白(−);产后方可确诊
子痫前期	妊娠 20 周后出现收缩压≥140mmHg 和/或舒张压≥90mmHg,伴有尿蛋白≥0.3g/24h,或随机尿蛋白(+) 或虽无蛋白尿,但合并下列任何一项者: • 血小板减少(血小板<100×10⁹/L) • 肝功能损害(血清转氨酶水平为正常值 2 倍以上) • 肾功能损害(血肌酐水平大于 1.1mg/dl 或为正常值 2 倍以上) • 肺水肿 • 新发生的中枢神经系统异常或视觉障碍
子痫	子痫前期基础上发生不能用其他原因解释的抽搐
慢性高血压并发子痫前期	慢性高血压妇女妊娠前无蛋白尿,妊娠 20 周后出现蛋白尿;或妊娠前有蛋白尿,妊娠后蛋白尿明显增加,或血压进一步升高,或出现血小板减少<100×10⁹/L,或出现其他肝肾功能损害、肺水肿、神经系统异常或视觉障碍等严重表现
妊娠合并慢性高血压	妊娠 20 周前收缩压≥140mmHg 和/或舒张压≥90mmHg(除外滋养细胞疾病),妊娠期无明显加重;或妊娠 20 周后首次诊断高血压并持续到产后 12 周以后

注:(1)普遍认为<34 周发病者为早发型子痫前期(early onset preeclampsia)。

(2)大量蛋白尿(24 小时蛋白尿≥5g)既不作为评判子痫前期严重程度的标准,亦不作为终止妊娠的指征,但需严密监测。

子痫前期 - 子痫是妊娠期特有的疾病,在妊娠 20 周之后发生。任何程度的子痫前期都可能发生严重不良预后,因此不再诊断"轻度"子痫前期,而诊断为子痫前期,伴有严重表现的子痫前期诊断为"重度"子痫前期,以引起临床重视。见表 8-5。

表 8-5　重度子痫前期的诊断标准

子痫前期伴有下面任何一种表现:
• 收缩压≥160mmHg,或舒张压≥110mmHg(卧床休息,两次测量间隔至少 4 小时)
• 血小板减少(血小板<100×10⁹/L)
• 肝功能损害(血清转氨酶水平为正常值 2 倍以上),严重持续性右上腹或上腹疼痛,不能用其他疾病解释,或二者均存在
• 肾功能损害(血肌酐水平大于 1.1mg/dl 或无其他肾脏疾病时肌酐浓度为正常值 2 倍以上)
• 肺水肿
• 新发生的中枢神经系统异常或视觉障碍

【诊断】

根据病史、临床表现、体征及辅助检查可做出诊断。

1. 病史 询问妊娠前有无高血压、肾病、糖尿病及自身免疫性疾病、血栓性疾病等病史,有无妊娠期高血压疾病家族史,此次妊娠后高血压、蛋白尿、头痛、视力模糊、上腹疼痛、少尿、抽搐等症状出现的时间和严重程度。

2. 高血压 同一手臂至少 2 次测量,收缩压≥140mmHg 和/或舒张压≥90mmHg 定义为高血压。对首次发现血压升高者,应间隔 4 小时或以上复测血压。若血压较基础血压升高30/15mmHg,但低于 140/90mmHg 时,不作为诊断依据,但需严密观察。

3. 尿蛋白 高危孕妇每次产检均应检测尿蛋白,选中段尿。尿蛋白≥0.3g/24h 或尿蛋白≥(+)定义为蛋白尿,明确孕妇有无肾脏疾病和自身免疫性疾病。

4. 辅助检查 常规进行以下检查:①血常规;②尿常规;③肝功能;④肾功能、尿酸;⑤凝血功能;⑥心电图;⑦电子胎心监护;⑧超声检查胎儿、胎盘和羊水等。必要时行眼底检查、心脏及腹部超声、头颅 CT、电解质等相关检查。

课堂互动

妊娠期高血压患者,如何判定子痫前期与重度子痫前期?

【治疗】

治疗目的是控制病情、延长孕周、确保母儿安全。治疗原则:休息、镇静、解痉,有指征的降压,密切监测母儿情况,适时终止妊娠是最有效的处理措施。根据病情轻重分类进行个体化治疗。

1. 妊娠期高血压 一般可在门诊治疗。主张多休息,每天休息不少于 10 小时,尽量取左侧卧位;饮食中保证充足的蛋白质、热量、维生素、铁、钙的摄入,非全身水肿不限制盐的摄入;可间断吸氧,适当使用镇静药物,必要时可睡前口服地西泮 2.5~5mg;增加产前检查的次数,密切观察病情变化,监测母儿状态,必要时住院治疗。

2. 子痫前期 应住院治疗,防止子痫及并发症的发生。治疗原则为:镇静、解痉、有指征地降压,密切监测母儿状况,适时终止妊娠。

(1) 休息:卧床休息,尽量取左侧卧位。保持病室安静,避免各种刺激。

(2) 解痉:首选药物硫酸镁。作用机制:镁离子能抑制运动神经末梢释放乙酰胆碱,阻断神经和肌肉之间的信息传导,使骨骼肌松弛;刺激血管内皮细胞合成前列环素,抑制内皮素的合成,降低机体对血管紧张素 Ⅱ 的反应,缓解血管痉挛状态;提高孕妇和胎儿血红蛋白的亲和力,改善氧代谢。

用药方法:采用肌内注射或静脉给药。负荷剂量硫酸镁 4~6g,溶于 25% 葡萄糖 20ml 静推(15~20 分钟),或者溶于 5% 葡萄糖 100ml 快速静滴(15~20 分钟),继而硫酸镁 1~2g/h 静滴维持。睡前改为 25% 硫酸镁 20ml+2% 利多卡因 2ml 深部臀肌内注射有助于睡眠。24 小时硫酸镁用药总量 <25g,用药时限 <5 日。

毒性反应:硫酸镁过量会使呼吸及心肌收缩力受到抑制,危及生命。中毒现象依次表现为膝反射减弱或消失、全身肌张力减退、呼吸抑制、复视、语言不清,严重者出现心搏骤停。

注意事项:使用硫酸镁治疗前或治疗过程中需注意,膝反射是否存在;呼吸每分钟不少于16 次;尿量每 24 小时不少于 400ml 或每小时不少于 17ml。使用硫酸镁治疗时应准备 10% 葡萄糖酸钙注射液,以便出现中毒反应时及时予以解毒。

(3) 镇静:常用镇静药物有地西泮,剂量一般为 2.5~5mg,口服,3 次 /d,也可 10ml 地西泮肌内注射或静脉缓慢推注（>2min）；冬眠 I 号合剂（哌替啶 100mg，氯丙嗪 50mg，异丙嗪 50mg）常以 1/3 或 1/2 量肌内注射，或加入 5% 葡萄糖 250ml 缓慢滴注，冬眠药物现仅用于硫酸镁治疗效果不佳者。苯巴比妥钠、异戊巴比妥钠、吗啡等镇静药物有很好的抗抽搐、抗惊厥作用，可用于控制或预防子痫发作。但分娩前 6 小时宜慎用，因该药可抑制胎儿呼吸。

（4）降压：降压治疗的目的是预防子痫、心脑血管意外和胎盘早剥等严重母胎并发症。收缩压≥160mmHg 和 / 或舒张压≥110mmHg 的严重高血压必须降压治疗；收缩压 150mmHg 和 / 或舒张压≥100mmHg 的非严重高血压建议降压治疗；收缩压 140~150mmHg 和 / 或舒张压 90~100mmHg 不建议治疗，但对并发脏器功能损伤者可考虑降压治疗。用药原则：对胎儿无毒副作用，不影响心搏出量、肾血流量和子宫胎盘灌注量，不引起血压急剧下降或下降过低。目标血压：未并发脏器功能损伤者，收缩压应控制在 130~155mmHg，舒张压控制在 80~105mmHg；并发脏器功能损伤者，收缩压控制在 130~139mmHg，舒张压控制在 80~89mmHg。降压过程力求平稳，不可波动过大。常用药物有拉贝洛尔、硝苯地平、尼莫地平、肼屈嗪、甲基多巴、硝普钠等。

（5）利尿：仅用于全身水肿、急性心力衰竭、肺水肿、脑水肿、血容量过多且伴有潜在性肺水肿孕妇。常用药物有呋塞米、甘露醇等。

（6）适时终止妊娠：①妊娠期高血压、子痫前期患者可期待治疗至 37 周；②重度子痫前期患者妊娠 <24 周经治疗病情不稳定者；③孕 28~34 周，病情不稳定，经积极治疗 24~48 小时病情仍加重者；④妊娠≥34 周患者。以上情况均应考虑终止妊娠。孕周 <35 周估计一周内分娩者，给予糖皮质激素促胎肺成熟，终止妊娠的方式可采用引产或剖宫产。

3. 子痫的紧急处理　处理原则为控制抽搐，纠正缺氧和酸中毒，控制血压，密切观察病情变化，控制抽搐后终止妊娠。

（卢　霞）

扫一扫，测一测

？ 复习思考题

1. 简述流产不同类型的临床表现和处理原则。
2. 简述异位妊娠的临床表现、诊断及处理原则。
3. 前置胎盘的阴道出血特点是什么？为什么？
4. 胎盘早剥的发生相关因素包括哪些？
5. 简述子痫前期的临床表现和处理原则。

第九章 胎儿异常与羊水量异常

学习目标

　　掌握巨大胎儿的高危因素、诊断、治疗方法,多胎妊娠的并发症及治疗,胎儿生长受限的诊断及治疗,常见胎儿先天畸形及死胎的治疗,胎儿窘迫定义、诊断及治疗,羊水过多(少)定义及治疗;熟悉巨大胎儿、多胎妊娠、胎儿生长受限的定义,双胎类型及特点,胎儿生长受限的病因、分类,胎儿窘迫的病因;了解巨大胎儿对母儿的影响,胎儿畸形的常见类型及特点。具备正确诊治多胎妊娠、胎儿窘迫、羊水量异常的能力;能与患者及家属进行良好沟通,指导防治胎儿异常。

第一节 巨 大 胎 儿

　　胎儿体重≥4 000g 称巨大胎儿(fetal macrosomia),欧美为胎儿体重≥4 500g 为巨大胎儿。国内发生率约 7%,男胎多于女胎。

【高危因素】

　　高危因素包括:①糖尿病孕妇,尤其是 2 型糖尿病;②孕妇肥胖;③父母身材高大者;④经产妇;⑤有巨大胎儿分娩史;⑥高龄产妇;⑦过期妊娠;⑧种族、民族因素。

【对母儿影响】

　　1. 对母体影响　头盆不称、肩难产、软产道损伤、产后出血、生殖道瘘的发生率均增加。

　　2. 对胎儿影响　胎儿过大,常需手术助产,可引起颅内出血、锁骨骨折、臂丛神经损伤等产伤,严重者甚至死亡。

【诊断】

　　1. 病史及临床表现　既往巨大胎儿分娩史、糖尿病史或为过期妊娠,多肥胖或身材高大,孕期体重增加迅速,孕晚期出现呼吸困难、腹部沉重及两肋部胀痛等症状。

　　2. 腹部检查　腹部明显膨隆,宫高 >35cm。触诊胎体大、先露高浮,头先露者多数跨耻征阳性。听诊胎心音清晰,但位置较高。

　　3. B 超检查　提示羊水过多,胎体大,胎头双顶径常 >10cm,进一步测量胎儿肩径及胸径,若肩径及胸径大于头径,难产概率较高。

【治疗】

　　1. 妊娠期　发现胎儿巨大或有巨大儿分娩史者,检查孕妇有无糖尿病,若为糖尿病应积极治疗,于妊娠 36 周后,根据胎儿成熟度、胎盘功能及糖尿病控制情况,择期终止妊娠。

　　2. 分娩期　①估计胎儿体重≥4 000g,且合并糖尿病者建议剖宫产终止妊娠;②估计胎儿体重 >4 000g 而无糖尿病患者,可阴道试产,但产程中适当放宽剖宫产指征。分娩后仔细检查有无软产道裂伤,预防产后出血。

　　3. 新生儿治疗　应在生后 30 分钟监测血糖,并于出生后 1～2 小时开始喂糖水,早开奶。轻度低血糖者口服葡萄糖,严重者静脉输液补充。新生儿易发生低钙血症,用 10% 葡萄糖酸钙

1ml/kg 加入葡萄糖注射液中静脉滴注。

4．预防性引产　对可疑巨大胎儿者，不建议预防性引产。

知识链接

肩难产的治疗方法

凡胎头娩出后，胎儿前肩被嵌顿在耻骨联合上方，用常规助产方法不能娩出胎儿双肩，称为肩难产。助产要点：①会阴切开；②屈大腿法；③耻骨上加压法；④旋肩法；⑤牵后臂娩后肩法；⑥四肢着地法。上述方法无效时，最后考虑胎头复位法、耻骨联合切开、断锁骨法。同时做好抢救新生儿的准备工作。

第二节　多胎妊娠

一次妊娠宫腔内同时有两个或两个以上胎儿时称多胎妊娠（multiple pregnancy）。双胎妊娠多见。近年辅助生殖技术广泛开展，多胎妊娠发生率明显增高。本节仅讨论双胎妊娠（twin pregnancy）。

【双胎类型及特点】

1．双卵双胎　两个卵子分别受精形成的双胎妊娠，称双卵双胎，约占 70%。与应用促排卵药物、多胚胎宫腔内移植及遗传因素有关。两受精卵着床后形成各自的胎盘、羊膜和绒毛膜，两胎盘有时可融合成一个，但血液循环各自独立。胎盘胎儿面有两个羊膜腔，中间隔有两层羊膜、两层绒毛膜，有时两层绒毛膜也可融合为一层（图 9-1）。因双卵双胎的遗传基因不完全相同，故两胎儿有区别，如血型、性别可以相同，也可以不同，外貌、精神类型等不同，似一般兄弟姐妹。

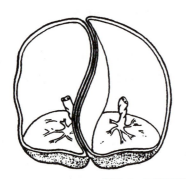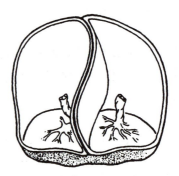

图 9-1　双卵双胎的胎盘及胎膜示意图

2．单卵双胎　由一个受精卵分裂形成的双胎妊娠，称单卵双胎，约占 30%。原因不明，不受种族、遗传、年龄、胎次等因素影响。一个受精卵分裂成两个胎儿，其遗传基因相同，故两个胎儿性别、血型及外貌等相同。单卵双胎的胎盘胎膜因受精卵发生分裂的时间不同而有差异，有下列四种类型（图 9-2）。

（1）双羊膜囊双绒毛膜单卵双胎：受精卵的分裂发生在桑葚胚期（早期胚泡）前，相当于受精后 3 日内，形成的两个羊膜囊之间，隔有两层绒毛膜、两层羊膜，胎盘为两个。约占单卵双胎的 30%。

（2）双羊膜囊单绒毛膜单卵双胎：分裂发生在受精后第 4～8 日，胎盘为一个，两个羊膜囊之间仅隔有两层羊膜，约占单卵双胎的 68%。

（3）单羊膜囊单绒毛膜单卵双胎：受精卵在受精后第 9～13 日分裂，此时羊膜囊已形成，两个胎儿共存一个羊膜腔内，共有一个胎盘。占单卵双胎的 1%～2%。

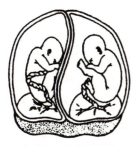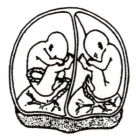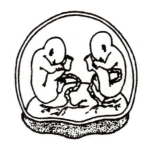

（1）发生在桑葚期前　　　（2）发生在胚泡期　　　（3）发生在羊膜囊已形成

图 9-2　受精卵在发育不同阶段形成单卵双胎的胎盘类型

（4）联体双胎：受精卵在受精第 13 日后分裂，形成不同形式的联体儿，极罕见，发生率为单卵双胎的 1/1 500。

【诊断】

1．病史及临床表现　双卵双胎多有家族史，孕前曾用促排卵药或体外受精多个胚胎移植。早孕反应重，中期妊娠后体重增加迅速，腹部增大明显，下肢水肿、静脉曲张等压迫症状出现早且明显，妊娠晚期常有呼吸困难，活动不便。

2．产科检查　子宫大于停经周数，妊娠中晚期腹部可触及多个小肢体或 3 个以上胎极（即胎头或胎臀）；胎头较小，与子宫大小不成比例；不同部位可听到两个胎心，其间有无音区，且两个胎心率每分钟相差 10 次以上。

3．B 超检查　对诊断双胎有较大帮助，孕 6 周后宫腔内可见两个原始心管搏动。还可筛查胎儿结构畸形，帮助确定胎位。

4．绒毛膜性判断　在妊娠早期进行绒毛膜性判断非常重要，因为单绒毛膜性双胎特有的双胎并发症较多。在妊娠 6～10 周之间，可通过宫腔内孕囊数目进行绒毛膜性判断，如宫腔内有两个孕囊，为双绒毛膜双胎，如仅见一个孕囊，则单绒毛膜性双胎可能性较大。

【并发症】

1．孕妇并发症

（1）妊娠期高血压疾病：最重要的并发症，比单胎妊娠多 3～4 倍，且发病早、程度重，容易出现心肺并发症及子痫。

（2）妊娠期肝内胆汁淤积症：是单胎的 2 倍，易引起早产、胎儿窘迫、死胎，围生儿死亡率高。

（3）贫血：是单胎的 2.4 倍，与铁及叶酸缺乏有关。

（4）羊水过多：发生率约 12%，单卵双胎常在妊娠中期发生急性羊水过多，与双胎输血综合征及胎儿畸形有关。

（5）胎膜早破：发病率约 14%，可能与宫腔压力增高有关。

（6）宫缩乏力：因子宫肌纤维伸展过度，常发生原发性宫缩乏力，致产程延长。

（7）胎盘早剥：可能与妊娠期高血压疾病发生率增加有关，还可因第一胎儿娩出后，宫腔容积骤然缩小引起，是双胎妊娠产前出血的主要原因。

（8）产后出血：经阴道分娩的双胎妊娠平均产后出血量≥500ml，与子宫过度膨胀、产后宫缩乏力、胎盘附着面积增大有关。

（9）流产高于单胎 2～3 倍。与胚胎畸形、胎盘发育异常、胎盘血液循环障碍、宫腔内相对狭窄等有关。

2．围生儿并发症

（1）早产：约 50% 双胎妊娠并发早产，多因胎膜早破或宫腔内压力过高及严重母儿并发症所致。

（2）脐带异常：单羊膜囊双胎易发生脐带互相缠绕、扭转，可致胎儿死亡。

（3）胎儿畸形：双绒毛膜双胎和单绒毛膜双胎妊娠胎儿畸形发生率是单胎的 2 倍和 3 倍。

3. 单绒毛膜双胎特有并发症

（1）双胎输血综合征（TTTS）：是双羊膜囊单绒毛膜单卵双胎的严重并发症。通过胎盘间的动 - 静脉吻合支，血液从动脉向静脉单向分流，使一个胎儿成为供血儿，另一个胎儿成为受血儿，造成供血儿贫血、血容量减少、生长受限，甚至死亡；受血儿血容量增多、动脉压增高、体重增加，可发生充血性心力衰竭、水肿、羊水过多。两个胎儿体重相差≥20%、血红蛋白相差 >50g/L，提示双胎输血综合征。国际上对 TTTS 的诊断：①单绒毛膜双胎；②双胎出现羊水量改变，一胎羊水池最大深度大于 8cm，另一胎小于 2cm。

（2）选择性胎儿生长受限（sIUGR）：与胎儿拥挤、胎盘占蜕膜面积相对小有关。此外，两个胎儿生长不协调，有时妊娠早中期一个胎儿死亡，可被另一胎儿压成薄片，称纸样胎儿。目前诊断主要依据 FGR 胎儿体重估测位于该孕周第 10 百分位以下，两胎儿体重相差 25% 以上。

（3）一胎无心畸形：亦称动脉反向灌注序列（twin reversed rial perfusion sequence，TRAPS），为少见畸形，发生率为单绒毛膜妊娠的 1%。

（4）双胎贫血 - 红细胞增多序列征（twin anemia polycythemia sequence，TAPS）：TAPS 定义为单绒毛膜双羊膜囊双胎的一种慢性的胎 - 胎输血，两胎儿出现严重的血红蛋白差异但并不存在羊水过多 - 过少序列征。

【治疗】

1. 妊娠期治疗

（1）注意营养：多食高蛋白质、高维生素以及富含必需脂肪酸的食物，及时补充铁、叶酸及钙剂，预防贫血及妊娠期高血压疾病。

（2）防治早产：为产前监护的重点。双胎孕妇应卧床休息，减少活动量，若 34 周前出现产兆，给予宫缩抑制剂。

（3）及时防治妊娠期并发症：妊娠期注意血压及尿蛋白变化，动态观察血胆酸及肝功能变化，注意孕妇有无瘙痒，及早发现、治疗妊娠期高血压疾病和妊娠期肝内胆汁淤积症。

（4）监护胎儿生长发育情况及胎位变化：发现胎儿畸形，及早终止妊娠。无明显畸形，应定期 B 超监测胎儿生长情况。妊娠末期确定胎位，对选择分娩方式有帮助。

2. 终止妊娠指征　①合并急性羊水过多，压迫症状明显，出现呼吸困难等；②胎儿畸形；③母亲有严重并发症不允许继续妊娠者；④已到预产期尚未临产，胎盘功能减退者。

3. 分娩期治疗　多数双胎妊娠能经阴道分娩。产程中注意：①产妇应保持充足的饮食及睡眠，保证良好的体力；②严密观察胎心变化；③注意宫缩及产程进展，胎头已衔接者，行人工破膜加速产程进展，如宫缩乏力，可静脉滴注缩宫素；④第一胎儿娩出后，胎盘侧脐带必须立即夹紧，以防第二胎儿失血。助手在腹部固定第二胎儿为纵产式，若第二个胎儿为横位或斜位，立即行外倒转术纠正为纵产式，若不成功立即破膜行内倒转术。第一胎儿娩出后密切观察胎心、宫缩及阴道流血情况，及时阴道检查了解胎位、排除脐带脱垂，及早发现胎盘早剥。若无异常，等待自然分娩，通常在 20 分钟左右娩出第二个胎儿，若等待 15 分钟仍无宫缩，可人工破膜并静脉滴注缩宫素。发现脐带脱垂、胎盘早剥，立即产钳助产或臀牵引娩出胎儿。

下列情况时行剖宫产：①第一胎儿为肩先露、臀先露；②宫缩乏力致产程延长，保守治疗效果不佳；③胎儿窘迫，短时间内不能经阴道分娩；④联体双胎孕周 >26 周；⑤并发严重疾病如先兆子痫、胎盘早剥等。

积极防治产后出血，胎儿娩出前建立静脉通道；第二胎儿娩出后立即使用宫缩剂；新生儿体重小于 2 500g，按早产儿护理；酌情使用抗生素。

4. 单绒毛膜双胎及其特有并发症的治疗　如在 26 周之前确诊为双胎输血综合征，可在胎儿镜下用激光凝固胎盘表面可见的血管吻合支，使胎儿存活率提高。对较晚发现且合并羊水过多者,可采取快速羊水减量术。对于严重的 sIUGR 或者单绒毛膜双胎一胎合并畸形或一胎无心畸形,可采用选择性减胎术。

第三节　胎儿生长受限

胎儿生长受限(fetal growth restriction,FGR)是指小于孕龄儿(SGA,出生体重低于同胎龄应有体重第 10 百分位数以下或低于其平均体重 2 个标准差的新生儿)受各种因素影响,未能达到其潜在应有的生长速率。胎儿体重小于第 3 百分位,同时伴有多普勒血流的异常,称为严重的 FGR。低出生体重儿被定义为胎儿分娩时的体重小于 2 500g。

【病因】

病因复杂,约 40% 患者病因不明。相关因素:

1. 母体因素　多见,约占 50%～60%。

(1)营养不足:长期偏食、妊娠剧吐或摄入蛋白质、维生素及微量元素不足。

(2)妊娠并发症及合并症:并发症如妊娠期高血压疾病、多胎妊娠、前置胎盘、胎盘早剥、过期妊娠等;合并症如心脏病、慢性高血压、肾炎、贫血等,均可使胎盘血流量减少,胎儿血供不足。

(3)其他:孕妇年龄、身高、体重、子宫发育畸形、宫内感染、吸烟、吸毒、酗酒、接触放射线或有毒物质等。

2. 胎儿因素　胎儿基因或染色体异常、先天发育异常影响胎儿生长。生长激素、胰岛素样生长因子等降低,影响胎儿内分泌和代谢。

3. 胎盘因素　各种胎盘病变导致子宫胎盘血流量减少,影响胎儿血供。

4. 脐带因素　脐带过长、过细、扭转、打结等。

【分类及特点】

1. 内因性均称型 FGR　胎儿在体重、头围和身长三方面均低于正常,属原发性 FGR。主要是基因或染色体异常、病毒感染、过量接触放射线或有毒物质所致。

特点:体重、身长、头径相称,但均小于该孕龄正常值,外表无营养不良表现,脑重量轻。胎盘小,但组织无异常,胎儿无缺氧表现。胎儿出生缺陷发生率高,围生儿病死率高,新生儿多有脑神经发育障碍。

2. 外因性不均称型 FGR　胚胎早期发育正常,至孕晚期受到有害因素影响,如各种因素所致的慢性胎盘功能不全。属继发性胎儿生长受限。

特点:新生儿呈营养不良或过熟儿状态,发育不匀称,身长、头径与孕龄相符,体重偏低。胎盘大小正常,但功能下降,有缺血缺氧的病理改变,使胎儿在分娩期对缺氧的耐受力下降,致新生儿脑神经受损。新生儿出生后躯体发育正常,易发生低血糖。

3. 外因性均称型 FGR　为上述两型的混合型。病因有母儿双方因素,多系重要生长因素如叶酸、氨基酸、微量元素等缺乏或受有害药物影响所致。

特点:新生儿身长、体重、头径均小于正常,外表营养不良。胎盘小,外观正常。胎儿少有宫内缺氧,但代谢不良。出生后生长与智力发育常受到影响。

【诊断】

1. 临床指标　测宫高、腹围、体重,推测胎儿大小。宫高、腹围:连续 3 周均在第 10 百分位数以下者,为筛选 FGR 指标,预测准确率在 13%～86%。妊娠 26 周后,宫高测量值低于对应标准 3cm 以上,应疑诊 FGR;宫高低于对应标准 4cm 以上,应高度怀疑 FGR。

2. 辅助检查

(1)B 超测量:①测头围与腹围比值:胎儿头围在孕 28 周后生长减慢,而胎儿体重仍按原速增长,比值小于正常同孕周平均值的第 10 百分位数,即考虑可能为 FGR;②腹围 / 头围比值 (AC/HC):比值小于正常同孕周平均值的第 10 百分位数,有助于估算不均称型 FGR;③羊水量与胎盘成熟度:多数 FGR 伴有羊水过少、胎盘老化的 B 超图像。

(2)彩色多普勒超声检查:脐动脉舒张期末波缺失或倒置;所有超声估计体重或腹围测量值低于正常第 10 百分位数以下的胎儿都需进行脐动脉多普勒超声检查,以了解子宫胎盘灌注情况。

(3)抗心磷脂抗体(ACA)的测定:研究表明抗心磷脂抗体(ACA)与部分 FGR 的发生有关。

【治疗】

1. 查找病因。

2. 治疗　FGR 的治疗原则是积极寻找病因、改善胎盘循环、加强胎儿监测、适时终止妊娠。

(1)一般治疗:均衡膳食,吸氧,卧床休息,取左侧卧位改善子宫胎盘血液循环。

(2)补充营养药物:尚未证实补充孕激素,静脉补充营养,注射低分子肝素对治疗 FGR 有效。

(3)胎儿健康状况检测:FGR 一经诊断即应开始严密监测。

3. 产科治疗

(1)继续妊娠:胎儿宫内状况良好,胎盘功能正常,孕妇无合并症及并发症者,在严密监护下至妊娠 38～39 周,但不应超过预产期。

(2)终止妊娠:①出现脐动脉舒张末期血流消失,可期待至≥34 周终止妊娠;②出现脐动脉舒张末期血流倒置,则考虑期待至≥32 周终止妊娠。若 32 周前出现脐动脉舒张末期血流缺失或倒置,合并静脉导管血流异常,综合考虑孕周、新生儿重症监护水平,完成促胎肺成熟后,可考虑终止妊娠。

孕周未达 32 周者,应使用硫酸镁保护胎儿神经系统,若孕周未达 35 周者,应促胎肺成熟后再终止妊娠。

(3)分娩方式选择:FGR 胎儿对缺氧耐受力差,适当放宽剖宫产指征。①阴道产:FGR 孕妇自然临产后,应尽快入院加强胎心监护。排除阴道分娩禁忌证,根据胎儿情况、宫颈成熟度及羊水量,决定是否引产及引产方式。②剖宫产:单纯的 FGR 并非剖宫产指征。胎儿病情危重,产道条件欠佳,或有其他剖宫产指征,应行剖宫产结束分娩。

第四节　出生缺陷及死胎

一、出 生 缺 陷

出生缺陷指胎儿在宫内发生的结构异常,与遗传、环境、食品、药物、病毒感染、母儿血型不合等有关。常见出生缺陷依次为脑积水、无脑儿、开放性脊柱裂、其他等。

(一)脑积水

胎头脑室内外有大量脑脊液(500～3 000ml)潴留,使头颅体积增大,颅缝明显增宽,囟门显著增大,称脑积水。常伴脊柱裂、足内翻等畸形,易致梗阻性难产。

1. 诊断

(1)腹部检查:若为头先露,在耻骨联合上方可触到特别大的胎头,而胎头与胎体比例不相称。胎头骨质薄软,有弹性,多高浮且跨耻征阳性,胎体因胎头过大而被向上推移,故胎心在脐上听得清楚。若为臀先露,在宫底部可触及宽大的胎头,检查不仔细易被忽略而产前漏诊,直至牵拉后出胎头有困难时,或牵拉时发现脊柱裂,才发现脑积水。

（2）肛门及阴道检查：肛门检查时，因胎先露部过高，仅有骨盆腔内空虚感。阴道检查时，若为头先露，可感到胎头很大，颅缝宽，囟门大且紧张，颅骨骨质软而薄，触之有如乒乓球的感觉，多可确诊。

（3）B超检查：颅骨特别大，骨质薄，颅缝及囟门宽大，胎头双顶径 >11cm，侧脑室增大，左右对称，结构不清，见不规则液性暗区。

（4）化验检查：若脑积水合并脊柱裂，应查孕妇血清或羊水中的甲胎蛋白值。

2. 治疗　治疗时应以母体免受伤害为原则。一经确诊，应及早引产。若为头先露，当宫口开大 3cm 时，即可行脑室穿刺，抽出颅内的脑脊液。也可在临产前以 B 超监视经腹穿刺抽出脑脊液，以缩小头颅体积，有利于娩出。若为臀先露，可经脊椎裂孔插管至脑室后缓慢放出脑脊液，使头颅体积缩小后便于牵出胎儿。胎儿娩出后，行阴道检查及宫腔探查，注意宫颈、阴道有无裂伤，子宫有无破裂，并注意预防产后出血和感染。

（二）无脑儿

最常见，多为女婴。头部缺少头盖骨，脑实质极少，脑髓暴露，脑部发育极为原始。双眼球突出，常合并脊柱裂等，不能存活。多伴羊水过多，常致早产。如羊水不多，常为过期产。

1. 诊断　腹部检查，胎头较小或扪不清。肛门检查或阴道检查能触到凹凸不平的颅底部，不易与面先露鉴别。羊水过多，胎心遥远而弱，羊水甲胎蛋白值明显升高，孕妇尿 E_3 值低。B 超检测无双顶径，X 线片未见颅骨影像。

2. 治疗　一经确诊应尽早引产。偶有胎肩娩出困难或因脑脊膜膨出过大而引起分娩困难者，以毁胎术助产。羊水过多者应注意胎盘早剥和产后出血。

（三）脊柱裂

脊柱裂属脊椎管部分未完全闭合的状态，也是神经管缺陷中最常见的一种，发生率有明显的地域和种族差别。

脊柱裂有 3 种：①脊椎管缺损，多位于腰骶部，外面有皮肤覆盖，称为隐性脊柱裂，脊髓和脊神经多正常，无神经系统症状；②两个脊椎骨缺损，脊膜可从椎间孔突出，表面可见皮肤包着的囊，囊大时可含脊膜、脊髓及神经，称为脊髓脊膜膨出，多有神经系统症状；③形成脊髓部分的神经管缺失，停留在神经瘤和神经沟阶段，称为脊髓裂，同时合并脊柱裂。

【诊断】

隐性脊柱裂在产前超声检查中常难发现。较大的脊柱裂产前超声检查易发现，妊娠 18～20 周是发现的最佳时机，由于超声检查的诊断敏感性较高，单独筛查脊柱裂可获得满意的筛查效益。超声检查探及某段脊柱两行强回声的间距变宽，或形成角度呈 V 或 W 形，脊柱短小、不完整、不规则弯曲，或伴有不规则的囊性膨出物。

【治疗】

无症状的隐性脊柱裂无须治疗，未经治疗的显性脊柱裂患儿的死亡率及病残率均较高，部分显性脊柱裂可通过开放性手术治疗改善预后。若诊断脊柱裂继续妊娠至分娩，每一例都应该与经验丰富的产科、神经外科和新生儿科专家进行会诊咨询。

（四）其他

1. 单心房单心室　单心房单心室是一种严重的先天性心脏发育异常，预后不良。在超声检查声像图仅见一个心房、一个房室瓣及一个心室。在孕 26～28 周之前若诊断为单房单室畸形，应建议终止妊娠。

2. 腹壁裂　腹壁裂是一侧前腹壁全层缺损所致。在产前超声检查中，可见胎儿腹腔空虚，胃、肠等内脏器官漂浮在羊水中，表面无膜覆盖。随着小儿外科手术技术的提高，未合并其他结构异常、非遗传因素引起的孤立性腹壁裂的患儿存活率 >90%，但腹裂伴肝脏突出者，死亡率有所上升。

3．致死性侏儒　致死性侏儒是一种最常见的致死性骨骼发育不良疾病。表现为长骨极短且弯曲、窄胸、头颅相对较大、腹膨隆，多伴有羊水过多。超声检查可见胎儿长骨呈"电话听筒"样表现，尤以股骨和肱骨更为明显。本病的死因与胸腔极度狭窄致肺发育不良、心肺衰竭有关。目前已证实致死性侏儒由 FGFR3 基因突变引起，确诊依据基因检测。该病为散发性疾病，再发风险极低。一旦发现为致死性侏儒，应尽早终止妊娠。

二、死　胎

妊娠 20 周后，胎儿在宫内死亡，称为死胎（fetal death）。胎儿在分娩过程中死亡，称为死产，是死胎的一种。死胎未及时排出，在宫内滞留时间过长时，可引起母体凝血功能障碍。

【病因】

1．胎盘脐带因素　如前置胎盘、胎盘早剥、胎盘功能不全、脐带打结、脐带脱垂等。

2．胎儿因素　如胎儿畸形、多胎、胎儿生长受限、母儿血型不合、胎儿宫内感染等。

3．孕妇因素　严重的妊娠合并症、并发症，如妊娠期高血压疾病、过期妊娠、糖尿病、慢性肾炎、心血管疾病、全身和腹腔感染、各种原因引起的休克等；子宫局部因素如子宫张力过大或子宫收缩过强、子宫肿瘤、子宫畸形等。

【临床表现】

胎儿死亡后，孕妇自觉胎动停止，子宫不再继续增大，体重下降，乳房胀感消失。约 80% 的死胎在胎儿死亡后 2~3 周内自然娩出。若死亡后 3 周仍未排出，退行性变的胎盘释放凝血活酶进入母体血液循环，激活血管内凝血因子，引起弥散性血管内凝血（DIC），消耗血中纤维蛋白原及血小板。胎死宫内 4 周以上 DIC 发生机会明显增多，分娩时可引起严重出血。

【诊断】

自觉胎动停止，子宫小于妊娠周数，检查无胎心音，B 超见胎心搏动和胎动消失是诊断死胎的可靠依据。

【治疗】

死胎确诊后，应尽早终止妊娠。依沙吖啶或前列腺素 E_2 引产。宫颈成熟者可用缩宫素或米非司酮加米索前列醇引产。如存在凝血功能异常，用肝素 25mg 静脉滴注，每隔 6 小时给药一次改善凝血功能，再引产，并备新鲜血，预防产后出血和感染。产后应仔细检查胎盘、脐带和胎儿，寻找原因。

第五节　胎 儿 窘 迫

胎儿在宫内因急性或慢性缺氧危及胎儿健康和生命者，称胎儿窘迫。分为急性胎儿窘迫和慢性胎儿窘迫。

【病因】

母体血液含氧量不足、母胎间血氧运输及交换障碍、胎儿自身因素异常，均可导致胎儿窘迫。

1．胎儿急性缺氧　系因母胎间血氧运输及交换障碍或脐带血液循环障碍所致。常见因素有：①前置胎盘、胎盘早剥；②脐带异常，如脐带绕颈、脐带真结、脐带扭转、脐带脱垂、脐带血肿、脐带过长或过短、脐带附着于胎膜等；③母体严重血液循环障碍致胎盘灌注急剧减少，如各种原因导致休克等；④缩宫素使用不当，造成过强及不协调宫缩，宫内压长时间超过母血进入绒毛间隙的平均动脉压；⑤孕妇应用麻醉药及镇静剂过量，抑制呼吸。

2.胎儿慢性缺氧　①母体血液含氧量不足,如合并先天性心脏病或伴心功能不全、肺部感染、慢性肺功能不全、哮喘反复发作及重度贫血等;②子宫胎盘血管硬化、狭窄、梗死,使绒毛间隙血液灌注不足,如妊娠期高血压疾病、慢性肾炎、糖尿病、过期妊娠等;③胎儿严重的心血管疾病和呼吸系统疾病,如胎儿畸形,母儿血型不合,胎儿宫内感染、颅内出血及颅脑损伤,致胎儿运输及利用氧能力下降等。

【临床表现及诊断】

1.急性胎儿窘迫　多发生于分娩期。

(1)胎心率异常:为最明显的临床征象。胎心率 >160 次 /min,尤其是 >180 次 /min,为胎儿缺氧的初期表现。随后胎心率减慢,胎心率 <110 次 /min,尤其是 <100 次 /min,基线变异≤5 次 /min,为胎儿危险征。

(2)羊水胎粪污染:羊水胎粪污染时,经 10 分钟胎心监护出现异常,表明宫内缺氧,可致胎粪吸入综合征(MAS),造成不良胎儿结局。

(3)胎动异常:最初为胎动频繁,继而转弱及次数减少,进而消失。

(4)酸中毒:破膜后,采集胎儿头皮血进行血气分析。若 pH<7.2(正常值 7.25～7.35),$PO_2<10mmHg$,$PCO_2>60mmHg$,可诊断为胎儿酸中毒。

2.慢性胎儿窘迫　多发生在妊娠末期,延续至临产并加重。

(1)产前电子胎心监护异常:无应激试验(NST)异常提示有胎儿缺氧可能。

(2)胎心减少或消失:胎动减少为胎儿缺氧的重要表现,应予警惕,临床常见胎动消失 24 小时后胎心消失。若胎动计数≥10 次 /2 小时为正常,<10 次 /2 小时或减少 50% 者提示胎儿缺氧可能。

(3)胎儿生物物理评分低:≤4 分提示胎儿缺氧,5～6 分为可疑胎儿缺氧。

(4)胎儿多普勒超声血流异常:生长受限的胎儿脐动脉多普勒血流可表现为 S/D 比值升高,提示有胎盘灌注不足;若出现脐动脉舒张末期血流缺失或倒置和静脉导管反向"a"波,提示随时有胎死宫内的危险。

【治疗】

1.急性胎儿窘迫　应采取果断措施,改善胎儿缺氧状态。

(1)一般处理:应立即采取相应措施纠正胎儿缺氧,包括改变孕妇体位、吸氧、停止缩宫素应用、抑制宫缩、纠正孕妇低压等措施,并迅速查找病因,排除脐带脱垂、重度胎盘早剥、子宫破裂等,如果这些措施均不奏效,应紧急终止妊娠。对于可疑胎儿窘迫者应该综合考虑临床情况、持续胎心监护。采取其他评估方法来判定胎儿有无缺氧,可能需要宫内复苏来改善胎儿状况。

(2)病因治疗:若为不协调性子宫收缩过强,或因缩宫素使用不当引起宫缩过频过强,应给予特布他林或其他 β 受体兴奋剂抑制宫缩。若为羊水过少,有脐带受压征象,可经腹羊膜腔输液。

(3)尽快终止妊娠:根据产程进展,决定分娩方式。无论阴道分娩或剖宫产均需做好新生儿窒息抢救准备。

2.慢性胎儿窘迫　应针对妊娠合并症或并发症特点及其严重程度,根据孕周、胎儿成熟度及胎儿缺氧程度综合判断,拟定处理方案。

(1)一般处理:主诉胎动减少者,应进行全面检查以评估母儿状况,包括 NST 和 / 或胎儿生物物理评分;侧卧位;低流量吸氧;积极治疗妊娠合并症及并发症;加强胎心监护,注意胎动。

(2)期待疗法:孕周小,估计胎儿娩出后存活可能性小,尽量保守治疗延长胎龄,同时促胎肺成熟,争取胎儿成熟后终止妊娠。应向患者说明,期待过程中胎儿可能随时胎死宫内;胎盘功能低下可影响胎儿发育,预后不良。

(3)终止妊娠:妊娠近足月或胎儿已成熟,胎动减少,胎盘功能进行性减退,电子胎心监护出现胎儿基线率异常伴基线变异异常、OCT 出现频繁晚期减速或重度变异减速、胎儿生物物理评分≤4 分者，均应行剖宫产术终止妊娠。

第六节 羊水量异常

一、羊水过多

正常妊娠足月时羊水量约为 1 000ml 左右。凡在妊娠任何时期内，羊水量超过 2 000ml 者，称为羊水过多。

【病因】

1. 在羊水过多的孕妇中，约 1/3 原因不明，称为特发性羊水过多。明显的羊水过多可能与胎儿结构异常、妊娠合并症和并发症等因素有关。

2. 胎儿疾病   包括胎儿结构异常、胎儿肿瘤、神经肌肉发育不良、代谢性疾病、染色体或遗传基因异常等。

3. 多胎妊娠   是单胎妊娠的 10 倍，尤以单卵双胎为多。

4. 胎盘脐带病变   胎盘绒毛血管瘤直径 >1cm 时，15%～30% 合并羊水过多。巨大胎盘、脐带帆状附着也可导致羊水过多。

5. 妊娠合并症   患妊娠糖尿病的孕妇，羊水过多的发病率为 13%～36%。母体高血糖致胎儿血糖增高，产生高渗性利尿，并使胎盘胎膜渗出增加，导致羊水过多。

母儿 Rh 血型不合，胎儿免疫性水肿、胎盘绒毛水肿影响液体交换亦可导致羊水过多。

【临床表现】

1. 急性羊水过多   多发生在妊娠 20～24 周。在短期内羊水急剧增加，数日内子宫迅速增大，出现压迫症状。不能平卧，呼吸困难，甚至发绀；食量减少，消化不良，呕吐、便秘；下腔静脉受压，影响静脉回流，引起下肢及外阴部水肿及静脉曲张；胎位不清，听诊时胎心音遥远或听不到。

2. 慢性羊水过多   多发生在妊娠晚期。羊水在数周内逐渐增多，孕妇多能适应。产前检查宫高、腹围大于同期孕妇；皮肤张力大，有液体震荡感，胎位不清；听诊时胎心遥远或听不到。

【诊断】

根据临床表现与辅助检查可做出诊断。B 超检查是诊断羊水过多的重要辅助检查方法。

1. B 超检查   ①羊水最大暗区垂直深度（AFV）：显示胎儿与子宫壁间的距离增大，超过 8cm 即可考虑为羊水过多，其中 AFV 8～11cm 为轻度羊水过多，12～15cm 为中度羊水过多，>15cm 为重度羊水过多。②羊水指数（AFI）：测量时孕妇平卧，头部抬高 30°，以脐和腹白线为标志点，将腹分为 4 个区，测定 4 个区羊水最大暗区垂直深度相加之和。AFI≥25cm 为羊水过多，其中 25～35cm 为轻度羊水过多，36～45cm 为中度羊水过多，>45cm 或 AFI> 该孕周的 3 个标准差或大于第 97.5 百分位为重度羊水过多。B 超检查可发现胎儿畸形、双胎等。

2. 胎儿疾病检查   部分染色体异常胎儿可伴有羊水过多。对于羊水过多的孕妇，除了超声排除结构异常外，可采用羊水或脐血中胎儿细胞进行细胞或分子遗传学的检查，了解胎儿染色体数目、结构有无异常，以及可能检测的染色体微小缺失或重复。也可以超声测量胎儿大脑中动脉收缩期峰值流速来预测有无合并胎儿贫血。另外，也可用 PCR 技术检测胎儿是否感染细小病毒 B19、梅毒、弓形体、单纯疱疹病毒、风疹病毒、巨细胞病毒等。但是，对于羊水过多的孕妇进行羊水穿刺一定要告知胎膜破裂风险，由于羊水量多，羊膜腔张力过高，穿刺可能导致胎膜破裂从而引起难免流产。

3．其他检查　母体糖耐量试验，Rh 血型不合者检查母体血型抗体的滴度。

【鉴别诊断】

注意与葡萄胎、双胎妊娠、巨大胎儿相鉴别。

【治疗】

取决于胎儿有无合并的结构异常及遗传性疾病、孕周大小及孕妇自觉症状的严重程度。

1．羊水过多合并胎儿结构异常　如为严重的胎儿结构异常，应及时终止妊娠；对非严重胎儿结构异常，应评估胎儿情况及预后，以及当前新生儿外科救治技术，并与孕妇及家属充分沟通后决定处理方法。合并母儿血型不合的溶血胎儿，应在有条件的胎儿医学中心行宫内输血治疗。

2．羊水过多合并正常胎儿　应寻找病因，治疗原发病。前列腺素合成酶抑制剂（如吲哚美辛）有抗利尿作用，可抑制胎儿排尿，能使羊水量减少。用药期间每周一次超声监测羊水量。由于吲哚美辛可使动脉导管闭合，不宜长时间应用，妊娠>32 周者也不宜使用。

自觉症状轻者，注意休息，取侧卧位以改善子宫胎盘循环，必要时给予镇静剂。每周复查超声以便了解羊水指数及胎儿生长情况。自觉症状严重者，可经腹羊膜腔穿刺放出适量羊水，缓解压迫症状，必要时利用放出的羊水了解胎肺成熟度。

3．分娩时的处理　应警惕脐带脱垂和胎盘早剥的发生。若破膜后子宫收缩乏力，可静脉滴注缩宫素加强宫缩，密切观察产程，胎儿娩出后及时应用宫缩剂，预防产后出血发生。

二、羊　水　过　少

妊娠晚期羊水量少于 300ml 者，称为羊水过少。近年来由于 B 超的应用，其检出率有所增加，发生率为 0.4%～4%。

【病因】

1．胎儿结构异常　以胎儿泌尿系统结构异常为主，染色体异常、脐膨出、膈疝、法洛四联症、水囊状淋巴管瘤、小头畸形、甲状腺功能减低等也可引起羊水过少。

2．胎盘功能减退　过期妊娠、胎盘退行性变可导致胎盘功能减退。胎儿生长受限、胎儿慢性缺氧引起胎儿血液重新分配，为保障胎儿脑和心脏血供，肾血流量降低，胎儿尿生成减少，导致羊水过少。

3．羊膜病变　某些原因不明的羊水过少与羊膜通透性改变，以及炎症、宫内感染有关。胎膜破裂，羊水外漏速度超过羊水生成速度，可导致羊水过少。

4．母体因素　妊娠期高血压疾病可致胎盘血流减少。孕妇脱水、血容量不足时，孕妇血浆渗透压增高，使胎儿血浆渗透压相应增高，尿液形成减少。孕妇服用某些药物，如前列腺素合成酶抑制剂、血管紧张素转化酶抑制剂等有抗利尿作用，使用时间过长，可发生羊水过少。一些免疫性疾病如系统性红斑狼疮、干燥综合征、抗磷脂综合征等，也可导致羊水过少。

【临床表现及诊断】

1．临床表现　羊水过少的临床症状多不典型。多伴有胎儿生长受限，孕妇自我感觉腹部较其他孕妇小，有时候孕妇于胎动时感腹部不适，胎盘功能减退时常伴有胎动减少。检查见宫高腹围较同期孕周小，合并胎儿生长受限更明显，有子宫紧裹胎儿感。子宫敏感，轻微刺激易引发宫缩。临产后阵痛明显，且宫缩多不协调。胎膜破裂者，阴道漏出清亮或血性流液，或者孕妇内裤变湿等。阴道检查时，发现前羊膜囊不明显，胎膜紧贴胎儿先露部，人工破膜时羊水流出极少。

2．辅助检查

（1）B 超检查：孕晚期 B 超测定羊水最大暗区垂直深度（AFV）≤2cm，为羊水过少；≤1cm 为严重羊水过少。羊水指数法（AFI）：AFI≤5.0cm 诊断为羊水偏少。

（2）电子胎儿监护：无应激试验（NST）可呈无反应型。

（3）胎儿染色体检查：可做羊水细胞培养，或采集胎儿脐带血细胞培养，做染色体核型分析，荧光定量 PCR 法快速诊断。

【治疗】

根据胎儿有无畸形和孕周大小决定治疗方案。

1. 羊水过少合并胎儿严重致死性结构异常　一旦确诊，尽早终止妊娠。

2. 羊水过少胎儿正常者

（1）终止妊娠：对妊娠已足月、胎儿可宫外存活者，应及时终止妊娠。合并胎盘功能不良、胎儿窘迫，或破膜时羊水少且胎粪严重粪染，估计短时间不能结束分娩者，应采用剖宫产术终止妊娠，以降低围产儿死亡率。对胎儿储备功能尚好，无明显宫内缺氧，可以阴道试产，并密切观察产程进展，连续监测胎心变化。对于因胎膜早破导致的羊水过少，按照胎膜早破处理。

（2）严密观察：对妊娠未足月，胎肺不成熟者，可针对病因对症治疗，尽量延长孕周，根据孕龄及胎儿宫内情况，必要时终止妊娠。

（田　群）

复习思考题

1. 巨大胎儿如何诊断？分娩期如何治疗？新生儿出生后需注意什么？

2. 双胎妊娠的并发症有哪些？

3. 胎儿生长受限的常见病因有哪些？如何治疗？

4. 胎儿窘迫的病因有哪些？如何治疗？

ER9-3

扫一扫，测一测

第十章　妊娠合并内外科疾病

ER 10-1
PPT 课件

ER 10-2
知识导览

第一节　心　脏　病

　　妊娠合并心脏病是高危妊娠之一，发病率约为 1.06%，死亡率为 0.73%，是孕产妇死亡的主要原因之一。

【妊娠、分娩对心脏病的影响】

　　1. 妊娠期　妊娠期母体的总血容量从孕 6 周开始逐渐增加，孕 32～34 周达最高峰，较未孕时增加 30%～45%；每分钟心排出量较非孕期可增加 30% 左右，增加了心脏负担；孕晚期由于子宫增大、横膈抬高，使心脏向左上方移位、大血管扭曲，机械性地加重了心脏负担。故心脏病孕妇易发生心力衰竭。

　　2. 分娩期　是心脏负担最重的时期。分娩过程中能量及氧的消耗均会加重心脏负担。

　　第一产程：每次子宫收缩有 250～500ml 血液被挤入体循环，回心血量增加，心排血量增加 20% 左右。每次宫缩也使右心房压力增高，使平均动脉压增高 10%，心脏负担进一步加重。

　　第二产程：除子宫收缩强度加大外，腹肌和骨骼肌也参与收缩，使周围循环阻力加大；产妇屏气用力，肺循环压力升高；腹压增加的同时使内脏血流涌向心脏。此期心脏的负担更重，极易发生心力衰竭。

　　第三产程：胎儿及胎盘娩出后，子宫迅速缩小，胎盘血液循环停止，血窦内的血液大量进入体循环，使回心血量急剧增加；另外，腹腔内压骤减，大量血液向内脏灌注，造成血流动力学急剧变化，心脏病孕妇极易发生心力衰竭。

　　3. 产褥期　产后 1～3 天内，产妇体内潴留的大量液体于短期内回到循环中，使血容量再度增加，此时也易发生心力衰竭。

　　因此，妊娠 32～34 周、分娩期和产褥期，心脏负担最重，是发生心力衰竭的危险时期。

【心脏病对妊娠的影响】

　　心脏病不影响受孕，但发生心力衰竭时，因子宫缺氧，易引起宫缩发生早产或胎儿生长受限、胎儿窘迫甚至死亡。

【妊娠合并心脏病的种类】

　　近 30 年，随着先天性心脏病有可能获得早期根治或部分纠正，使越来越多的先天性心脏病女性获得妊娠和分娩机会。在妊娠合并心脏病中，先天性心脏病占 35%～50%，居第一位。由于广谱抗生素的应用，风湿热的减少，在发达国家及我国经济发达地区，妊娠合并风湿性心脏病的发病率逐年下降,但发展中国家及我国较贫困的边远地区,妊娠合并风湿性心脏病仍较常见。另外,妊娠期高血压疾病性心脏病、围生期心肌病、贫血性心脏病等在妊娠合并心脏病中各占一定比例。

1. 风湿性心脏病　病变的发生以二尖瓣狭窄及关闭不全最常见。由于二尖瓣狭窄会影响血液从左心房流到左心室,尤其是妊娠后及分娩期血液循环总量的增加和血流动力学的急剧改变,而左心房压力骤增,大量血清渗出到肺泡及间质内,造成急性肺水肿及心力衰竭。

2. 先天性心脏病　无发绀型多见,一般情况下能安全度过孕产各期。发绀型和无发绀型中的主动脉缩窄孕妇,对妊娠期血容量和血流动力学改变的耐受力很差,所以不宜妊娠。一旦妊娠,应尽早终止。

3. 妊娠期高血压疾病性心脏病　因冠状动脉痉挛,可致心肌供血不足。由于周围小动脉痉挛致阻力增加,而体内水钠潴留,血液黏度增高,均加重心脏的负担导致心力衰竭。应积极防治妊娠期高血压疾病。

【诊断】

1. 妊娠合并心脏病的诊断

(1) 详细询问病史:过去有无心脏病,特别是风湿性心脏病及风湿热病史,以及过去的诊疗情况,有否心力衰竭史。

(2) 检查:发现舒张期2级以上杂音或有3级或3级以上的粗糙收缩期杂音。严重的心律失常、心房颤动、心房扑动等。叩诊或X线片显示有明显的心界扩大,个别心室或心房扩大。心电图示心律失常或心肌损害等。

2. 心脏代偿功能分级

Ⅰ级:一般体力活动不受限。

Ⅱ级:一般体力活动轻度受限,活动后有心悸、轻度气短,休息时无症状。

Ⅲ级:一般体力活动明显受限制,休息时无不适,轻微日常活动即感不适,心悸、呼吸困难,或既往有心力衰竭史者。

Ⅳ级:一般体力活动严重受限,不能进行任何体力活动,休息时有心悸、呼吸困难等心力衰竭表现。

3. 心力衰竭的诊断

(1) 早期心力衰竭:①轻微活动后即出现胸闷、心悸、气短;②休息时心率超过110次/min,呼吸超过20次/min;③夜间常因胸闷,需坐起呼吸,或到窗口呼吸新鲜空气。肺底有少量湿啰音,咳嗽后不消失。

(2) 心力衰竭:①诱因:患有妊娠期高血压疾病、重度贫血、心房颤动、上呼吸道感染等;②临床表现:有气急、发绀、端坐呼吸、咳嗽或痰中带血。检查发现肺底有持续性啰音,颈静脉充盈,肝脏肿大伴压痛等。

【防治】

1. 未妊娠期　对有器质性心脏病的育龄妇女,做好宣教工作,使其了解妊娠和分娩对心脏病的影响。根据心脏病的种类、心脏病代偿功能和病情等,决定是否可以妊娠。

2. 妊娠期　根据孕妇的心脏代偿功能情况决定。心功能Ⅲ级或Ⅲ级以上者,不宜妊娠。心功能Ⅰ～Ⅱ级者可妊娠,但应加强孕妇保健和产前检查,防止发生心力衰竭。

(1) 终止妊娠的指征:心功能Ⅲ～Ⅳ级、有心衰病史者,风湿活动期、心房纤颤等,或有严重合并症,如慢性肾炎、高血压、重度贫血等。终止妊娠的方法:妊娠12周内行人工流产术。妊娠超过12周者,终止妊娠手术风险不亚于继续妊娠和分娩,应密切监护,积极防治心衰,使之度过妊娠和分娩期。

(2) 继续妊娠的治疗:①加强孕期产前检查;②保证充分休息和睡眠,避免过度劳累;③纠正贫血,饮食要营养丰富,孕4个月后给低盐饮食;④防治各种并发症,如上呼吸道感染、妊娠期高血压疾病等;⑤最好在预产期前两周入院待产。

3. 分娩期　对心功能良好又无手术指征的心脏病孕妇,在严密观察下经阴道分娩。

第一产程:要给产妇精神上的鼓励和安慰,选用地西泮、哌替啶等。严密观察脉搏、呼吸、血压及心功能变化,有心脏功能代偿不全者取半坐位,给氧,同时用强心剂。常用去乙酰毛花苷0.4mg加入25%葡萄糖溶液20ml缓慢静脉推注,必要时每隔4~6小时重复给药一次,每次0.2mg。临产后即用抗生素预防感染,直至产后1周左右无感染征象时停用。

第二产程:减少产妇体力的消耗,缩短产程。当宫口开全后,要避免产妇屏气用力,采取会阴切开术、产钳术或胎头吸引术,臀位者行臀牵引术,死胎行穿颅术。

第三产程:防止腹压骤然降低发生心衰,胎儿娩出后,应立即用沙袋压迫腹部。产后子宫收缩不佳时可肌内注射缩宫素10~20U,或静脉滴注。但禁用麦角新碱。必要时可输血,速度宜慢。分娩结束后,继续观察2小时,病情稳定后可回病房。

4. 产褥期　产后1周尤其是3天内仍有发生心衰的可能,严密观察脉搏、心率、血压及体温。卧床1~2周,保证产妇休息,必要时给予小剂量镇静剂。心功能Ⅲ~Ⅳ级者不宜哺乳。产后必须给予抗生素以防感染。

5. 绝育和以后再妊娠问题　风湿性心脏病孕妇年龄越大,分娩时危险性越大,故不宜再妊娠,应采取避孕或绝育。心功能Ⅰ~Ⅱ级行绝育术,一般在产后7天左右行输卵管结扎术。心功能Ⅲ~Ⅳ级的孕妇最好让男方做输精管结扎术,或产妇延期至产后4~6周,待病情稳定,体力恢复后再行输卵管结扎术。

知识链接

围生期心肌病

围生期心肌病,指发生在产前3个月至产后6个月内的心肌疾病,特征为既往无心血管疾病史的孕妇出现心肌收缩功能障碍和充血性心力衰竭。病理改变与原发性扩张性心肌病相似,心内膜增厚,常有附壁血栓。临床主要表现为呼吸困难、心悸、咳嗽、咯血、端坐呼吸、胸痛、肝大、浮肿等心力衰竭症状。部分患者可因心力衰竭、肺梗死或心律失常而死亡。本病的诊断主要根据病史、症状、体征及辅助检查,心内膜或心肌活检可见心肌细胞变性坏死伴炎症细胞浸润,对鉴别诊断有意义。治疗应在安静休息、增加营养和低盐饮食的基础上,针对心力衰竭给予强心利尿及扩张血管,有栓塞征象可以适当应用肝素。曾患围生期心肌病、心力衰竭遗留心脏扩大者,应避免再次妊娠。

第二节　病毒性肝炎

病毒性肝炎是严重危害人类健康的传染病。病原主要包括甲型(HAV)、乙型(HBV)、丙型(HCV)、丁型(HDV)及戊型(HEV)5种病毒。以乙型肝炎常见,可发生在妊娠任何时期。

【病毒性肝炎对妊娠的影响】

1. 对母体的影响　患病毒性肝炎的孕妇在妊娠早期早孕反应加重。妊娠晚期妊娠期高血压疾病发生率高,可能与肝病时醛固酮灭活能力下降有关。分娩时,由于肝功能的损害和凝血功能的减退易发生产后出血,严重威胁母儿生命。

2. 对胎儿的影响　妊娠早期患肝炎时,胎儿发生畸形率高。由于肝炎病毒可以通过胎盘感染胎儿而易造成流产、早产、死胎、死产和新生儿死亡,围生儿死亡率明显增高。

3．母婴传播　病毒性肝炎母婴传播越来越引起人们的注意，其传播因病毒类型不同而有所不同。

（1）甲型肝炎病毒：主要经粪 - 口传播，不会通过胎盘或其他途径传给胎儿。

（2）乙型肝炎病毒：通过输血、注射、密切的生活接触等途径传播。母婴传播为主要途径，在子宫内经胎盘传播、分娩时通过软产道接触母血或羊水传播、产后接触母亲唾液或喂母乳传播。

（3）丙型肝炎病毒：主要通过输血、输血制品、注射、性生活、母婴传播等途径传播。

（4）丁型肝炎病毒：必须同时有 HBV 感染。通过输血、输血制品、注射和密切接触传播，与 HBV 相比，HDV 的母婴垂直传播少见，而性传播相对重要。

（5）戊型肝炎病毒：通过粪 - 口途径传播，可经污染的水及食物暴发流行。本病的临床表现类似甲型肝炎，但病情重，孕妇于妊娠后期病死率高达 15%～25%。

【临床表现】

常见有乏力、食欲减退、恶心、呕吐、腹胀及肝区痛等。部分患者有畏寒、发热、黄疸及皮肤一过性瘙痒。妊娠早、中期检查可触及肝大，肝区有触痛或叩击痛。

【诊断】

根据有否与肝炎患者密切接触史，有无输血、注射血制品等病史，临床表现及血清谷丙转氨酶增高、血清总胆红素在 171μmol/L 以上、尿胆红素阳性等结合病原学可诊断。

【鉴别诊断】

1．妊娠剧吐引起的肝损害　早期妊娠发病时，因严重失水，尿少，消瘦，长期饥饿引起代谢性酸中毒，尿酮体阳性，有时血清胆红素及 ALT 轻度升高，出现黄疸较轻，纠正酸碱平衡及电解质紊乱后，病情很快好转。

2．妊娠期高血压疾病引起的肝损害　由于全身小动脉痉挛，出现高血压、浮肿、蛋白尿、头痛、头晕等症状，终止妊娠后很快恢复。但应警惕妊娠期病毒性肝炎常合并妊娠期高血压疾病。

3．药物性肝损害　妊娠期引起肝损害的常见药物为：氯丙嗪、四环素、利福平、异烟肼及巴比妥类药物。本病无肝炎接触史和肝炎的典型症状，发病时，起病急而重，主要表现为黄疸、皮疹、寒战、高热、肌痛等。停药后很快康复。

4．妊娠肝内胆汁淤积症（ICP）　又称妊娠特发性黄疸。常发生于有家族史或口服避孕药后。主要临床表现是全身瘙痒、黄疸，但一般状况较好，无肝炎症状。妊娠终止后症状迅速消退。

5．妊娠急性脂肪肝　本病少见，病因不明，多发生于妊娠 36～40 周，以初产妇居多。临床特点是病情发展快，剧烈呕吐、上腹部疼痛、黄疸迅速加深，可并发 DIC 和肝肾功能衰竭。虽有明显黄疸，尿胆红素却多为阴性，可能与多系统损害使肾小球基底膜增厚，胆红素不能滤过有关。超声检查显示典型脂肪肝图像。

【预防】

1．加强卫生宣教工作，注意饮食卫生　预防肝炎的发生，避免与肝炎患者接触。加强营养，食物应含有丰富的蛋白质、碳水化合物和维生素，以增强机体的抵抗力。患急性乙型肝炎的育龄妇女应避孕，待病情痊愈后至少半年，最好 2 年后再妊娠。

2．加强围生保健，做好孕期监护　产前门诊应检查肝功能和肝炎病毒抗原抗体系统，提高病毒性肝炎的检出率。如 HBsAg 和 HBeAg 阳性产妇分娩时应严格消毒隔离，防止产道损伤及新生儿产伤、羊水吸入等以减少传播。新生儿出生后预防母婴传染，不宜母乳喂养。

3．免疫预防　HBsAg 或 HBeAg 阳性孕妇所分娩的新生儿，采取被动免疫和主动免疫相结合的方法，以切断乙型肝炎病毒的母婴传播。

（1）被动免疫法：新生儿出生后立即肌内注射乙肝免疫球蛋白 0.5ml，产后 1 个月、3 个月再各注射 0.16ml/kg。

（2）主动免疫法：新生儿出生后 24 小时内肌内注射乙肝疫苗 30μg，出生后 1 个月、6 个月再各注射 10～20μg。

联合用药时，乙肝疫苗按上述单用方法进行，乙肝免疫球蛋白出生后 6 小时内和出生后 3～4 周各肌内注射 100U。

【治疗】

1. 一般治疗　急性期应卧床休息，加强营养，高蛋白、高碳水化合物、高维生素和低脂肪饮食，必要时静脉输液，纠正水电解质紊乱。避免应用可能损害肝脏的药物，如镇静药、麻醉药、雌激素等。注意预防感染，分娩时严格消毒，应用广谱抗生素，以防感染诱发肝昏迷。防止产后出血。

2. 保肝治疗　补充大量的葡萄糖和多种维生素，如每日给予维生素 C 600mg，能促进肝细胞增生，改善肝功能。每日肌内注射维生素 K_1 10mg，以促进一些凝血因子的合成。给予三磷酸腺苷（ATP）、辅酶 A、细胞色素 C 可促进肝细胞代谢。输新鲜血、血浆、白蛋白等，可纠正低蛋白血症，并可改善造血功能。

3. 重型肝炎的治疗　为预防肝昏迷，应限制蛋白质摄入，每日应 <0.5g/kg。给予大量葡萄糖及维生素，每天热量维持在 7 500kJ 以上。保持大便通畅，以减少氨及毒素的吸收。为了减少肝细胞坏死及促使肝细胞再生，给予高血糖素 1～2mg 加胰岛素 4～8U，溶于 10% 葡萄糖溶液 500ml 内静脉滴注，每天 1 次。注意低血糖反应。若已出现肝昏迷或有前驱症状时，即用降氨药物以改善大脑功能，如醋谷胺 600mg/d 溶于 5% 葡萄糖溶液中静滴，或精氨酸 15～20g/d 静脉滴注。

4. 产科治疗

（1）妊娠期：病毒性肝炎发生在妊娠早期，病情好转后，行人工流产术。发生在妊娠中、晚期，经各种保守治疗无效，病情继续发展时，亦可考虑终止妊娠。

（2）分娩期：经阴道分娩适合于宫颈条件成熟，估计短时间内能顺利结束者。要防治出血，缩短第二产程，防止产道损伤和胎盘残留。胎肩娩出后，及时肌内注射缩宫素。重症肝炎应尽早结束分娩，在短期内行保肝治疗及纠正凝血功能后，及时行选择性剖宫产。手术前 4 小时停用肝素，避免伤口渗血不易控制。严密观察病情变化，及时对症治疗，做好抢救新生儿窒息的准备。

（3）产褥期：产褥期感染会使肝炎病情迅速恶化，故应及早选用对肝脏影响较小的广谱抗生物，如氨苄西林、氯唑西林或头孢霉素等。产后不宜哺乳，回奶不用雌激素，以免损害肝功能，可口服生麦芽或芒硝外敷退奶。

第三节　糖　尿　病

妊娠期间的糖尿病有两种情况，一种为妊娠前已有糖尿病的患者妊娠，又称糖尿病合并妊娠；另一种为妊娠前糖代谢正常或有潜在糖耐量减退，妊娠期才出现或发现糖尿病，又称妊娠糖尿病（gestational diabetes mellitus，GDM）。糖尿病孕妇中 90% 以上为 GDM，糖尿病合并妊娠者不足 10%。我国 GDM 发生率为 18.9%，近年有明显增高趋势。GDM 患者多数于产后恢复正常，但将来患 2 型糖尿病的机会增加。糖尿病孕妇临床经过复杂，对母儿危害较大，必须引起重视。

【妊娠期糖代谢的特点】

通过胎盘从母体获取葡萄糖是胎儿能量的主要来源。在妊娠早中期，孕妇血浆葡萄糖水平随妊娠进展而降低，空腹血糖约降低 10%。原因是：①胎儿从母体获取葡萄糖增加；②孕期肾血浆流量及肾小球滤过率均增加，但肾小管对糖的再吸收率不能相应增加，导致部分孕妇排糖量增加；③雌激素和孕激素增加母体对葡萄糖的利用。因此，孕妇空腹血糖较非孕妇低，这也是孕妇长时间空腹易发生低血糖和酮症酸中毒的病理基础。

到妊娠中晚期，孕妇体内抗胰岛素样物质增加，如胎盘生乳素、雌激素、孕酮等使孕妇对胰岛素的敏感性随孕周增加而下降，为维持正常糖代谢水平，胰岛素需求量必须相应增加。对于胰岛素分泌受限的孕妇，妊娠期间不能代偿这一生理变化而使血糖升高，使原有糖尿病加重或出现GDM。

【妊娠对糖尿病的影响】

妊娠可使隐性糖尿病显性化，使无糖尿病史的孕妇发生GDM，使原有糖尿病患者病情加重。孕早期空腹血糖较低，若不及时调整胰岛素用量，可能出现低血糖。随妊娠进展，抗胰岛素物质增加，胰岛素用量需不断增加。分娩过程中体力消耗较大，进食量少，易发生低血糖，需减少胰岛素用量。产后胎盘分泌的抗胰岛素物质迅速消失，胰岛素用量应立即减少。

由于妊娠期糖代谢的复杂变化，应用胰岛素治疗的孕妇，若未及时调整胰岛素用量，可能会出现血糖过低或过高，严重者甚至导致低血糖昏迷及酮症酸中毒。

【糖尿病对妊娠的影响】

妊娠合并糖尿病对母儿的影响及影响程度取决于糖尿病病情及血糖控制水平。病情较重或血糖控制不良者，对母儿影响较大，母儿近、远期并发症较多。

1. 对孕妇的影响

（1）流产：高血糖可使胚胎发育异常甚至死亡，流产率达15%～30%。糖尿病患者宜在血糖控制正常后再考虑妊娠。

（2）妊娠期高血压疾病：较非糖尿病孕妇高2～4倍。糖尿病孕妇因广泛血管病变，使小血管内皮细胞增厚及管腔变窄，组织供血不足。糖尿病合并肾脏病变时，妊娠期高血压疾病发病率高达50%以上。糖尿病孕妇一旦并发高血压，病情较难控制，对母儿极不利。

（3）感染：血糖控制不好的孕妇易发生感染，感染亦可加重糖尿病代谢紊乱，甚至诱发酮症酸中毒等急性并发症。妊娠期感染主要有：外阴阴道假丝酵母菌病、肾盂肾炎、无症状菌尿症、产褥感染及乳腺炎等。

（4）羊水过多：较非糖尿病孕妇多10倍。其原因可能与胎儿高血糖、高渗性利尿致胎尿排出增多有关。糖尿病诊断越晚、孕妇血糖水平越高，羊水过多越常见。血糖得到控制，羊水量也能逐渐转为正常。

（5）产后出血：因巨大儿发生率明显增高，难产、产道损伤、手术产概率增高，产程延长易发生产后出血。

（6）糖尿病酮症酸中毒：由于妊娠期复杂的代谢变化，加之高血糖及胰岛素相对或绝对不足，代谢紊乱，进一步发展到脂肪分解加速，血清酮体急剧升高，可发展为代谢性酸中毒。糖尿病酮症酸中毒对母儿危害大，不仅是孕妇死亡的主要原因，发生在孕早期还有胎儿致畸作用，发生在孕中晚期易导致胎儿窘迫及胎死宫内。

（7）GDM孕妇再次妊娠时，复发率高达33%～69%。远期患糖尿病概率增加，17%～63%将发展为2型糖尿病。心血管系统疾病的发生率也高。

2. 对胎儿的影响

（1）巨大胎儿：发生率高达25%～42%。其原因为孕妇血糖高，胎儿长期处于母体高血糖所致的高胰岛素血症环境中，促进蛋白、脂肪合成和抑制脂肪分解作用，导致躯干过度发育。GDM孕妇过胖或体重指数过大是发生巨大胎儿的重要危险因素。

（2）胎儿生长受限（FGR）：发生率为21%。妊娠早期高血糖有抑制胚胎发育的作用，导致孕早期胚胎发育落后。糖尿病合并微血管病变者，胎盘血管常出现异常，影响胎儿发育。

（3）流产和早产：妊娠早期血糖高可使胚胎发育异常，最终导致胚胎死亡而流产。合并羊水过多易发生早产，并发妊娠期高血压疾病、胎儿窘迫等并发症时，常需提前终止妊娠，早产发生率为 10%～25%。

（4）胎儿畸形：严重畸形发生率是正常妊娠的 7～10 倍，与受孕后最初数周高血糖水平密切相关，以心血管畸形和神经系统畸形最常见。

3. 对新生儿的影响

（1）新生儿呼吸窘迫综合征：发生率增高。高血糖刺激胎儿胰岛素分泌增加，形成高胰岛素血症，后者具有拮抗糖皮质激素促进肺泡 Ⅱ 型表面活性物质合成及释放的作用，使胎儿肺表面活性物质产生及分泌减少，胎儿肺成熟延迟。

（2）新生儿低血糖：新生儿脱离母体高血糖环境后，高胰岛素血症仍存在，若不及时补充糖，易发生低血糖，严重时可危及新生儿生命。

【诊断】

1. 病史　具有糖尿病高危因素，包括糖尿病家族史、年龄 >30 岁、肥胖、巨大儿分娩史、无原因反复流产史，及死胎、死产、胎儿畸形史等。

2. 临床表现　妊娠期有三多症状（多饮、多食、多尿），或外阴阴道假丝酵母菌感染反复发作，孕妇体重 >90kg，本次妊娠并发羊水过多或巨大胎儿者，应警惕合并糖尿病的可能。

3. 实验室检查

（1）尿糖测定：尿糖阳性者不能仅考虑妊娠期生理性糖尿，应进一步做空腹血糖检查及糖筛查试验。

（2）空腹血糖测定：≥7.0mmol/L 者，可诊断为糖尿病。

（3）糖筛查试验：妊娠 24～28 周进行 GDM 筛查，50g 葡萄糖粉溶于 200ml 水中，5 分钟内服完，其后 1 小时血糖值 ≥7.8mmol/L 为糖筛查阳性，应检查空腹血糖，空腹血糖异常可诊断为糖尿病，空腹血糖正常者再行口服葡萄糖耐量试验（oral glucose tolerance test, OGTT）。

（4）OGTT：我国多采用 75g 糖耐量试验。空腹 12 小时后，口服葡萄糖 75g，其正常上限为：空腹 5.1mmol/L，1 小时 10.0mmol/L，2 小时 8.5mmol/L，任何一点血糖值达到或超过上述标准，则诊断为 GDM。

【治疗】

1. 不宜妊娠的指标　糖尿病患者于妊娠前应确定糖尿病严重程度。对于已有严重的糖尿病性肾病，或眼底有增生性视网膜炎病变或玻璃体积血应避孕，不宜妊娠。若已妊娠应尽早终止。

2. 妊娠期管理　器质性病变较轻、血糖控制良好者，可在积极治疗、密切监护下继续妊娠。从孕前开始，在内科医师协助下严格控制血糖值，确保受孕前、妊娠期及分娩期血糖在正常范围。妊娠期血糖控制满意标准：孕妇无明显饥饿感，空腹血糖控制在 5.3mmol/L；餐后 2 小时 6.7mmol/L；夜间不低于 3.3mmol/L。

（1）饮食治疗：饮食控制很重要。理想的饮食控制目标：既能保证和提供妊娠期间热量和营养需要，又能避免餐后高血糖或饥饿酮症出现，保证胎儿正常生长发育。多数 GDM 患者经合理饮食控制和适当运动治疗，均能控制血糖在满意范围。孕早期糖尿病孕妇需要热量与孕前相同。孕中期以后，每周热量增加 3%～8%。其中糖类占 40%～50%，蛋白质占 20%～30%，脂肪占 30%～40%。控制餐后 1 小时血糖值在 8mmol/L 以下。但要注意避免过分控制饮食，否则会导致孕妇饥饿性酮症及胎儿生长受限。

（2）药物治疗：口服降糖药目前不推荐使用。胰岛素是大分子蛋白，不通过胎盘，对饮食治疗不能控制的糖尿病是主要治疗药物。

胰岛素用量个体差异较大，一般从小剂量开始，并根据病情、孕期进展及血糖值加以调整。孕前应用胰岛素控制血糖的患者，妊娠早期需要根据血糖监测情况及时减少胰岛素用量。妊娠中、后期的胰岛素需要量常有不同程度增加。妊娠 32～36 周胰岛素用量达最高峰，妊娠 36 周后用量稍下降。

（3）孕期母儿监护：妊娠早期应密切监测血糖变化，及时调整胰岛素用量以防低血糖。每周检查一次直至妊娠第10周。妊娠中期每两周检查一次，一般妊娠20周时胰岛素需要量开始增加，每月测定肾功能及糖化血红蛋白含量，同时进行眼底检查。妊娠32周以后应每周检查一次。注意血压、水肿、尿蛋白情况，注意对胎儿发育、胎儿成熟度、胎儿胎盘功能等的监测，必要时及早住院。

3. 分娩时机与分娩方式的选择

（1）分娩时间：原则上尽量推迟终止妊娠的时间。血糖控制良好，孕晚期无合并症，胎儿宫内状况良好，应等待至妊娠39周后终止妊娠。血糖控制不满意，伴血管病变、重度子痫前期、严重感染、胎儿生长受限、胎儿窘迫等，应了解胎肺成熟情况，用地塞米松促胎儿肺成熟后终止妊娠。

（2）分娩方式：有巨大胎儿、胎盘功能不良、胎位异常或其他产科指征者，应行剖宫产。对糖尿病病程 >10 年，伴有视网膜病变及肾功能损害、重度子痫前期，有死胎、死产史的孕妇，应放宽剖宫产指征。

4. 分娩期治疗

（1）一般治疗：注意休息、镇静，给予适当饮食，严密观察血糖、尿糖及酮体变化，及时调整胰岛素用量，加强胎儿监护。

（2）阴道分娩：临产时情绪紧张及疼痛可使血糖波动，胰岛素用量不易掌握，严格控制产时血糖水平对母儿均十分重要。临产后仍采用糖尿病饮食，产程中一般应停用皮下注射胰岛素，孕前患糖尿病者静脉输注 0.9% 氯化钠注射液加胰岛素，根据产程中测得的血糖值调整静脉输液速度。

（3）剖宫产：在手术日停止皮下注射所有胰岛素，监测血糖及尿酮体，根据其空腹血糖水平及每日胰岛素用量，改为小剂量胰岛素持续静脉滴注。一般按 3～4g 葡萄糖加 1U 胰岛素比例配制葡萄糖注射液，并按每小时静脉输入 2～3U 胰岛素的速度持续静脉滴注，每 1～2 小时测血糖一次，尽量使术中血糖控制在 6.7～10.0mmol/L。术后每 2～4 小时测一次血糖，直到饮食恢复。

5. 产后治疗　产褥期胎盘排出后，体内抗胰岛素物质迅速减少，大部分 GDM 患者在分娩后即不再需要使用胰岛素，仅少数患者仍需胰岛素治疗。胰岛素用量应减少至分娩前的 1/3～1/2，并根据产后空腹血糖值调整用量。多数在产后 1～2 周胰岛素用量逐渐恢复至孕前水平。于产后 6～12 周行 OGTT 检查，若仍异常，可能为产前漏诊的糖尿病患者。

6. 新生儿出生时治疗　新生儿出生时应留脐血，进行血糖、胰岛素、胆红素、血细胞比容、血红蛋白、钙、磷、镁的测定。无论出生状况如何，均视为高危新生儿，注意保暖和吸氧，加强监护，重点防止新生儿低血糖，应在开奶的同时，定期滴服葡萄糖溶液。

第四节　血液系统疾病

一、贫　血

贫血是妊娠期较常见的合并症。由于妊娠期血容量增加，且血浆增加多于红细胞增加，血液呈稀释状态，又称"生理性贫血"。贫血在妊娠各期对母儿均可造成一定危害，在某些贫血较严重的国家和地区，是孕产妇死亡的重要原因之一。其中以缺铁性贫血最常见。

【贫血对妊娠的影响】

1. 对孕妇的影响　贫血孕妇对分娩、手术和麻醉的耐受能力差。重度贫血可致贫血性心脏病；严重贫血使孕妇对失血的耐受性降低，易发生失血性休克；贫血降低产妇抵抗力，容易并发产褥感染。

2．对胎儿的影响　当孕妇重度贫血时，经胎盘供氧和营养物质不足以满足胎儿生长需要，可造成胎儿生长受限、胎儿窘迫、早产或死胎。

【妊娠期贫血的诊断标准】

由于妊娠期血液系统的生理变化，妊娠期贫血的诊断标准不同于非孕妇女。世界卫生组织的诊断标准为：孕妇外周血血红蛋白（Hb）<110g/L 及血细胞比容 <0.33。妊娠期贫血通常分为 4 度：①轻度：Hb 100～109g/L；②中度：Hb 70～99g/L；③重度：Hb 40～69g/L；④极重度：Hb<40g/L。

（一）缺铁性贫血

缺铁性贫血（iron deficiency anemia，IDA）是妊娠期最常见的贫血，占妊娠期贫血的 95%。由于胎儿生长发育及妊娠期血容量增加，对铁的需要量增加，尤其在妊娠后半期，若孕妇对铁摄取不足或吸收不良，均可引起贫血。

【病因】

妊娠期铁的需要量增加是孕妇缺铁的主要原因。以每毫升血液含铁 0.5mg 计算，妊娠期血容量增加需铁 650～750mg，胎儿生长发育需铁 250～350mg，故孕期需铁约 1 000mg，孕妇每日需铁至少 4mg。每日饮食中含铁 10～15mg，吸收利用率仅为 10%，即 1～1.5mg，妊娠后半期铁的最大吸收率可达 40%，仍不能满足需求，若不及时补充铁剂，容易耗尽体内储存铁造成贫血。

【诊断依据】

1．病史　有月经过多等慢性失血病史；有长期偏食、孕早期呕吐、胃肠功能紊乱导致的营养不良等病史。

2．临床表现　轻者无明显症状，重者可有头晕、乏力、心悸、气短、食欲减退、腹胀、腹泻、皮肤黏膜苍白、皮肤毛发干燥、指甲脆薄以及口腔炎、舌炎等。

3．实验室检查

（1）血象：外周血涂片为小红细胞低血红蛋白性贫血，血红蛋白 <100g/L，红细胞 <3.5×10^{12}/L，血细胞比容 <0.33，平均红细胞体积（MCV）<80fl，平均红细胞血红蛋白浓度（MCHC）<32%，而白细胞及血小板计数均正常。

（2）血清铁浓度：能灵敏地反映缺铁情况。正常成年妇女血清铁为 7～27μmol/L，若孕妇血清铁 <6.5μmol/L，可诊断为缺铁性贫血。

（3）骨髓象：红系造血呈轻度或中度增生活跃，以中、晚幼红细胞增生为主，骨髓铁染色见细胞内外铁均减少，且细胞外铁减少更明显。

【治疗】

治疗原则是补充铁剂和去除病因。一般治疗包括增加营养和食用含铁丰富的饮食，胃肠功能紊乱和消化不良者给予对症治疗。

1．补充铁剂　以口服给药为主。血红蛋白 <70g/L，可以口服给药。常用的口服药物有多糖铁复合物、硫酸亚铁、琥珀酸亚铁、10% 枸橼酸铁铵等。对中重度缺铁性贫血或严重胃肠道反应不能口服铁剂者，给予铁剂注射，如右旋糖酐铁或山梨醇铁、蔗糖铁等，深部肌内注射或静脉滴注。

2．输血　多数孕妇补充铁剂后血象很快改善，不需输血。当血红蛋白 <70g/L、接近预产期或短期内需行剖宫产术者，应少量、多次输血，输血不可过多过快，避免加重心脏负担，诱发急性左心衰竭。

3．产时及产后的治疗　重度贫血产妇于临产后应配血备用。严密监护产程，积极预防产后出血，积极治疗第三产程，出血多时应及时输血。产后预防感染。

【预防】

　　孕前积极治疗失血性疾病如月经过多等，增加铁贮备。孕期加强营养，多食富含铁的食物如猪肝、鸡血、豆类等。产前检查时，孕妇必须定期检测血常规，尤其在妊娠后期。妊娠 4 个月起常规补充铁剂，每日口服硫酸亚铁 0.3g。

（二）巨幼细胞贫血

　　巨幼细胞贫血是由叶酸或维生素 B_{12} 缺乏引起 DNA 合成障碍所致的贫血。外周血呈大细胞正血红蛋白性贫血，骨髓内出现巨幼红细胞系列。其发病率国内报道为 0.7%。

【病因】

　　叶酸与维生素 B_{12} 均为 DNA 合成过程中的重要辅酶。叶酸和 / 或维生素 B_{12} 缺乏可使 DNA 合成障碍，以造血组织最明显，特别是红细胞系统。由于细胞核成熟延缓，核分裂受阻，细胞质中 RNA 大量聚集，RNA 与 DNA 比例失调，使红细胞体积增大，而红细胞核发育处于幼稚状态，形成巨幼细胞，由于巨幼细胞寿命短而发生贫血。妊娠期本病 95% 是因叶酸缺乏，少数孕妇因维生素 B_{12} 缺乏。引起叶酸与维生素 B_{12} 缺乏的原因有：

　　1. 来源缺乏或吸收不良　叶酸和维生素 B_{12} 存在于绿叶蔬菜、豆类及动物蛋白等动植物食物中，摄入不足的孕妇可引起本病。不当的烹调方法也可损失大量叶酸。患慢性消化道疾病可影响肠道吸收，加重叶酸和维生素 B_{12} 缺乏。

　　2. 妊娠期需要量增加及排泄增多　正常成年妇女每日需叶酸 50～100μg，孕妇每日需叶酸 300～400μg，多胎孕妇需要量更多。孕妇肾血浆流量增加，叶酸在肾小球内滤过加速，肾小管再吸收减少，从尿中排泄增多。

【对孕妇及胎儿的影响】

　　与孕妇患其他贫血对母儿造成的影响一样。

【临床表现与诊断】

　　1. 临床症状及体征　表现为头晕、乏力、心悸、气短、皮肤黏膜苍白等贫血症状。严重者有消化道症状和周围神经炎症状如手足麻木、针刺、冰冷等感觉异常及行走困难等。

　　2. 实验室检查

　　（1）外周血象：为大细胞性贫血。血细胞比容低，平均红细胞体积（MCV）>100fl，平均红细胞血红蛋白含量（MCH）>32pg，大卵圆形红细胞增多、中性粒细胞分叶过多，粒细胞体积增大，核肿胀，网织红细胞减少，血小板常减少。

　　（2）骨髓象：红细胞系统呈巨幼细胞增生，巨幼细胞系列占骨髓细胞总数的 30%～50%，核染色质疏松，可见核分裂。

　　（3）叶酸及维生素 B_{12} 值：血清叶酸 <6.8nmol/L、红细胞叶酸 <227nmol/L，提示叶酸缺乏。血清维生素 B_{12}<74pmol/L，提示维生素 B_{12} 缺乏。

【防治】

　　1. 孕期加强营养　改变不良饮食习惯，多食新鲜蔬菜、水果、瓜豆类、肉类、动物肝及肾等食物。

　　2. 补充叶酸　对于有高危因素的孕妇，应从妊娠 3 个月开始，口服叶酸 0.5～1mg/d，连续应用 8～10 周。确诊为巨幼细胞性贫血孕妇，应口服叶酸 15mg/d 或每日肌内注射 10～30mg，直至症状消失、贫血纠正。

　　3. 维生素 B_{12}　100～200μg 肌内注射，每日 1 次，2 周后改为每周 2 次，直至血红蛋白值恢复正常。

　　4. 血红蛋白 <70g/L 时，应少量间断输新鲜血或红细胞悬液。

　　5. 分娩时避免产程延长，预防产后出血及感染。

二、特发性血小板减少性紫癜

特发性血小板减少性紫癜（idiopathic thrombocytopenic purpura，ITP）是一种常见的自身免疫性血小板减少性疾病。因免疫性血小板破坏过多致外周血血小板减少。主要临床表现为皮肤黏膜出血、月经过多，严重者可致内脏出血，甚至颅内出血而死亡。

【ITP 与妊娠的相互影响】

1. 妊娠对 ITP 的影响　妊娠本身通常不影响本病病程及预后。但妊娠可使病情复发或病情加重，出血机会增多。

2. ITP 对孕产妇的影响　ITP 对妊娠的影响主要是出血。ITP 者妊娠时，自然流产和母婴死亡率均高于正常孕妇。

3. ITP 对胎儿及新生儿的影响　可导致胎儿、新生儿血小板减少。严重者有发生颅内出血的危险。胎儿血小板减少为一过性，脱离母体的新生儿体内抗体逐渐消失，血小板将逐渐恢复正常。

【临床表现及诊断】

主要表现是皮肤黏膜出血和贫血。轻者仅有四肢及躯干皮肤的出血点、紫癜及瘀斑、鼻出血、牙龈出血，严重者可出现消化道、生殖道、视网膜及颅内出血。脾脏不大或轻度增大。实验室检查，血小板低于 100×10^9/L。一般血小板低于 50×10^9/L 时才有临床症状。骨髓检查，巨核细胞正常或增多，成熟型血小板减少。血小板抗体测定大部分为阳性。通过以上表现及实验室检查，本病的诊断并不困难。但应排除其他引起血小板减少的疾病，如再生障碍性贫血、药物性血小板减少、妊娠合并 HELLP 综合征、遗传性血小板减少等。

【治疗】

1. 妊娠期治疗　妊娠期治疗原则与单纯 ITP 患者相同。

2. 分娩期治疗　分娩方式原则上以阴道分娩为主。ITP 孕妇剖宫产指征可适当放宽。

3. 产后治疗　妊娠期应用糖皮质激素治疗者，产后应继续应用。孕妇常伴有贫血及抵抗力低下，应预防感染。是否母乳喂养视母亲病情及胎儿血小板情况而定。

第五节　甲状腺疾病

一、妊娠合并甲状腺功能亢进

甲状腺功能亢进（hyperthyroidism），简称甲亢，是甲状腺腺体本身产生甲状腺激素过多，导致体内甲状腺激素过高，引起机体神经、循环、消化等系统兴奋性增高和代谢亢进的内分泌疾病。由于妊娠期发生了一系列变化，妊娠合并甲亢在诊断、治疗上与非孕期有所不同。

【妊娠与甲亢的相互影响】

妊娠期甲状腺处于相对活跃状态，导致血清总甲状腺激素（TT_4）、总三碘甲状腺原氨酸（TT_3）增加，当甲亢未治疗或治疗欠佳的孕妇于分娩或手术应激、感染及停药不当时，可诱发甲状腺危象。反之，重症或未经治疗控制的甲亢孕妇容易发生流产和早产、胎儿生长受限及胎儿甲状腺功能减退和甲状腺肿等。

【临床表现】

妊娠期甲亢症状与非孕期相同，表现为代谢亢进、易激动、怕热多汗、皮肤潮红、脉搏快、脉压大于 50mmHg 等。体格检查可见皮温升高、眼突、手震颤，严重者心律不齐、心界扩大，实验室检查血清促甲状腺激素（thyroid stimulating hormone,TSH）降低，游离 T_4（FT_4）或总 T_4（TT_4）增高。

各种甲亢症状急骤加重和恶化称甲状腺危象（thyroid crisis），表现为焦虑、烦躁、大汗淋漓、恶心、厌食、呕吐、腹泻，大量失水引起虚脱、休克，甚至昏迷，体温 >39℃，脉率 >140 次 /min，甚至 >160 次 /min，脉压增大，常因心房颤动或心房扑动而病情危重，有时伴有心衰或肺水肿，偶有黄疸，血白细胞及 FT_4、FT_3 增高。常见诱因为手术、分娩、感染等各种应激因素，孕产妇死亡率较高，必须紧急治疗。

【诊断】

根据症状、高代谢率、甲状腺对称性弥漫性肿大以及突眼等体征，结合实验室检查多可确诊。

【治疗】

1. 甲亢患者孕前管理　甲亢患者在备孕前应该达到甲状腺功能正常的稳定状态。^{131}I 对胎儿有影响，治疗后至少 6 个月方可妊娠。

2. 妊娠合并甲亢治疗　原则上首选药物治疗，丙硫氧嘧啶与甲巯咪唑是孕期甲亢的首选药物，妊娠期严禁用 ^{131}I 进行诊断或治疗。

3. 产科治疗

（1）妊娠期：应加强监护，产科与内分泌科医生共同监测与治疗。

（2）分娩期：原则上选阴道试产，注意产后出血及甲状腺危象，预防并发症的发生。

（3）新生儿：检查有无甲亢或甲状腺功能低下的症状和体征。

（4）产后哺乳：使用抗甲状腺药物，甲巯咪唑是哺乳期首选药物。

二、妊娠合并甲状腺功能减退

甲状腺功能减退（hypothyroidism），简称甲减，是由于甲状腺激素合成和分泌减少或组织作用减弱导致全身代谢减低的内分泌疾病，可分为临床甲减和亚临床甲减。

【对母儿的影响】

1. 对孕产妇的影响　甲减患者妊娠早、晚期产科并发症均明显增加。

2. 对围产儿的影响　未经治疗的甲减孕妇，其胎儿流产、死亡、畸形、胎儿生长受限、先天性缺陷与智力发育迟缓的发生率增加。

【临床表现】

主要有全身疲乏、困倦、记忆力减退、食欲减退、声音嘶哑、便秘、言语徐缓、活动迟钝、表情呆滞、头发稀疏、皮肤干燥、体温低等，严重者出现心脏扩大、心包积液、心动过缓、腱反射迟钝等症状和体征。

【诊断】

妊娠期甲减包括甲减患者妊娠及妊娠期新诊断甲减两类。根据妊娠特异性 TSH 和 FT_4 参考范围，诊断临床甲减和亚临床甲减。对有下列高危因素者建议早期筛查：①妊娠前已服用甲状腺激素制剂；②有甲亢、甲减、产后甲状腺炎、甲状腺部分切除及 ^{131}I 治疗者；③有甲状腺病家族史者；④已知存在甲状腺自身抗体者；⑤甲状腺大者；⑥提示存在甲减症状或体征者；⑦ 1 型糖尿病患者；⑧患有自身免疫疾病者；⑨有颈部不适病史者；⑩不育妇女也应行 TSH 检查除外甲减。临床甲减：TSH 高于妊娠期参考值上限，FT_4 低于妊娠期参考值下限，结合症状可诊断。亚临床甲减：TSH 高于妊娠期参考值上限，FT_4 正常；单纯低 T_4 血症：TSH 正常，仅 FT_4 降低。

【治疗】

1. 孕前治疗　既往患有甲减的生育期妇女计划妊娠，调整左旋甲状腺素（L-T_4）剂量，使 TSH 在正常范围。

2. 临床甲减妊娠期治疗　妊娠期母体与胎儿对甲状腺激素的需求量从妊娠第 6 周开始增加，直到孕 20 周达到平衡状态。所以，妊娠期间左旋甲状腺素用量较非孕期增加 30%～50%，甲状腺功能应于妊娠 28 周前每 4 周监测 1 次，妊娠 28～32 周至少监测 1 次，根据甲状腺功能调整用药量。

3. 亚临床甲减妊娠期治疗　对单纯亚临床甲减孕妇是否需要治疗，目前尚无一致意见。

4. 对单纯低 T_4 血症患者目前不推荐左旋甲状腺素治疗。

5. 分娩后，左旋甲状腺素应减至孕前的剂量，产后 6 周需要再进行甲状腺功能检测。

6. 除上述治疗外，孕期应加强营养指导，监测胎儿宫内发育情况是否迟缓；加强孕期和分娩期胎儿的监护，及时发现胎儿窘迫；注意预防产后出血及产褥感染。

7. 新生儿监护　新生儿出生后应查甲状腺功能，孕妇血中甲状腺球蛋白抗体(TgAb)和甲状腺过氧化物酶自身抗体(TPOAb)均可通过胎盘，导致胎儿甲减，影响胎儿发育。新生儿甲减治疗一般需维持 2～3 年。

第六节　TORCH 综合征

TORCH 是由一组病原微生物英文名称的首字母组合而成，其中 T 指弓形体(toxoplasma，TOX)，O 指其他(others，如梅螺旋体、细小病毒 B19 等)，R 指风疹病毒(rubella virus，RV)，C 指巨细胞病毒(cytomegalovirus，CMV)，H 主要指单纯疱疹病毒(herpes simplex virus，HSV)。TORCH 综合征指由 TORCH 感染所致的围产儿的症状和体征，也可遗留中枢神经系统等损害。孕妇感染后多无症状或症状轻微，但可垂直传播给胎儿，引起宫内感染。本节主要阐述 TOX、RV、CMV。

【传播途径】

1. 孕妇感染　TOX 多为食用含有包囊的生肉或未煮熟的肉、蛋类和未洗涤的蔬菜水果，或接触带有虫卵的猫等动物排泄物而感染。RV 主要是直接传播或呼吸道飞沫传播。CMV 主要通过飞沫、唾液、尿液和性接触感染，也可经输血、人工透析和器官移植感染。

2. 母儿传播　孕妇感染 TORCH 中任何一种病原体均可致胎儿感染，具体传播途径有宫内感染、产道感染、经母亲的乳汁或唾液感染等。

【对母儿的影响】

1. 对孕妇的影响　孕妇感染后大多无明显症状或症状轻微，部分孕妇可表现为不典型的感冒症状。RV 感染者可在颜面部广泛出现斑丘疹，并可扩散至躯干和四肢，还可伴有关节痛或关节炎、头颈部淋巴结病和结膜炎等。

2. 对胎儿和新生儿的影响

(1) 弓形体病：宫内感染随孕周增加而增加，但妊娠早期感染对胎儿影响最严重。有症状的感染儿远期并发症发生率高。

(2) RV 感染：胎儿器官发生过程中感染 RV 后遗症较为严重。先天性风疹综合征可导致一个或多个脏器损害，包括眼部缺陷、先天性心脏病、感觉神经性耳聋、中枢神经系统病变等。远期后遗症有糖尿病、性早熟和进行性全脑炎等。

(3) CMV 感染：原发感染孕妇中 30%～40% 可发生宫内感染，复发感染者宫内感染率仅为 0.15%～2%。大多数宫内感染儿出生时无症状。

【临床表现与诊断】

1. 病史和临床表现

(1) 反复流产、死胎或出生缺陷等病史。

（2）孕前或孕期有宠物接触史，有摄食生肉或未煮熟肉类等生活习惯。

（3）风疹患者接触史，夫妻双方或一方曾患生殖器或其他部位皮疹或疱疹。

（4）孕期有发热和/或上呼吸道感染样症状等。

（5）超声影像学发现胎儿水肿等宫内发育异常。

2．实验室诊断

（1）病原学检查：采集母血、尿、乳汁、水、脐血、胎盘和新生儿血、尿等进行病原学检查，方法有循环抗原检测（弓形体）、细胞学检查（CMV 包涵体）、病毒分离（RV、CMV）及核酸扩增试验。妊娠 21 周后且距孕妇首次感染 6 周以后，检测羊水中特异性 DNA 或 RNA，是诊断宫内感染的首选方法。

（2）血清学检查：检测血清中 TOX、RV、CMV 特异性抗体 IgM、IgG，结合 IgG 亲和力指数确定孕妇感染状况。

3．影像学检查　磁共振在胎儿神经系统结构异常诊断方面具有优势，能对脑扩张程度及周围脑实质发育情况做出更准确的判断，常用于胎儿超声检查发现异常后妊娠晚期的进一步检查。

【治疗】

建议生育期妇女孕前进行 TORCH 感染筛查，以明确孕前感染状态。不推荐对所有孕妇进行常规筛查，也不能仅凭血清学检查结果而建议孕妇终止妊娠。

1．弓形体病　妊娠早期急性感染的孕妇，可口服给药，如乙酰螺旋霉素。妊娠 18 周后感染孕妇或怀疑胎儿感染者可以联合应用乙胺嘧啶、磺胺嘧啶和甲酰四氢叶酸治疗。联合用药较单用乙酰螺旋霉素更有效。

2．RV 感染和 CMV 感染　目前尚无特效的治疗方法。

【预防】

1．易感人群应早期检查，早期诊断，及时治疗。

2．RV 抗体阴性的生育期妇女建议孕前接种风疹疫苗，避孕 1～3 个月后计划妊娠。研究显示，注射疫苗后意外怀孕或妊娠早期注射疫苗对母胎无明显危害。妊娠前 1 个月和妊娠期禁止接种此疫苗。

第七节　性传播疾病

性传播疾病（sexually transmitted diseases，STD）是指以通过性行为为主要传播途径的一组传染病。

一、淋　病

淋病（gonorrhea）是由淋病奈瑟球菌（简称淋菌）引起的以泌尿生殖系统化脓性感染为主要表现的性传播疾病。近年在我国的发病率居性传播疾病首位，任何年龄均可发生，以 20～30 岁居多。淋菌极易侵犯并隐匿在女性泌尿生殖道而引起感染。

【传播途径】

淋菌绝大多数通过性交直接传播。间接传播途径主要通过接触染菌衣物、毛巾、床单、浴盆等物品及消毒不彻底的检查器械等，或通过产道引起新生儿淋菌性眼结膜炎。

【淋病对妊娠、分娩及胎儿的影响】

孕妇感染淋菌并不少见，约占 1%～8%。妊娠期任何阶段的淋菌感染，对妊娠预后均有影响。

【淋病对新生儿的影响】

经阴道娩出,可以发生新生儿淋菌性结膜炎、肺炎,甚至出现淋菌性败血症,使围生儿死亡率明显增加。

【临床表现】

阴道脓性分泌物增多,外阴瘙痒或灼热,偶有下腹痛,妇科检查见子宫颈水肿、充血等子宫颈炎表现。也可有尿道炎、前庭大腺炎、输卵管炎和子宫内膜炎等表现。

【诊断及实验室检查】

根据不良的性接触史、临床表现、体征及实验室检查可作出诊断。常用的实验室检查有:①分泌物涂片检查见中性粒细胞内有革兰氏阴性双球菌;②分泌物培养是诊断淋病的"金标准";③核酸扩增试验。

【治疗】

治疗原则为尽早彻底治疗,遵循及时、足量、规则用药原则。为提高疗效和减少耐药性,推荐联合使用头孢菌素和阿奇霉素。

淋病产妇分娩的新生儿,应尽快使用 0.5% 红霉素眼膏预防淋病性眼炎,并预防性使用头孢曲松钠。

二、梅　毒

梅毒(syphilis)是由苍白密螺旋体引起的慢性全身性疾病,早期主要表现为皮肤黏膜损害,晚期侵犯心血管、神经系统等重要脏器,造成劳动力丧失甚至死亡。梅毒孕妇还能通过胎盘将病原体传给胎儿引起早产、死产或娩出先天梅毒儿。是严重危害人类健康的性传播疾病。

【传播途径】

传染源是梅毒患者。最主要的传播途径是通过性交经黏膜擦伤处传播。偶可经感染衣物等间接感染。孕妇可通过胎盘传给胎儿,引起先天性梅毒。

【对胎儿及婴幼儿的影响】

梅毒螺旋体可经胎盘传给胎儿,引起流产、死胎、死产、低体重儿和先天性梅毒。早期表现有皮肤大疱、皮疹、鼻炎及鼻塞、肝脾大、淋巴结肿大等;晚期先天性梅毒多出现在 2 岁以后,表现为楔状齿、鞍鼻、间质性角膜炎、骨膜炎、神经性耳聋等。其病死率及致残率均明显增高。

【诊断及实验室检查】

1. 临床表现　早期表现为硬下疳、硬性淋巴结炎、全身皮肤黏膜损害,晚期表现为永久皮肤黏膜损害并可侵犯心血管及神经系统等多种组织器官而危及生命。

2. 诊断　除病史及临床表现外,主要依据以下实验室检查方法:①病原体检查,利用荧光抗体检查梅毒螺旋体以确诊;②血清学检查;③脑脊液检查。

【治疗】

治疗梅毒的原则是早期明确诊断,及时治疗,用药足量,疗程规范。治疗期间应避免性生活,同时性伴侣也应接受检查及治疗。

三、尖 锐 湿 疣

尖锐湿疣(condyloma acuminatum)是近年常见的性传播疾病,仅次于淋病,居第二位。尖锐湿疣的病原体为人乳头瘤病毒(human papilloma virus,HPV)。性交为其主要传播途径,但也有少数为非性接触传播。好发部位以外阴部(阴唇后联合、小阴唇内侧等)最常见,其次是宫颈和阴道。

【传播途径】

主要经性交传播,不排除间接传播可能。

【对孕妇及胎儿的影响】

妊娠期尖锐湿疣生长迅速,数目多,体积大,多区域,多形态,巨大尖锐湿疣可阻塞产道。此外,妊娠期尖锐湿疣组织脆弱,阴道分娩时容易导致大出血。

孕妇患尖锐湿疣,有垂直传播的危险。胎儿宫内感染极罕见。

【临床表现及诊断】

1.临床表现　外阴瘙痒、灼痛或性交后疼痛不适。病灶初为散在或呈簇状增生的粉色或白色小乳头状疣,柔软,有细的指样突起,病灶增大后互相融合呈鸡冠状、菜花状或桑葚状。病变多发生在外阴性交时易受损之部位,如阴唇后联合、小阴唇内侧、阴道前庭、尿道口等部位。

2.诊断　典型的肉眼即可诊断。若症状不典型、诊断不明确、病情加重,建议行活组织病理检查,以明确诊断。

【治疗】

产后部分尖锐湿疣可迅速缩小,甚至自然消退。因此,妊娠期常不必切除病灶,治疗的主要目的是缓解症状。

附：妊娠合并急性阑尾炎

急性阑尾炎是妊娠期常见的外科急腹症之一,国内报告孕妇发病率为0.05%～0.2%。妊娠各期均可发生急性阑尾炎,但以妊娠前6个月内多见。

【妊娠期阑尾位置的改变】

妊娠初期阑尾的位置与非妊娠期相似,在右髂前上棘至脐连线中外1/3处,随妊娠子宫的不断增大,阑尾也会逐渐向后上、向外、向后移位。

【妊娠期阑尾炎特点】

妊娠期盆腔器官充血,阑尾也充血,炎症发展很快,容易发生阑尾坏死、穿孔。一旦穿孔不易使炎症局限,造成弥漫性腹膜炎。若炎症波及子宫浆膜,可诱发子宫收缩,引起流产、早产或子宫强直性收缩,其毒素可能导致胎儿缺氧甚至死亡,威胁母儿安全。

【临床表现及诊断】

1.妊娠早期急性阑尾炎　表现为食欲减退、乏力、发热、恶心、呕吐、下腹痛,检查右下腹部有固定明显的压痛、反跳痛和肌紧张等,白细胞总数增高。其症状和体征与非妊娠时急性阑尾炎相似。

2.妊娠中、晚期急性阑尾炎　子宫因增大明显而引起阑尾移位,检查时压痛点升高,压痛部位可达右肋下肝区。

【治疗】

原则:病情确诊后,给予大剂量广谱抗生素,防止炎症扩散,应尽快行手术治疗。可疑患急性阑尾炎孕妇,也是剖腹探查的指征。有产科指征者,可同时行剖宫产。

孕妇需继续妊娠者,阑尾手术后3～4日内,给予宫缩抑制药及镇静药,如硫酸镁、沙丁胺醇、黄体酮、维生素E和绒促性素等,以减少流产与早产的发生。

【预后】

与妊娠时期和手术时阑尾病变严重程度相关。妊娠早期,阑尾炎诊断较易,预后良好。妊娠越晚,诊断越困难,误诊概率越大,延误治疗造成阑尾化脓及穿孔,甚至发生弥漫性腹膜炎、休克,造成孕妇死亡率增高。

（田　群）

ER 10-3

扫一扫，测一测

？ 复习思考题

1. 妊娠、分娩对心脏病有何影响？
2. 简述妊娠合并病毒性肝炎的临床表现及诊断。
3. 简述妊娠合并糖尿病的诊断。

PPT 课件

知识导览

第十一章 异常分娩

学习目标

　　掌握宫缩乏力的诊断和处理，产程异常的诊断标准，狭窄骨盆的分类、诊断及处理原则；熟悉宫缩过强的诊断及处理原则，胎位异常的诊断及分娩机制；了解宫缩乏力的病因及对母儿的影响，软产道异常的类型及处理。具有观察产程、判断异常产程的能力，并能正确处理难产；关爱产妇，能与产妇及家属良好沟通，并能开展产时、产后健康指导。

　　异常分娩（abnormal labor）又称难产（dystocia）。影响分娩的因素包括产力、产道、胎儿及社会心理因素，任何一个或一个以上的因素发生异常，或四个因素间不能相互适应，使分娩进程受到阻碍，称为异常分娩。

第一节　产力异常

　　子宫收缩力是临产后贯穿于分娩全过程的主要动力，在分娩过程中，任何原因引发的子宫收缩的节律性、对称性和极性不正常或收缩力的强度、频率改变，称子宫收缩力异常，简称产力异常。临床上子宫收缩力异常分为子宫收缩乏力（简称宫缩乏力）和子宫收缩过强（简称宫缩过强）两类（图 11-1），每类又分为协调性子宫收缩异常与不协调性子宫收缩异常。

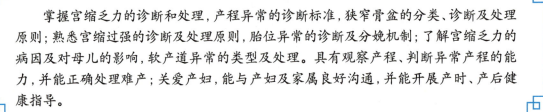

图 11-1　子宫收缩力异常的分类

一、子宫收缩乏力

【病因】

　　1. 头盆不称或胎位异常　由于胎先露下降受阻，先露部不能紧贴子宫下段和宫颈内口，因而不能反射性地刺激子宫收缩，导致子宫收缩乏力。

　　2. 子宫因素　子宫发育不良、子宫畸形、子宫肌瘤、子宫肌纤维过度伸展（如羊水过多、巨大儿、多胎妊娠等）、经产妇、高龄产妇等，均可影响子宫肌纤维的正常收缩而致子宫收缩乏力。

　　3. 内分泌因素　临产后产妇体内雌激素、缩宫素、前列腺素、乙酰胆碱等合成及分泌不足，或缩宫素受体量少及子宫对缩宫素敏感性降低,可直接或间接影响子宫收缩能力。

4. 精神因素 产妇对分娩有恐惧、焦虑或精神过度紧张使大脑皮质功能紊乱,产程延长、过度疲劳、体力过度消耗等,均可导致子宫收缩乏力。

5. 药物因素 在产程早期使用大剂量解痉、镇静、镇痛剂及宫缩抑制剂等,有可能影响子宫收缩能力。

【临床表现及诊断】

1. 协调性宫缩乏力(低张性宫缩乏力) 特点是子宫收缩具有正常的节律性、对称性及极性,但子宫收缩力弱,持续时间短,间隔时间长,宫缩时宫腔压力低。

宫缩乏力根据发生时期不同可分为原发性与继发性两种。①原发性宫缩乏力:指产程一开始就出现宫缩乏力,因发生在潜伏期,应明确是否真正临产,需排除假临产。②继发性宫缩乏力:指产程早期子宫收缩正常,产程进展到活跃期或第二产程后宫缩强度减弱,使产程延长或停滞,多伴有胎位或骨盆异常。协调性宫缩乏力多属继发性宫缩乏力,对胎儿影响不大。

2. 不协调性宫缩乏力(高张性宫缩乏力) 特点是子宫收缩的极性倒置,即宫缩的兴奋点来自子宫下段的一处或多处,节律不协调,高频率的宫缩波自下而上扩散,致使宫缩时子宫底部收缩力较子宫下段弱,宫缩间歇期子宫也不能完全松弛,表现为子宫收缩的不协调。这种宫缩不能使宫口扩张、胎先露下降,属于无效宫缩。产妇自觉下腹部持续疼痛、拒按,烦躁不安,严重者出现水及电解质紊乱、肠胀气、尿潴留。检查:下腹部有压痛,胎位触不清,胎心异常,宫口扩张缓慢或停止扩张,胎先露部下降延缓或停止,潜伏期延长。此种宫缩乏力多为原发性宫缩乏力。

3. 产程异常 产程异常可单独存在,也可并存。

(1)潜伏期延长:从临产规律宫缩开始至活跃期起点(4~6cm)称为潜伏期。初产妇>20小时、经产妇>14小时称为潜伏期延长。

(2)活跃期异常:从活跃期起点(4~6cm)至宫口开全称为活跃期。包括活跃期延长和活跃期停滞。

1)活跃期延长:活跃期宫口扩张速度<0.5cm/h称为活跃期延长。

2)活跃期停滞:当破膜且宫口扩张≥6cm后,若宫缩正常,宫颈口停止扩张>4小时;或宫缩欠佳,宫口停止扩张≥6小时称为活跃期停滞。

(3)第二产程异常

1)第二产程延长:第二产程初产妇>3小时,经产妇>2小时(实施硬膜外麻醉镇痛分娩时,初产妇>4小时,经产妇>3小时)尚未分娩,称第二产程延长。

2)胎头下降延缓:第二产程胎头下降速度初产妇<1cm/h、经产妇<2cm/h,称为胎头下降延缓。

3)胎头下降停滞:第二产程胎先露停在原处不下降>1小时,称为胎头下降停滞。

【对母儿的影响】

1. 对产妇的影响 由于产程延长,产妇休息不好,精神与体力消耗,呻吟和过度换气,进食较少,可出现疲乏无力、肠胀气、排尿困难等,严重时引起脱水、酸中毒、低钾血症,影响子宫收缩,使手术产率增加。第二产程延长,软产道长时间受压,可导致组织缺血、水肿、坏死,形成生殖道瘘。产时宫缩乏力持续至产后易引起产后出血,产褥感染率增加。

2. 对胎儿的影响 协调性宫缩乏力易导致产程延长,增加手术机会,使新生儿产伤、窒息、颅内出血、吸入性肺炎等发生率增加;不协调性宫缩乏力,宫缩间歇期子宫壁不能完全放松,对子宫胎盘循环影响大,易发生胎儿窘迫。

【预防】

妊娠期应定期做产前检查,并向孕妇宣传孕期和分娩期卫生知识,了解分娩是生理过程。开展陪伴分娩或家属陪伴分娩,有助于消除产妇的紧张情绪,可预防精神紧张所致的宫缩乏力。临产后严密观察产程进展，注意检查有无头盆不称、胎位异常等情况，发现问题及时处理。待产时鼓励多进食，必要时静脉补充营养。避免不恰当使用镇静及镇痛药物。注意及时排空膀胱和直肠。

【处理】

1. 协调性宫缩乏力　应先明确病因，阴道检查宫口扩张及胎先露下降情况，了解有无头盆不称及胎位异常。无头盆不称及胎位异常，无胎儿窘迫征象者，应给予加强宫缩；有头盆不称或胎位异常等情况，估计不能经阴道分娩者，应行剖宫产术。

（1）第一产程处理

1）一般处理：解除产妇心理顾虑与紧张情绪，指导产妇休息、饮食及大小便。不能进食者可通过静脉补充营养；排尿困难者及时导尿。潜伏期出现的宫缩乏力，可用镇静剂（哌替啶100mg或吗啡10mg肌内注射）使产妇充分休息，绝大多数潜伏期宫缩乏力者经休息后可自然转入活跃期。

2）加强子宫收缩：在密切观察胎心及宫缩变化的前提下进行处理。

①人工破膜：宫口扩张≥3cm、无头盆不称、胎头已经衔接而产程延缓时，可进行人工破膜。破膜可使胎头紧贴子宫下段及宫颈内口，引起反射性子宫收缩，加速产程进展。人工破膜应在宫缩间歇期进行，破膜后应注意检查有无脐带脱垂，同时观察羊水量、性状和胎心变化。国际上通用Bishop评分法估计引产和人工破膜加强宫缩的成功率（表11-1），满分为13分，评分≥10分成功，7~9分成功率为80%，4~6分成功率为50%，≤3分失败。

表11-1　Bishop评分方法

指标	分数			
	0	1	2	3
宫口开大（cm）	0	1~2	3~4	≥5
宫颈管消退（%）（未消退为2~3cm）	0~30	40~50	60~70	≥80
先露位置（坐骨棘水平=0）	-3	-2	-1~0	+1~+2
宫颈硬度	硬	中	软	
宫口位置	朝后	居中	朝前	

②缩宫素静脉滴注：适用于协调性宫缩乏力、宫口扩张≥3cm、胎心良好、胎位正常、头盆相称者。原则是以最小浓度获得最佳宫缩，通常将缩宫素2.5U加入0.9%生理盐水500ml中，从4~6滴/min（1~2mU/min）开始，根据宫缩强弱调整输液滴速，最大给药剂量不超过60滴/min（20mU/min）。每隔15~30分钟调整一次，每次增加4~6滴/min（1~2mU/min），维持宫缩间隔2~3分钟，持续40~60秒，宫缩时宫腔内压力50~60mmHg。用药过程中要有医生或助产士在床旁守护，密切观察宫缩、胎心、血压及产程进展等变化。若出现宫缩过强、过频（10分钟内宫缩>5次、持续1分钟以上）或胎心异常，应立即停止滴注，外源性缩宫素在母血中的半衰期为1~6分钟，停药后能迅速好转，必要时加用镇静剂。

③地西泮静脉注射：适用于宫颈扩张缓慢及宫颈水肿者。地西泮能使宫颈平滑肌松弛，软化宫颈，促进宫颈扩张。地西泮10mg静脉缓慢推注，与缩宫素联合应用效果更佳。

经上述处理，试产2~4小时产程无进展或出现胎儿窘迫征象时，应立即行剖宫产术。

（2）第二产程的处理：若无头盆不称，出现宫缩乏力时，应静脉滴注缩宫素加强宫缩，同时指导产妇配合宫缩屏气用力，促进产程进展。若胎头下降≥+3水平，等待自然分娩，或会阴侧切后行胎头吸引术或产钳助产术；若产程无进展，胎头位置≤+2水平，或伴有胎儿窘迫征象者行剖宫产术。

（3）第三产程的处理：胎肩娩出后可立即静脉推注缩宫素 10～20U，预防产后出血。若破膜时间长、产程长及手术产者，应给予抗生素预防感染。

2. 不协调性宫缩乏力　处理原则为调节子宫的不协调性收缩，恢复宫缩正常的节律性、对称性和极性。给予镇静剂如地西泮 10mg 静脉推注，哌替啶 100mg 或吗啡 10mg 肌内注射，使产妇充分休息，多能恢复为协调性子宫收缩，若子宫收缩仍较弱，则按协调性宫缩乏力处理。在宫缩恢复协调性之前，严禁使用缩宫素。对伴有胎儿窘迫征象及头盆不称或镇静后宫缩仍不协调者，应尽早行剖宫产术。

二、子宫收缩过强

（一）协调性宫缩过强
【临床表现及诊断】
子宫收缩的节律性、对称性和极性均正常，仅子宫收缩力过强、过频。若子宫收缩过强，且产道无阻力，产程在短时间结束，总产程 <3 小时分娩者，称为急产，经产妇多见。若合并产道梗阻或瘢痕子宫，宫缩过强时可出现病理缩复环，甚至发展为子宫破裂。

【处理】
预防为主，寻找原因，仔细观察及时纠正异常。有急产史的孕妇，应提前住院待产。临产后慎用缩宫剂及各种加强宫缩的措施（人工破膜、灌肠等）。提前做好接产及抢救新生儿窒息的准备。若急产来不及消毒及新生儿坠地者，新生儿应肌内注射维生素 K 110mg，预防颅内出血，并尽早肌内注射精制破伤风抗毒素 1 500U。未消毒分娩者给予抗生素预防感染。产后仔细检查宫颈、阴道、外阴，若有撕裂应及时缝合。

（二）不协调性宫缩过强
【临床表现】
1. 强直性子宫收缩　子宫强烈收缩，失去节律性、无间歇，呈持续性强直性收缩。多由临产后缩宫素使用不当而致。产妇烦躁不安，持续性腹痛、拒按。胎位触不清，胎心听不清。合并产道梗阻时，可出现病理性缩复环等先兆子宫破裂征兆。

2. 子宫痉挛性狭窄环　子宫壁局部平滑肌呈痉挛性不协调性收缩形成的环状狭窄，持续不放松，称为子宫痉挛性狭窄环。多由产妇精神紧张、过度疲劳以及应用宫缩剂不当或粗暴的阴道内操作所致。狭窄环多位于子宫上下段交界处或胎体狭窄部位，以胎颈、胎腰处常见（图11-2）。阴道检查可触及硬而无弹性的狭窄环，不随宫缩上升，与病理缩复环不同。产妇出现持续性腹痛、烦躁不安，宫颈扩张缓慢，胎先露部下降停滞，胎心时快时慢。第三产程可造成胎盘嵌顿。

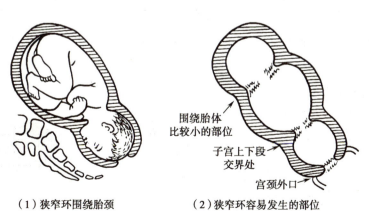

（1）狭窄环围绕胎颈　　　　（2）狭窄环容易发生的部位

围绕胎体比较小的部位

子宫上下段交界处

宫颈外口

图 11-2　子宫痉挛性狭窄环

【处理】

发生强直性子宫收缩或子宫痉挛性狭窄环时,应立即停止阴道内操作及缩宫剂使用。吸氧,同时给予宫缩抑制剂,如25%硫酸镁20ml加入5%葡萄糖注射液20ml予以缓慢静脉推注等,必要时使用哌替啶100mg或吗啡10mg肌内注射。当宫缩恢复正常时可等待自然分娩或行阴道助产。若经上述处理,强直性宫缩或子宫痉挛性狭窄环不缓解,宫口未开全,胎先露较高,或有胎儿窘迫征象,立即行剖宫产术;若胎死宫内,宫口已开全,可使用药物缓解宫缩,以不损害母体为原则,经阴道分娩。

第二节　产道异常

产道异常包括骨产道异常和软产道异常,临床上以骨产道异常多见。分娩时应通过产科检查,评估骨盆大小与形态,明确狭窄骨盆类型及程度,结合产力、胎儿等因素,综合判断,决定分娩方式。

一、骨产道异常

骨盆径线过短或形态异常,致使骨盆腔小于胎先露可通过的限度,阻碍胎先露下降,影响产程顺利进展称为狭窄骨盆。狭窄骨盆可以为一个径线过短或多个径线同时过短,也可以为一个平面狭窄或多个平面同时狭窄。当一个径线狭窄时要观察同一个平面其他径线的大小,再结合整个骨盆腔大小与形态进行综合分析,作出正确判断。

【狭窄骨盆的类型】

1. 骨盆入口平面狭窄　以扁平型骨盆居多,为骨盆入口平面前后径狭窄。根据骨盆入口平面狭窄程度分为3级(表11-2)。常见以下两种类型:

表11-2　骨盆三个平面狭窄的分级

分级	入口平面狭窄	中骨盆平面狭窄	出口平面狭窄	
	对角径	坐骨棘间径	坐骨结节间径	坐骨结节间径 + 出口后矢状径
Ⅰ级(临界性)	11.5cm	10cm	7.5cm	15.0cm
Ⅱ级(相对性)	10.0～11.0cm	8.5～9.5cm	6.0～7.0cm	12.0～14.0cm
Ⅲ级(绝对性)	≤9.5cm	≤8.0cm	≤5.5cm	≤11.0cm

(1)单纯扁平骨盆:骨盆入口呈横扁圆形,骶岬向前下突出,骨盆入口前后径缩短而横径正常(图11-3)。

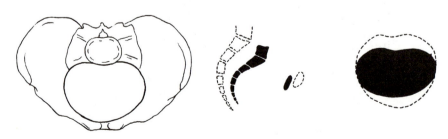

图11-3　单纯扁平骨盆

（2）佝偻病性扁平骨盆：骨盆入口呈横的肾形，骶骨下段变直后翘，失去骶骨正常弯度。尾骨呈钩状突向骨盆出口平面。由于坐骨结节外翻，使耻骨弓角度及坐骨结节间径增大（图11-4）。

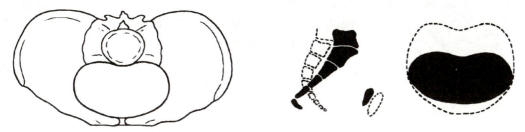

图11-4　佝偻病性扁平骨盆

2. 中骨盆及骨盆出口平面狭窄　中骨盆平面狭窄常与出口平面狭窄相伴行。中骨盆平面以坐骨棘间径狭窄为主，出口平面以坐骨结节间径及骨盆出口后矢状径狭窄为主，分3级（表11-2）。常见以下两种类型：

（1）横径狭窄骨盆：类似类人猿型骨盆，以骨盆各平面横径狭窄为主，入口平面呈纵椭圆形（图11-5）。

（2）漏斗骨盆：骨盆入口各径线值正常，由于两侧骨盆壁内收，状似漏斗得名。其特点是中骨盆及骨盆出口平面均狭窄，坐骨切迹宽度 <2 横指、耻骨弓角度 <90°，坐骨结节间径与出口后矢状径之和 <15cm，常见于男型骨盆（图11-6）。

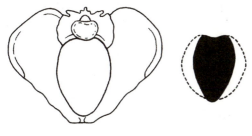

图11-5　横径狭窄骨盆

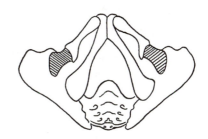

图11-6　漏斗骨盆

3. 骨盆三个平面狭窄　骨盆外形呈正常女型骨盆，但骨盆三个平面各径线均比正常值小2cm 或更多，称均小骨盆（图11-7），常见于身材矮小、体态匀称的妇女。

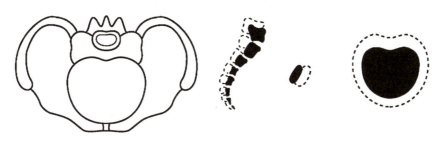

图11-7　均小骨盆

4. 畸形骨盆　骨盆失去正常形态及对称性。包括跛行及脊柱侧凸所致的偏斜骨盆（图11-8）和骨盆骨折所致的畸形骨盆。

【临床表现】

1. 骨盆入口平面狭窄　狭窄骨盆孕产妇异常胎位发生率是正常骨盆者的 3 倍以上，头先露时头盆不称发生率高，相对头盆不称时，潜伏期及活跃期早期产程延长，胎头衔接后活跃期晚期产程进展顺利；绝对性头盆不称时，可导致宫缩乏力及产程停滞，甚至发生梗阻性难产，出现病

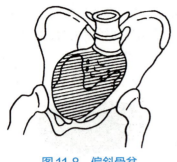

图11-8　偏斜骨盆

理性缩复环等先兆子宫破裂征象。此外,骨盆入口平面狭窄时胎膜早破及脐带脱垂的发生率增高。骨盆入口平面Ⅰ级临界性狭窄,绝大多数可经阴道分娩;Ⅱ级相对性狭窄,阴道分娩的难度明显增加,产力好且胎儿不大时,需经试产后才能决定是否可经阴道分娩;Ⅲ级绝对性狭窄,必须行剖宫产术。

2.中骨盆平面狭窄　胎头下降至中骨盆时,由于坐骨棘间径狭窄致使胎头内旋转受阻,致持续性枕后(横)位,引起继发性宫缩乏力,导致产程延长甚至停滞;阴道助产机会增加,使会阴、阴道损伤和新生儿产伤增加。胎头下降受阻,胎头受压变形,造成较大产瘤,严重者发生胎儿颅内出血、头皮血肿及胎儿窘迫等。

3.骨盆出口平面狭窄　常与中骨盆平面狭窄并存。易导致继发性宫缩乏力和第二产程停滞,胎头双顶径不能通过骨盆出口。若强行阴道助产,可能致软产道损伤及新生儿产伤。

【诊断】

分娩过程中,骨盆是不变因素,也是估计分娩难易时首先考虑的重要因素。妊娠期间应仔细评估骨盆及胎儿情况,以决定适当的分娩方式。

1.病史　询问孕妇有无佝偻病、脊髓灰质炎、脊柱结核以及外伤等病史。若为经产妇,应了解既往分娩史、有无难产史及其发生原因,新生儿有无产伤等。

2.全身检查　观察孕妇体形及步态有无异常,身高、脊柱及下肢残疾情况以及米氏菱形窝是否对称等。孕妇身高<145cm应警惕均小骨盆,脊柱侧凸或跛行者可伴有偏斜骨盆。

3.腹部检查

(1)腹部形态:观察腹形,有无尖腹(初产妇)及悬垂腹(经产妇),估计有无骨盆入口平面狭窄。测量子宫高度及腹围,腹部四步触诊法了解胎先露、胎方位及胎先露衔接程度,腹部超声观察胎先露部与骨盆关系,测量胎头双顶径、胎儿头围、腹围、股骨长,预测胎儿体重,判断能否通过骨产道。

(2)评估头盆关系:若临产后,胎头仍未入盆,则应充分评估头盆关系。检查头盆是否相称的具体方法:孕妇排空膀胱,仰卧,两腿伸直。检查者一手放在耻骨联合上方,另一手将浮动的胎头向骨盆腔方向推压。①若胎头低于耻骨联合平面,表示胎头可以入盆,头盆相称,称胎头跨耻征阴性;②若胎头与耻骨联合平面在同一平面,表示可疑头盆不称,称胎头跨耻征可疑阳性;③若胎头高于耻骨联合平面,表示头盆不称,称胎头跨耻征阳性(图11-9)。对出现跨耻征阳性的孕妇,应让其取两腿屈曲半卧位,再次检查胎头跨耻征,若转为阴性,提示为骨盆倾斜度异常,而不是头盆不称。

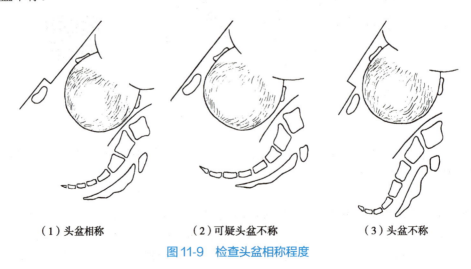

(1)头盆相称　　　　　(2)可疑头盆不称　　　　　(3)头盆不称

图11-9　检查头盆相称程度

4. 骨盆测量　主要通过产科检查评估骨盆大小。检查时，若对角径 <11.5cm，为骨盆入口平面狭窄，属扁平骨盆。中骨盆平面狭窄及骨盆出口平面狭窄往往同时存在，应测量骶骨前面弯度、坐骨棘间径、坐骨切迹宽度。若坐骨棘间径 <10cm，坐骨切迹宽度 <2 横指，为中骨盆平面狭窄。若坐骨结节间径 <8cm，应加测出口后矢状径及检查骶尾关节活动度，坐骨结节间径与出口后矢状径之和 <15cm，耻骨弓角度 <90°，为骨盆出口平面狭窄。中骨盆平面和骨盆出口平面都狭窄，应考虑漏斗骨盆。

【对母儿的影响】

1. 对产妇的影响　骨盆入口平面狭窄影响胎儿先露部衔接，发生胎位异常，由于胎先露被阻隔在骨盆入口之上，常引起继发性宫缩乏力，导致产程延长或停滞。中骨盆平面狭窄影响胎头内旋转，易发生持续性枕横位或枕后位。胎头长时间嵌顿于产道内，压迫软组织引起局部缺血、水肿、坏死，于产后形成生殖道瘘；胎膜早破及手术助产增加感染机会。严重的梗阻性难产可形成病理缩复环，致先兆子宫破裂甚至子宫破裂，危及产妇生命。

2. 对围生儿的影响　脐带脱垂发生率是正常产妇的 4～6 倍，导致胎儿窘迫，甚至胎儿死亡，新生儿产伤及感染率增加。

【分娩时的处理原则】

明确狭窄骨盆类别和程度，了解产力、胎位、胎儿大小、胎心率、宫口扩张程度、破膜与否，结合年龄、产次、既往分娩史进行综合判断，决定分娩方式。

1. 一般处理　在分娩过程中，应安慰产妇，增强分娩信心，还需注意产妇休息，保证营养及水分的摄入，必要时补液。监测宫缩强弱，勤听胎心，检查胎先露下降和宫口扩张程度。

2. 骨盆入口平面狭窄的处理

（1）绝对性骨盆狭窄：胎头跨耻征阳性，对角径 ≤9.5cm，胎头不能入盆，行剖宫产术结束分娩。

（2）相对性骨盆狭窄：胎头跨耻征可疑阳性，对角径 10.0～11.0cm，胎儿大小适宜，产力、胎位及胎心均正常时，可以在严密监护下试产。骨盆入口平面狭窄的试产，可等到宫口开大 4cm 以上，胎膜未破者可在宫口扩张 ≥3cm 时行人工破膜。若破膜后宫缩较强，产程进展顺利，多数能经阴道分娩。试产过程中若出现宫缩乏力，可用缩宫素静脉滴注加强宫缩。试产 2～4 小时，胎头仍迟迟不能入盆，宫口扩张缓慢，或伴有胎儿窘迫征象，应及时行剖宫产术结束分娩。

3. 中骨盆及骨盆出口狭窄的处理

（1）中骨盆平面狭窄，胎头俯屈及内旋转受阻，易发生持续性枕横位或枕后位。产妇多表现活跃期或第二产程延长及停滞、继发性宫缩乏力等。若宫口开全，胎头双顶径达坐骨棘水平或更低，可经阴道徒手转胎头为枕前位，待其自然分娩，或行阴道助产术。若胎头双顶径未达坐骨棘水平，或出现胎儿窘迫征象，应行剖宫产术结束分娩。

（2）骨盆出口平面狭窄，阴道试产应慎重。临床上常用坐骨结节间径与出口后矢状径之和估计出口大小。若两者之和 >15cm 时，多数可经阴道分娩，有时需用胎头吸引术或产钳术助产，应做较大的会阴后 - 侧切开，以免会阴严重撕裂。若两者之和 ≤15cm，足月胎儿不易经阴道分娩，应行剖宫产术结束分娩。

4. 骨盆三个平面狭窄的处理　若估计胎儿不大、胎位正常、头盆相称、产力好，可以试产。若胎儿较大，头盆不称，胎儿不能通过产道，应尽早行剖宫产术。

5. 畸形骨盆的处理　根据畸形骨盆种类、胎儿大小、产力等情况具体分析。如果畸形严重、头盆不称者，应及时行剖宫产术。

二、软产道异常

软产道异常可由先天发育异常及后天疾病引起。软产道异常同样可导致异常分娩。

（一）阴道异常

1. 阴道纵隔　阴道纵隔若伴有双子宫、双宫颈，位于一侧子宫内的胎儿下降，通过该侧阴道分娩时，纵隔被推向对侧，分娩多无阻碍。若阴道纵隔发生于单宫颈时，有时纵隔位于胎先露的前方，胎先露部持续下降，纵隔薄可自行断裂，纵隔厚阻碍胎先露下降时，须在纵隔中间剪断，待分娩结束后，再剪除残留的隔，缝合残端。

2. 阴道横隔　多位于阴道上、中段。在横隔中央或稍偏一侧常有一小孔，易被误认为宫颈外口。阴道横隔影响胎先露下降，当横隔被撑薄，此时可在直视下自小孔处将隔做 X 形切开，待分娩结束再剪除残留的隔，缝合残端。若横隔高且坚厚，阻碍胎先露下降，则需行剖宫产术结束分娩。

3. 阴道包块　包括阴道囊肿、阴道肿瘤和阴道尖锐湿疣。阴道壁囊肿较大时，阻碍胎先露下降，可行囊肿穿刺抽出其内容物，待产后再择机处理。阴道内肿瘤阻碍胎先露部下降而又不能经阴道切除者，应行剖宫产术。较大或范围广的尖锐湿疣可阻塞产道，阴道分娩可能造成严重的阴道裂伤，行剖宫产术为宜。

（二）宫颈异常

1. 宫颈粘连和瘢痕　宫颈粘连和瘢痕可为损伤性刮宫、感染、手术和物理治疗所致，易致宫颈性难产。轻度的宫颈膜状粘连可试行粘连分离、机械性扩展或宫颈放射状切开，严重的宫颈粘连和瘢痕应行剖宫产术。

2. 宫颈水肿　多见于持续性枕后位或潜伏期延长、宫口未开全而过早使用腹压，使宫颈前唇长时间被压于胎头与耻骨联合之间，血液回流受阻引起水肿，影响宫颈扩张。轻者可抬高产妇臀部，减轻胎头对宫颈压力，也可于宫颈两侧各注入 0.5% 利多卡因 5~10ml 或地西泮 10mg 静脉推注，待宫口近开全，用手将水肿的宫颈前唇上推，使其逐渐越过胎头，即可经阴道分娩。若经上述处理无明显效果，可行剖宫产术。

3. 宫颈坚韧　常见于高龄初产妇，宫颈缺乏弹性或精神过度紧张使宫颈挛缩，宫颈不易扩张。此时可于宫颈两侧各注入 0.5% 利多卡因 5~10ml，也可静脉推注地西泮 10mg，若不见缓解，应行剖宫产术。

4. 宫颈癌　宫颈癌组织硬而脆，缺乏伸展性，经阴道分娩易致宫颈裂伤、出血及癌肿扩散，应行剖宫产术。若为早期浸润癌，可先行剖宫产术，随即行宫颈癌根治术。

（三）子宫异常

1. 子宫畸形　包括双角子宫、双子宫、子宫纵隔畸形等，可导致难产、胎位和胎盘位置异常的发生率增高，易发生子宫收缩乏力、产程异常、子宫破裂等。临产后严密观察，适当放宽剖宫产指征。

2. 瘢痕子宫　瘢痕子宫再孕分娩时子宫破裂的风险增加。但并非所有有剖宫产史的妇女再孕后均需剖宫产。剖宫产后阴道分娩应根据前次剖宫产术式、指征、术后有无感染、术后再孕间隔时间、既往剖宫产次数、有无紧急剖宫产的条件以及本次妊娠胎儿大小、胎位、产力及产道情况等综合分析决定。若只有 1 次剖宫产史、切口为子宫下段横切口、术后再孕间隔时间超过 18 个月且胎儿体重适中时，阴道试产成功率较高。阴道试产过程中发现子宫破裂征象，应紧急剖宫产同时修补子宫破口，必要时需切除子宫。若前次剖宫产为子宫体部纵切口或 T 形切口、剖宫产次数≥2 次、术后有感染、剖宫产指征为骨盆狭窄、本次妊娠有剖宫产指征，则行剖宫产术。

3. 子宫肌瘤　子宫肌瘤对分娩的影响取决于肌瘤的大小、数目，生长部位及有无变性等因素。肌壁间肌瘤可引起子宫收缩乏力，产程延长；较小的肌瘤且无阻塞产道可经阴道分娩，分娩后再处理肌瘤；宫颈肌瘤或子宫下段肌瘤或嵌顿于盆腔内的浆膜下肌瘤，可阻碍胎先露衔接及下降，应行剖宫产术。

第三节 胎位异常

胎位异常是造成难产的常见原因之一，包括胎头位置异常、臀先露及肩先露等。以胎头为先露的难产，又称头位难产，是最常见的胎位异常。

一、持续性枕后位、枕横位

在分娩过程中，胎头以枕后（横）位衔接。在下降过程中，胎头枕部因强有力宫缩绝大多数能向前转 90°～135°，转成枕前位自然分娩。若经充分试产，胎头枕骨持续不能转向前方，仍位于母体骨盆后方或侧方，致使分娩发生困难者，称持续性枕后位或持续性枕横位（图 11-10）。发病率占分娩总数的 5% 左右。

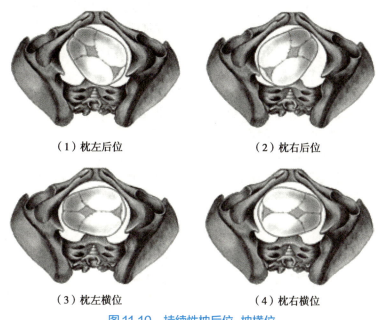

（1）枕左后位　　　　　　　　　（2）枕右后位

（3）枕左横位　　　　　　　　　（4）枕右横位

图 11-10　持续性枕后位、枕横位

【原因】

1. 骨盆异常　常发生于男型骨盆或类人猿型骨盆。这两类骨盆入口平面前半部较狭窄，后半部较宽，胎头容易以枕后（横）位衔接。这两类骨盆常伴有中骨盆平面及出口平面狭窄，影响胎头在中骨盆平面向前旋转，为适应骨盆形态而成为持续性枕后（横）位。

2. 胎头俯屈不良　若以枕后位衔接，胎儿脊柱与母体脊柱接近，不利于胎头俯屈，胎头前囟成为胎头下降的最低部位，当前囟转至前方或侧方时，胎头枕部转至后方或侧方，形成持续性枕后（横）位。

3. 子宫收缩乏力　影响胎头下降、俯屈及内旋转，容易造成持续性枕后（横）位。反之，持续性枕后（横）位使胎头下降受阻，容易导致宫缩乏力，两者互为因果关系。

4. 其他　宫颈肌瘤、头盆不称、前置胎盘、膀胱充盈、胎儿过大或过小以及胎儿发育异常等使胎头俯屈及内旋转受阻，形成持续性枕后（横）位。

【临床表现及诊断】

1. 症状　胎头枕后位衔接导致胎头俯屈不良及下降缓慢，易致协调性宫缩乏力，活跃期晚期及第二产程延长。胎儿枕骨持续位于骨盆后方压迫直肠，产妇自觉肛门坠胀及排便感，使宫口尚未开全时过早使用腹压，容易导致宫颈前唇水肿和产妇疲劳，影响产程进展。若在阴道口虽已见到胎发，经多次宫缩屏气却不见胎头顺利下降时，应想到可能是持续性枕后（横）位。

2. 腹部检查　在宫底部触及胎臀，胎背偏向母体后方或侧方，前腹壁容易触及胎儿肢体。胎儿前胸贴近母体腹壁，胎心在胎儿肢体侧的胎胸部位容易闻及。

3. 阴道检查或肛门检查　若为枕后位，盆腔后部空虚，查明胎头矢状缝位于骨盆斜径上，前囟在骨盆右前方，后囟（枕部）在骨盆左后方则为枕左后位，反之为枕右后位。查明胎头矢状缝位于骨盆横径上，后囟在骨盆左侧方，则为枕左横位，反之为枕右横位。若出现胎头水肿、颅骨重叠、囟门触不清时，需行阴道检查，借助胎儿耳廓及耳屏的位置和方向判定胎方位，若耳廓朝向骨盆后方，诊断为枕后位；若耳廓朝向骨盆侧方，诊断为枕横位。肛门检查可了解骨盆后部情况，协助确定胎方位。肛门检查前应用消毒纸覆盖阴道口避免粪便污染。

4. 超声检查　根据胎头眼眶及枕部位置，探清胎头位置以明确诊断。

【分娩机制】

在无头盆不称的情况下，多数枕后（横）位在强有力宫缩作用下可使胎头枕部向前旋转90°～135°成为枕前位。在分娩过程中，若不能转成枕前位时，其分娩机制为：

1. 枕后位　枕左（右）后位，胎头枕部到达中骨盆向后旋转45°，胎儿枕部朝向骶骨成正枕后位，使矢状缝与骨盆前后径一致。其分娩方式有：

（1）胎头俯屈较好：胎头继续下降，胎头前囟抵达耻骨联合下缘时，以前囟为支点，胎头继续俯屈，使顶部及枕部自会阴前缘娩出，继之胎头仰伸，由耻骨联合下娩出额、鼻、口、颏 [图11-11（1）]。此种分娩方式为枕后位经阴道分娩最常见的方式。

（2）胎头俯屈不良：胎头额部先拨露，当鼻根出现在耻骨联合下缘时，以鼻根为支点，胎头先俯屈，使前囟、顶部及枕部自会阴前缘娩出，然后胎头仰伸，使鼻、口、颏部从耻骨联合下娩出

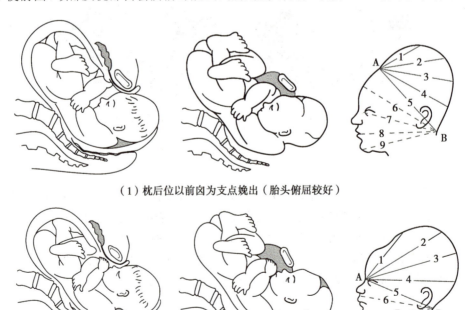

（1）枕后位以前囟为支点娩出（胎头俯屈较好）

（2）枕后位以鼻根为支点娩出（胎头俯屈不良）

图11-11　枕后位分娩机制

[图 11-11(2)]。因胎头以较大的枕额周径旋转,胎儿娩出更加困难,多需手术助产,仅少数产力好、胎儿小能以枕正后位自然娩出。

2. 枕横位 部分枕横位于下降过程中无内旋转动作,或枕后位的胎头枕部仅向前旋转45°成为持续性枕横位。持续性枕横位虽能经阴道分娩,但是多数需要用手或行胎头吸引器将胎头转成枕前位娩出。

【对母儿的影响】

1. 对产妇的影响 胎位异常导致继发性宫缩乏力,使产程延长,常需手术助产,容易发生软产道损伤,增加产后出血及感染机会。若胎头长时间压迫软产道,可发生软组织缺血坏死脱落,邻近脏器受压,可致尿潴留,甚至发生生殖道损伤或形成生殖道瘘。

2. 对胎儿的影响 第二产程延长和手术助产机会增多,常出现胎儿窘迫和新生儿窒息,使围产儿死亡率增加。

【处理】

持续性枕后(横)位在骨盆无异常、胎儿不大时,可以试产。试产时应严密观察产程,注意胎头下降、宫口扩张程度、宫缩强弱及胎心有无变化。

1. 第一产程

(1)潜伏期:保证产妇充分休息与营养。让产妇朝向胎背的对侧方向侧卧,以利胎头枕部转向前方。若宫缩欠佳,应静脉滴注缩宫素。

(2)活跃期:宫口开大 3~4cm 产程停滞除外头盆不称可行人工破膜,若产力欠佳,静脉滴注缩宫素。若宫口开大每小时 1cm 以上,伴胎先露部下降,多能经阴道分娩。若经过上述处理效果不佳,或出现胎儿窘迫征象时,则应行剖宫产术结束分娩。宫口开全之前,嘱产妇不要过早屏气用力,以免宫颈水肿影响产程进展。

2. 第二产程 当第二产程初产妇已近 2 小时,经产妇已近 1 小时,进展缓慢,应行阴道检查。当胎头双顶径≥+3(达坐骨棘平面或更低)时,可先徒手或用胎头吸引器将胎头枕部转向前方,使矢状缝与骨盆出口前后径一致,或自然分娩,或阴道助产。若转成枕前位有困难时,也可向后转成正枕后位,再以产钳助产。若以枕后位娩出时,须做较大的会阴后 - 侧切开,以免造成会阴裂伤。若胎头位置较高,疑有头盆不称,或伴胎儿宫内窘迫,需行剖宫产术。

3. 第三产程 胎盘娩出后应立即注射宫缩剂,以防发生产后出血。应做好新生儿抢救准备。有软产道裂伤者,应及时修补。凡行手术助产及有软产道裂伤者,产后给予抗生素预防感染。

二、臀 先 露

臀先露是最常见且最易做出临床诊断的异常胎位,占妊娠足月分娩总数的 3%~4%。臀先露以骶骨为指示点,有骶左前、骶左横、骶左后、骶右前、骶右横、骶右后 6 种胎位。

【原因】

1. 胎儿在宫腔内活动范围过大 羊水过多、经产妇腹壁松弛及早产儿,胎儿易在宫腔内自由活动形成臀先露。

2. 胎儿在宫腔内活动范围受限 胎盘附着在宫底及宫角部易发生臀先露,占73%;而头先露仅占5%。子宫畸形(如单角子宫、双角子宫等)、胎儿畸形(如无脑儿、脑积水等)、双胎妊娠及羊水过少等,使胎儿活动受限,易发生臀先露。

3. 胎头衔接受阻 狭窄骨盆、前置胎盘、肿瘤阻塞骨盆腔及巨大胎儿等,使胎头衔接受阻,也易发生臀先露。

【临床分类】

根据胎儿双下肢所取的姿势分为以下 3 类:

1. 单臀先露(腿直臀先露)　最多见。胎儿双髋关节屈曲,双膝关节伸直,以臀部为先露。

2. 完全臀先露(混合臀先露)　较多见。胎儿双髋关节及双膝关节均屈曲,犹如盘膝坐,以臀部和双足为先露。

3. 不完全臀先露　较少见。以一足或双足、一膝或双膝,或一足一膝为先露。膝先露是暂时的,产程开始后转为足先露。

【临床表现及诊断】

1. 症状　孕妇常感肋下有圆而硬的胎头。临产后由于胎臀或胎足不能紧贴子宫下段及宫颈内口,常导致宫缩乏力,宫口扩张缓慢,致使产程延长。足先露时易发生胎膜早破及脐带脱垂。

2. 腹部检查　子宫呈纵椭圆形,在宫底部可触到圆而硬、按压时有浮球感的胎头;若未衔接,在耻骨联合上方触到不规则、软而宽的胎臀,胎心在脐左(或右)上方胎背侧听得最清楚。衔接后胎心听诊以脐下最明显。

3. 阴道检查　若宫口扩张3cm以上及胎膜已破,能直接触到胎臀、坐骨结节及肛门,此时应注意与颜面相鉴别。若为胎臀,可触及肛门与两坐骨结节连在一条直线上,手指放入肛门内有环状括约肌收缩感,取出手指可见有胎粪。若为颜面,口与两颧骨突出点呈三角形,手指放入口内可触及齿龈和弓状的下颌骨。若触及胎足时,应与胎手相鉴别,胎足趾短而平,有足跟,胎手指长,指端不平齐。胎臀进一步下降后尚可触及外生殖器,不完全臀先露应注意有无脐带同时脱出。

4. 超声检查　能准确判断臀先露类型及胎儿大小、胎头姿势等。

【分娩机制】

臀部较小且软,臀部娩出后,较大的胎头娩出困难导致难产。以骶右前位为例加以说明。

1. 胎臀娩出　临产后,胎臀以粗隆间径衔接于骨盆入口右斜径,并不断下降,前髋下降稍快,抵达盆底遇到阻力后,前髋向母体右前方旋转45°,使前髋位于耻骨联合后方,此时粗隆间径与母体骨盆出口前后径相一致,骶骨朝向母体骨盆正右方。胎臀继续下降,胎体稍侧屈以适应产道,后臀先从会阴前缘娩出,随即胎体稍伸直,使前臀从耻骨弓下娩出。继之双腿双足娩出。当胎臀及两下肢娩出后,胎体行外旋转,使胎背转向右前方。

2. 胎肩娩出　当胎体行外旋转时,胎儿双肩径于骨盆入口右斜径入盆,并沿此径线逐渐下降,当双肩达骨盆底时,前肩向右旋转45°转至耻骨弓下,使双肩径与骨盆出口前后径相一致,同时胎体侧屈使后肩及后上肢从会阴前缘娩出,继之前肩及前上肢从耻骨弓下娩出。

3. 胎头娩出　当胎肩通过会阴时,胎头矢状缝于骨盆入口左斜径入盆,并沿此径线逐渐下降,同时胎头俯屈。当枕骨达骨盆底时,胎头向母体左前方旋转45°,使枕骨位于耻骨联合后方。胎头继续下降,当枕骨下凹到达耻骨弓下时,以此处为支点,胎头继续俯屈,使颏、面及额部相继自会阴前缘娩出,随后枕部自耻骨弓下娩出。

【对母儿的影响】

1. 对产妇的影响　胎臀形状不规则,不能紧贴子宫下段及宫颈内口,容易发生胎膜早破、宫缩乏力,使产程延长、产后出血机会增多,产妇手术产率增高,若宫口未开全而强行牵拉,容易造成宫颈撕裂甚至延及子宫下段。

2. 对胎儿及新生儿的影响　胎臀高低不平,对前羊膜囊压力不均匀,常致胎膜早破,发生脐带脱垂是头先露的10倍,脐带受压可致胎儿窘迫甚至死亡;胎膜早破,使早产儿及低体重儿增多。后出胎头牵出困难,强行娩出胎头易直接损伤胎头及头颈部神经,发生新生儿窒息、臂丛神经损伤及颅内出血,颅内出血的发病率是头先露的10倍。

【处理】

1. 妊娠期　在妊娠30周前,臀先露多能自行转为头先露。若妊娠30周后仍为臀先露应予矫正。矫正方法有以下几种：

(1)胸膝卧位：让孕妇排空膀胱，松解裤带，做胸膝卧位姿势（图11-12），每次15分钟，每日2~3次，连做1周后复查。这种姿势借助胎儿重心改变，可使胎臀退出盆腔而完成胎位矫正。

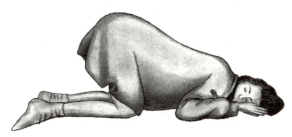

图11-12 胸膝卧位

(2)激光照射或艾灸至阴穴：近年多用激光照射两侧至阴穴（足小趾外侧，距趾甲角0.1寸），也可以用艾条灸，每天1~2次，每次15~30分钟，1~2周为一疗程。

(3)外转胎位术：对于上述矫正方法无效者，可于妊娠36~37周时排除外倒转术禁忌证后行外转胎位术。医师向孕妇腹壁施加压力，用手向前或向后旋转胎儿，使其由臀位变为头位。因有可能发生胎盘早剥、脐带缠绕、胎儿窘迫、胎膜早破等严重并发症，应用时要慎重，最好在超声及胎儿电子监测下进行。术前做好紧急剖宫产的准备。操作时动作应轻柔，间断进行。若术中或术后发现胎动频繁而剧烈或胎心率异常，应停止转动并退回原始位观察半小时。

2.分娩期 根据产妇年龄、胎产次、骨盆类型、胎儿大小、胎儿是否存活、臀先露类型以及有无合并症，在临产初期做出正确判断，决定分娩方式。

(1)择期剖宫产的指征：狭窄骨盆、瘢痕子宫、软产道异常、胎儿体重大于3 500g、胎儿窘迫、高龄初产、有难产史、不完全臀先露等，均应行剖宫产术结束分娩。

(2)决定经阴道分娩的处理

1)第一产程：产妇宜侧卧，减少站立走动，少做肛门检查及阴道检查，不灌肠，尽量避免胎膜破裂。一旦破膜，应立即听胎心。若有脐带脱垂，胎心尚好，宫口未开全，为抢救胎儿，须立即行剖宫产术。若无脐带脱垂，可严密观察胎心及产程进展。若出现协调性宫缩乏力，应加强宫缩。当宫口开大4~5cm时，胎足即可经宫口脱出至阴道。为了使宫颈和阴道充分扩张，消毒外阴之后，使用"堵"外阴方法。当宫缩时用无菌巾以手掌堵住阴道口，阻止胎臀娩出，待宫口及阴道充分扩张后才让胎臀娩出。此法有利于后出胎头的顺利娩出。在"堵"的过程中，应每隔10~15分钟听胎心一次，并注意宫口是否开全。宫口已开全仍堵易引起胎儿窘迫或子宫破裂。宫口近开全时，要做好接产和抢救新生儿窒息的准备。

 知识链接

臀助产术

通常通过滑脱法助娩胎肩。胎臀自然娩出至脐部后，接产者右手持握上提胎儿双足，使胎体向上侧屈，后肩露于会阴前缘，左手示指及中指伸入阴道，沿胎儿后肩及上臂滑行屈其肘关节，上举胎手按洗脸样动作顺胸前滑出阴道。此时后肩娩出，向下侧伸胎体使前肩自耻骨弓下娩出。胎肩及上肢全部娩出后，将胎背转向前方，胎体骑跨在接产者左前臂上，接产者左手中指伸入胎儿口中，示指及环指置于两侧上颌骨，右手中指压低胎头枕骨助其俯屈，示指和环指置于两侧锁骨上，向下方牵拉至胎儿枕骨结节抵于耻骨弓下，再将胎体上举，以胎儿枕部为支点，依次娩出胎儿下颌、口、鼻、眼及额。

2）第二产程：接产前，应导尿排空膀胱。初产妇应做会阴后‐侧切开术。有3种分娩的方式：①自然分娩：胎儿自然娩出，不作任何牵拉。极少见，仅见于经产妇、胎儿小、宫缩强、骨盆腔宽大者。②臀助产术：当胎臀自然娩出至脐部后，胎肩及后出胎头由接产者协助娩出。脐部娩出后，一般应在2～3分钟娩出胎头，最长不能超过8分钟。胎头娩出时不能猛力牵拉。③臀牵引术：胎儿全部由接产者牵拉娩出，此种手术对胎儿损伤大，一般情况下应禁止使用。

3）第三产程：产程延长易并发子宫收缩乏力性出血。胎盘娩出后，应肌内注射宫缩剂，防止产后出血，同时积极抢救新生儿窒息。行手术操作及有软产道损伤者，应及时检查并缝合，给予抗生素预防感染。

三、肩 先 露

当胎体纵轴与母体纵轴相垂直，胎儿横卧于骨盆入口以上，先露部为肩时，称为肩先露。以肩胛骨为指示点，有肩左前、肩左后、肩右前、肩右后4种胎位。是对母儿最不利的胎位。占妊娠足月分娩总数的0.25%。除死胎及早产儿胎体可折叠而自然娩出外，足月活胎不可能经阴道自然娩出。若处理不及时，容易造成子宫破裂，威胁母儿生命。

【原因】

肩先露的常见原因：①经产妇所致腹壁松弛，子宫前倾使胎体纵轴偏离骨产道，斜向一侧呈横产式；②早产儿，尚未转至头先露时；③骨盆狭窄；④前置胎盘；⑤羊水过多；⑥子宫异常或肿瘤，影响胎头入盆。

【临床表现】

肩先露不能紧贴子宫下段及宫颈内口，缺乏直接刺激，容易发生宫缩乏力；胎肩对宫颈压力不均，易发生胎膜早破，破膜后羊水迅速外流，胎儿上肢或脐带容易脱落出来，导致胎儿窘迫甚至死亡。

【诊断】

1．腹部检查　产妇腹部呈横椭圆形，子宫底高度低于孕周。宫底部及耻骨联合上方空虚，母体腹部一侧触及胎头，另一侧触及胎臀。肩前位时，胎背朝向母体腹壁，触之宽大平坦；肩后位时，母体腹壁触及不规则的胎儿肢体。胎心在脐周两侧最清楚。

2．阴道检查　胎膜未破者不易查清胎位。临产后胎膜多已破裂，若宫口已扩张，阴道检查可触到胎手、肩胛骨、肋骨及腋窝。根据腋窝尖端指向胎儿肩部及头端位置，可确定胎头在母体左或右侧。例如胎头在母体右侧，肩胛骨朝向后方，则为肩右后位。

　课堂互动

肩先露时，一只胎手脱出阴道口外，如何判断是左手还是右手？

3．超声检查　可检测胎头、脊柱及胎心等，并能明确胎方位。

【对分娩的影响】

1．常发生胎膜早破及宫缩乏力。

2．胎儿上肢或脐带容易脱垂，导致胎儿窘迫，甚至死亡。

3．临产后，随着宫缩不断加强，胎肩及一部分胎儿胸廓被挤入盆腔内，胎体折叠弯曲，胎儿颈部被拉长，胎颈进一步侧屈使胎头折向胎体腹侧，胎肩先露侧上肢脱垂于阴道，另一侧上肢脱出于阴道口外，胎头和胎臀被阻于骨盆入口上方，形成忽略性（嵌顿性）肩先露（图11‐13），是对母体最不利的胎位。若子宫收缩继续增强，子宫上段越来越厚，子宫下段被动扩张越来越薄,子宫上下段肌壁厚薄相差悬殊,形成环状凹陷,称病理缩复环,为子宫破裂的先兆,若不及时处理,将发生子宫破裂。嵌顿性肩先露时,无论妊娠足月活胎或死胎均无法经阴道自然娩出。

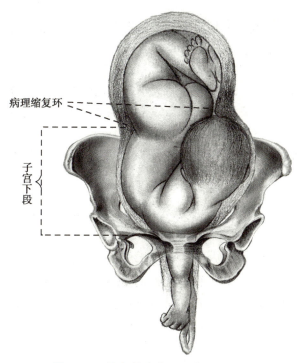

图 11-13　嵌顿性肩先露及病理缩复环

【处理】

1. 妊娠期　定期产前检查,及时发现并纠正肩先露,矫正方法与臀先露相同。若未成功,应提前住院待产。

2. 分娩期　根据胎产次、胎儿大小、胎儿是否存活、宫口扩张程度、胎膜是否破裂、有无并发症等,综合判断决定分娩方式。

（1）足月活胎、伴有产科指征者,应于临产前行择期剖宫产术。

（2）初产妇、足月活胎,临产后应行剖宫产术。

（3）经产妇、足月活胎,首选剖宫产术。若胎儿小、胎心好、宫口开大 5cm 以上,羊水尚未流尽、无先兆子宫破裂者,可在硬膜外麻醉或全麻下行内转胎位术,转成臀先露,待宫口开全助产娩出。

（4）双胎妊娠足月活胎,第一胎儿娩出后,第二胎儿为肩先露可行内转胎位术。

（5）出现先兆子宫破裂或子宫破裂征象,无论胎儿是否存活,均应立即行剖宫产术,以挽救产妇生命。

（6）若胎儿已死,无先兆子宫破裂征象者,待宫口开全,在全麻下行断头术或碎胎术。术后注意检查有无软产道损伤,并预防产后出血,给予抗生素预防感染。

第四节　异常分娩的诊治要点

产力、产道、胎儿及精神心理因素等任何一种或一种以上因素发生改变,均可导致分娩异常。发生异常分娩时,必须早期识别,在判断和处理时应综合分析考虑。臀先露及肩先露是单一胎位异常引起的难产,容易判断,最常见的头位难产最难判断。如骨盆狭窄可导致胎位异常及宫缩乏力,宫缩乏力亦可引起胎位异常。宫缩乏力和胎位异常可以纠正,因此,难产与顺产在一定条件下可相互转化。

【原因】

1. 产力异常　包括各种收缩力异常(子宫、腹肌与膈肌、肛提肌),主要是子宫收缩力异常。子宫收缩乏力可致产程延长或停滞;子宫收缩过强可引起急产或严重的并发症。

2. 产道异常　有骨产道异常及软产道异常,以骨产道狭窄多见。骨产道狭窄,可导致产力异常或胎位异常。骨产道过度狭窄,即使正常大小的胎儿也难以通过(头盆不称)。

3. 胎儿异常　包括胎位异常如头先露、臀先露及肩先露等,胎儿相对过大及胎儿发育异常。

【临床表现及诊断】

明显的胎位异常、胎儿发育异常、骨产道或软产道异常,在产前容易诊断。而多数的异常分娩发生在分娩过程中。

(一)母亲方面

1. 产妇全身衰竭　产程延长,烦躁不安、进食减少。严重者出现脱水、电解质紊乱及代谢性酸中毒,肠胀气或尿潴留。

2. 子宫收缩力异常　应区别是宫缩乏力或宫缩过强。临床上多见继发性宫缩乏力,当头盆不称、骨盆狭窄或胎位异常时,产程开始时宫缩正常,随着胎头下降受阻,胎头不能紧贴子宫下段及宫颈内口,造成继发性宫缩乏力。产妇精神紧张或不适当地应用缩宫素,可出现不协调性子宫收缩。双胎妊娠及羊水过多时,子宫壁过度伸展致使宫缩乏力,可使产程延长;宫缩过强时,若胎头下降受阻,可发生先兆子宫破裂甚至子宫破裂。

3. 胎膜早破　头盆不称或胎位异常时,先露与骨盆之间有空隙,前后羊水交通,前羊膜囊受力不均,宫缩时,胎膜承受压力过大而破裂。羊水过多、双胎妊娠也容易发生胎膜早破,胎膜早破往往是异常分娩的一个早期信号,必须查明有无头盆不称或胎位异常,破膜后应立即听胎心,注意有无脐带脱垂。

(二)胎儿方面

1. 胎头水肿或血肿　产程进展缓慢或停滞时,胎头先露部软组织长时间受产道挤压或牵拉使骨膜下血管破裂,形成胎头水肿(又称产瘤)或头皮血肿。

2. 胎头下降受阻　临产后,一旦发现胎头下降受阻,应想到宫缩乏力、骨盆狭窄、胎位异常、软产道异常、子宫痉挛狭窄环等。潜伏期胎头迟迟不入盆,应行胎头跨耻征检查,警惕宫缩乏力及头盆不称。活跃期及第二产程,胎头下降速度 <1cm/h 或停留原处,最多见于中骨盆狭窄及持续性枕后(横)位。

3. 胎位异常　胎头位置异常是导致头位难产的首要原因,包括胎头衔接异常(胎头高直位、不均倾位)、胎头旋转异常(持续性枕后位或枕横位),胎头姿势异常(额先露、面先露)等。胎头位置异常使胎头下降受阻,宫颈扩张缓慢,易继发宫缩乏力。

4. 胎儿窘迫　由于产程延长,尤其第二产程延长,导致胎儿缺氧,胎儿代偿能力下降或失代偿,可出现胎儿窘迫。

【处理】

处理原则应以预防为主。做到产前预测,产时准确诊断,针对原因适时处理。无论出现哪种产程异常,均需仔细评估子宫收缩力、胎儿大小与胎位、骨盆狭窄程度及头盆关系等,综合分析决定分娩方式。

1. 一般处理　首先解除产妇的恐惧与精神紧张,补充足够营养,必要时给予 10% 葡萄糖注射液、维生素 C 和电解质。尿潴留时应予以导尿。

2. 产科处理　凡有先兆子宫破裂、骨盆明显狭窄或者明显畸形、肩先露、初产妇合并臀位或足位、臀位伴有骨盆狭窄、巨大胎儿等,均应考虑剖宫产术。若遇有轻度头盆不称,特别是骨盆入口平面临界性狭窄,要结合产力、胎位及胎儿大小等条件,给予充分试产的机会。

（梁静琪）

? 复习思考题

1. 简述子宫收缩力异常的分类。
2. 简述子宫收缩乏力的处理原则。
3. 试述狭窄骨盆的类型。
4. 分娩过程中怎样正确使用缩宫素?
5. 妊娠期纠正臀位的方法有哪些?

EB 11-3

扫一扫,测一测

PPT课件

知识导览

第十二章　分娩期并发症

学习目标

　　掌握产后出血、子宫破裂、羊水栓塞、脐带先露与脐带脱垂、胎膜早破的临床表现、诊断及处理；熟悉产后出血、子宫破裂、羊水栓塞、脐带先露与脐带脱垂、胎膜早破的概念，子宫破裂和产后出血的预防；了解产后出血、子宫破裂、羊水栓塞、脐带先露与脐带脱垂、胎膜早破的病因。具有对分娩期并发症正确诊断和急救的能力；能与患者及家属有效沟通，关爱母儿健康，能对患者进行健康教育。

第一节　产后出血

　　产后出血（postpartum hemorrhage，PPH）是指胎儿娩出后 24 小时内失血量超过 500ml，剖宫产时超过 1 000ml。分娩后 2 小时内是高发时段。产后出血为分娩期严重并发症，居我国孕产妇死亡原因的首位。

【病因】

　　引起产后出血的主要原因有子宫收缩乏力、胎盘因素、软产道裂伤和凝血功能障碍。这些原因可共存、相互影响或互为因果。

　　1. 子宫收缩乏力　是引起产后出血最常见的原因。任何影响产后子宫肌收缩和缩复功能的因素，均可引起子宫收缩乏力性产后出血。

　　（1）全身因素：产妇精神过度紧张；体力虚弱或合并急慢性全身性疾病。

　　（2）产科因素：产程延长使得体力消耗过多；前置胎盘、胎盘早剥等均可导致子宫肌水肿或渗血，影响收缩。

　　（3）子宫因素：子宫过度膨胀，如双胎妊娠、羊水过多；子宫肌壁损伤，如产次过多、剖宫产史；子宫病变，如子宫肌瘤、子宫畸形等。

　　2. 胎盘因素

　　（1）胎盘滞留：胎盘在胎儿娩出 30 分钟后仍不排出，将导致产后出血。常见原因有膀胱充盈、胎盘嵌顿、胎盘剥离不全。

　　（2）胎盘植入：指胎盘绒毛在附着部位与子宫肌层紧密连接。根据胎盘绒毛侵入子宫肌层深度分为胎盘粘连、胎盘植入、穿透性胎盘植入。胎盘绒毛黏附于肌层表面为胎盘粘连；绒毛深入子宫肌壁间为胎盘植入；穿过子宫肌层达到或超过子宫浆膜层为穿透性胎盘植入。常见原因有子宫内膜损伤、胎盘附着部位异常、子宫手术史和原发性蜕膜发育不良等。

　　（3）胎盘部分残留：指部分胎盘小叶、副胎盘或部分胎膜残留于宫腔，影响子宫收缩而出血。

　　3. 软产道裂伤　阴道手术助产、软产道组织弹性差而子宫收缩力过强、急产等，均可引起会阴、阴道、宫颈裂伤。

　　4. 凝血功能障碍　较少见。任何原发或继发的凝血功能异常，均能导致产后出血，如重度子痫前期、胎盘早剥、羊水栓塞等，原发性血小板减少、重症肝炎等，均影响凝血功能，可发生弥散性血管内凝血。

【临床表现及诊断】

（一）临床表现

产后出血的主要临床表现为胎儿娩出后阴道流血过多、失血性休克、严重贫血等症状。

（二）测量失血量的方法

1. 称重法　失血量（ml）=［分娩后接血敷料湿重（g）－接血前敷料干重（g）］/1.05（血液比重 g/ml）。

2. 容积法　用产后接血容器收集血液后，放入量杯测量失血量。

3. 面积法　可按接血纱布血湿面积（10cm×10cm=10ml）粗略估计失血量。

4. 休克指数法（SI）　休克指数 = 脉率 / 收缩压（mmHg）。SI=0.5，为血容量正常；SI=1，失血量约为 10%～30%（500～1 500ml）；SI=1.5，失血量约为 30%～50%（1 500～2 500ml）；SI=2.0，失血量约为 50%～70%（2 500～3 500ml）。

（三）失血原因的诊断

1. 子宫收缩乏力　检查子宫质软，轮廓不清，宫底较高，甚至摸不到宫底，按摩宫底可将积血压出，血色暗红，有血凝块，按摩子宫或应用宫缩剂后，子宫变硬，阴道出血量减少或停止。

2. 胎盘因素　胎儿娩出后，胎盘仍未娩出，阴道大量流血时首先考虑为胎盘因素所致。胎盘剥离不全或剥离后滞留宫腔，常表现为胎盘娩出后阴道流血量多并伴有子宫收缩乏力；胎盘嵌顿时在子宫下段可发现狭窄环。胎盘残留是产后出血的常见原因，故胎盘娩出后应仔细检查胎盘、胎膜是否完整，若胎盘胎儿面有断裂血管，警惕副胎盘残留的可能。

3. 软产道裂伤　胎儿娩出后立即出现持续流血，色鲜红，能自凝。出血量与裂伤程度以及是否累及血管有关。

知识链接

会阴裂伤分度

会阴裂伤分为 4 度：Ⅰ度裂伤指会阴部皮肤及阴道入口黏膜撕裂，出血不多；Ⅱ度裂伤指裂伤已达会阴体筋膜及肌层，累及阴道后壁黏膜，向阴道后壁两侧沟延申并向上撕裂，解剖结构不易辨认，出血较多；Ⅲ度裂伤指裂伤向会阴深部扩展，肛门外括约肌已断裂，直肠黏膜尚完整；Ⅳ度裂伤指肛门、直肠和阴道完全贯通，直肠肠腔外露，组织损伤严重，出血量不多。

4. 凝血功能障碍　产妇持续阴道出血，血液不凝，不易止血，甚至全身多部位出血、身体瘀斑。根据病史、出血特点、凝血功能的相关实验室检查可诊断。

【治疗】

产后出血的治疗原则为针对病因、迅速止血、补充血容量、纠正失血性休克及防治感染。

1. 子宫收缩乏力性出血的处理　加强宫缩是最迅速有效的止血方法，具体方法有以下几种：

（1）按摩子宫：胎盘娩出后，助产者一手置于宫底部，拇指在前壁，其余 4 指在后壁，均匀有节律地按摩并压迫宫底（图 12-1）。若效果不佳，可一手握拳置于阴道前穹隆，顶住子宫前壁，另一手在腹壁按压子宫后壁使宫体前屈，双手相对紧压子宫并均匀有节律地按摩子宫（图 12-2）。按摩时间以子宫恢复正常收缩，并能保持良好收缩状态为止。

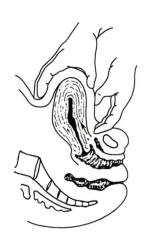

图12-1 腹壁按摩宫底

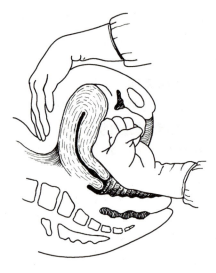

图12-2 腹部-阴道双手按摩子宫

（2）应用宫缩剂：①缩宫素10U加入0.9%生理盐水500ml内静脉滴注，必要时缩宫素10U直接行宫体注射。②前列腺素类药物：缩宫素无效时，尽早使用前列腺素类药物。

（3）宫腔纱条填塞法：应用无菌纱布条填塞宫腔，有明显局部止血作用。方法为助手在腹部固定宫底，术者持卵圆钳将无菌不脱脂棉纱布条送入宫腔内，自宫底由内向外填紧。填塞后24～48小时取出纱布条，取出前应先使用宫缩剂。宫腔填塞纱布条后应密切观察生命体征及宫底高度，警惕因填塞不紧导致隐性出血，并给予抗生素预防感染。

（4）子宫压缩缝合法：首先将子宫从腹壁切口托出，用两手托住并挤压子宫体，观察出血情况，加压后出血明显减少或停止，成功可能性大。可行子宫压缩缝合（图12-3）。

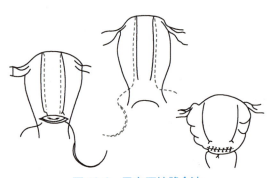

图12-3 子宫压缩缝合法

（5）结扎盆腔血管：经上述处理仍出血不止，可先结扎子宫动脉上行支，若无效可结扎髂内动脉。

（6）髂内动脉或子宫动脉栓塞术：经股动脉穿刺，将介入导管直接导入髂内动脉或子宫动脉，注入吸收性明胶海绵栓塞动脉。栓塞剂于栓塞后2～3周吸收，血管复通。适用于产妇生命体征稳定时进行。

（7）切除子宫：适用于经积极抢救无效并危及产妇生命的产后出血，可行子宫次全切除术或子宫全切除术。

2．胎盘因素出血的处理　根据不同原因，采取相应方法娩出胎盘而止血。处理前排空膀胱。

（1）若胎盘已剥离未排出，膀胱过度膨胀者应先导尿，术者一手按摩子宫使子宫收缩，另一手轻轻牵拉脐带协助胎盘娩出。

（2）胎盘剥离不全或粘连致阴道流血，行徒手剥离胎盘术取出。

（3）胎盘植入：徒手剥离胎盘时发现剥离困难，提示可能为胎盘植入，应立即停止剥离，根据具体情况行保守治疗或子宫切除术。若一般情况好，出血少，需保留子宫者，可保守治疗，目前用甲氨蝶呤治疗，效果较好。

（4）残留胎盘胎膜组织，可徒手取出，取出困难时可用大号刮匙刮除。

（5）胎盘嵌顿者，在全身麻醉下，待狭窄环松解后用手取出胎盘。

3. 软产道裂伤出血的处理　按解剖关系，逐层缝合止血。宫颈裂伤时，若裂伤<1cm 且无活动性出血，可不予缝合。若裂伤>1cm 且有活动性出血应及时缝合。缝合时第一针应从裂口顶端上方 0.5cm 开始，最后一针应距宫颈外侧端 0.5cm 处，以减少日后发生宫颈口狭窄的可能性。阴道裂伤缝合要达到组织对合良好及止血效果。缝合应注意缝至裂伤顶端，不留死腔，避免缝线穿透直肠黏膜。

4. 凝血功能障碍出血的处理　尽快输血、血浆、血小板、纤维蛋白原或凝血因子等，如发生 DIC 应按 DIC 处理。

5. 失血性休克的处理　①密切观察生命体征，及时发现早期休克，去枕平卧，保暖、吸氧；②准确评估休克程度；③建立有效静脉通道，应用升压药及肾上腺皮质激素；④纠正酸中毒；⑤防治肾衰、心衰；⑥应用抗生素预防感染。

【预防】

1. 产前预防　做好孕前及孕期保健工作，对有可能发生产后出血的孕妇，应提前到有抢救条件的医院住院分娩。

2. 产时预防　正确处理产程，尽早使用缩宫素。

3. 产后预防　产后 2 小时是产后出血发生的高峰期。产妇留产房观察 2 小时。观察产妇生命体征、宫缩、阴道流血量及膀胱充盈情况，发现异常及时处理。鼓励产妇与新生儿早接触、早吸吮。

第二节　子 宫 破 裂

子宫破裂（rupture of uterus）是指在妊娠晚期或分娩期子宫体部或子宫下段发生破裂。是危及产妇及胎儿生命的严重并发症。

【病因】

1. 子宫手术史（瘢痕子宫）　是近年来导致子宫破裂的常见原因。如前次剖宫产或肌瘤剜除术后的子宫瘢痕，在妊娠晚期或分娩期由于宫腔内压力增高时发生破裂。

2. 胎先露部下降受阻　高龄孕妇、骨盆狭窄、头盆不称等情况下，胎先露下降受阻，可继发宫缩过强，子宫下段过度伸长变薄而发生破裂。

3. 子宫收缩剂使用不当　分娩时未掌握宫缩剂的适应证和正确的使用方法，导致产生过强宫缩，如遇瘢痕子宫或先露下降受阻，可造成子宫破裂。

4. 产科手术创伤　暴力行阴道助产手术、内倒转术等，可造成子宫破裂。

5. 其他　子宫发育异常、多次宫腔操作，导致局部肌层变薄，也可导致分娩时子宫破裂。

【临床表现】

子宫破裂多发生在分娩过程中，通常是一个渐进的过程，多分为先兆子宫破裂和子宫破裂两个阶段。

（一）先兆子宫破裂

常见于产程延长、胎先露部下降受阻的产妇。表现为：①过强的宫缩使产妇下腹剧痛难忍，烦躁不安、大声呼叫，呼吸、脉搏加快。②因胎先露下降受阻，子宫下段逐渐拉长变薄而宫体更加变短增厚，两者间形成环状凹陷，称病理缩复环。随产程进展此环会逐渐上升达脐部甚至脐上（图 12-4），压痛明显。③膀胱受胎先露部压迫充血，出现排尿困难及血尿。④由于宫缩过强过频胎儿供血受阻，胎心率改变或听不清。此阶段若不及时处理，子宫将破裂。

（二）子宫破裂

根据破裂程度，可分为完全性与不完全性子宫破裂。

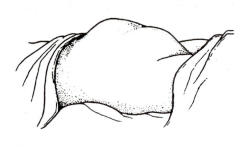

图12-4　先兆子宫破裂时腹部外观

1. 完全性子宫破裂　指宫壁全层破裂,宫腔与腹腔相通。子宫破裂时,产妇突感腹部如撕裂样剧痛,随后宫缩骤然停止,产妇顿感轻松,但不久又出现全腹持续性疼痛,随即进入休克状态。检查时有全腹压痛及反跳痛,在腹壁下清楚地扪及胎体,于胎儿侧方可触及缩小的子宫,胎心音消失,阴道可有鲜血流出,量多或少。下降的胎先露部升高或消失,开大的宫口缩小。

2. 不完全性子宫破裂　指子宫肌层全部或部分破裂,浆膜层尚完整,宫腔与腹腔不相通,胎儿及其附属物仍在宫腔内。腹部检查在破裂处有明显压痛,若破口累及两侧子宫血管可导致急性大出血或形成阔韧带血肿,可在子宫一侧扪及逐渐增大且有压痛的包块,往往胎心率异常。

【诊断】

典型的子宫破裂根据病史、症状、体征一般较易诊断。子宫不完全破裂,由于症状、体征不明显,诊断有一定困难。B超检查,可确定子宫破裂的部位,显示胎儿与子宫的关系。

【处理】

1. 先兆子宫破裂　确诊后立刻采取有效抑制宫缩的措施,如静脉全身麻醉或肌内注射哌替啶100mg等,同时尽快行剖宫产术。

2. 子宫破裂　一旦确诊,无论胎儿是否存活,都应在抢救休克的同时进行手术治疗。须根据产妇状态、子宫破裂程度、感染程度及产妇有无生育要求等决定是否保留子宫。若有生育要求、破口小、整齐、无明显感染者,可行裂口修补术,反之行子宫次全切除术。若破口延长到了宫颈,行全子宫切除术。术前术后给予大量广谱抗生素控制感染。

【预防】

宣传孕妇保健知识,加强产前检查,有高危因素者,提前住院待产。密切关注产程,及时发现先兆子宫破裂征象并正确处理。有剖宫产史或子宫手术史者,根据指征及前次手术情况决定本次分娩方式。对缩宫素、前列腺素等子宫收缩剂的适应证、方法应严格掌握,胎儿娩出前禁止肌内注射缩宫素。正确掌握产科手术助产的指征和操作规程,阴道助产术后应仔细检查软产道,如有损伤及时修补。

第三节　羊水栓塞

羊水栓塞(amniotic fluid embolism,AFE)是由于羊水进入母体血液循环引起的肺动脉高压、低氧血症、循环衰竭、弥散性血管内凝血(DIC)以及多器官功能衰竭等一系列病理生理变化的过程。发病急,病情重,病死率高,死亡率为19%～86%,是分娩期极其严重的并发症。

【病因】

羊膜腔内压力过高(过强宫缩)、胎膜破裂、宫颈或宫体损伤致静脉或血窦开放是导致羊水栓塞发生的基本条件。多产妇、高龄初产妇、急产、前置胎盘、子宫破裂、胎膜早破、胎盘早剥、剖宫产手术是发生羊水栓塞的诱因。

【病理生理】

羊水成分进入母体血液循环是羊水发生的先决条件。可能发生的病理生理变化如下:

1. 过敏样反应　羊水中的抗原成分可引起Ⅰ型变态反应,产生白三烯、前列腺素、血栓素等,进入母体血液循环,表现过敏样反应,也可使产妇肺交换功能降低,反射性引起肺血管痉挛。

2．肺动脉高压　羊水中的有形成分形成小栓子，进入肺循环阻塞小血管，引起肺动脉高压；羊水中的有形物质可刺激肺组织产生和释放血管活性物质，使肺血管反射性痉挛，导致肺动脉高压，直接引起急性右心衰；而后左心衰竭，继而引起呼吸循环功能衰竭、休克。

3．炎症损伤　羊水栓塞所致的炎症介质系统的突然激活，引起类似于全身炎症反应综合征。

4．弥散性血管内凝血（DIC）　羊水中大量促凝成分，进入母体血液循环后，产生大量微血栓，消耗大量凝血因子及纤维蛋白原，导致 DIC。

【临床表现】

羊水栓塞起病急骤，多发生在阴道分娩时，尤其是胎儿娩出前后短时间内。典型羊水栓塞，是以骤然出现的低氧血症、低血压和凝血功能障碍为特征的急性综合征。

1．前驱症状　有部分患者出现非特异性的前驱症状，如呼吸急促、胸痛、憋气、寒战、呛咳、头晕、乏力、心慌、呕吐、麻木、针刺样感觉、焦虑、烦躁和濒死感，胎心减速，胎心基线变异消失等。重视前驱症状有利于及时识别羊水栓塞。

2．心肺功能衰竭和休克　第一产程末、第二产程宫缩较强时或胎儿娩出后短时间内，产妇开始出现烦躁不安、寒战、恶心、气急等先兆症状，继而出现呛咳、呼吸困难、面色苍白、四肢厥冷、心率加快、低血压、抽搐、意识丧失或昏迷，突发血氧饱和度下降、心电图异常等，并迅速出现循环衰竭，进入休克状态，严重者发病急骤，甚至没有先兆症状，产妇多于数分钟内迅速死亡。

3．凝血功能障碍　可能出现难以控制的全身广泛性出血，以子宫出血为主，大量阴道出血，全身皮肤黏膜出血，切口、针眼渗血，呕血、便血等。

4．急性肾功能衰竭等脏器受损　除了心肺功能衰竭及凝血功能障碍外，全身脏器均可受损，以中枢神经系统和肾脏最为常见。

有些羊水栓塞的临床表现并不典型，仅表现为低血压、心律失常、呼吸短促、抽搐、急性胎儿窘迫、心脏骤停、产后出血、凝血功能障碍或一些典型羊水栓塞的前驱症状。

【诊断】

根据病史、临床表现，可初步诊断，并立即进行抢救。在抢救的同时，为确诊应做如下检查：①床旁胸部 X 线摄片：见双肺弥散性点片状浸润影，沿肺门周围分布，伴有右心扩大；②抽取下腔静脉血，镜检有无羊水有形成分；③床旁心电图检查：提示右心房、右心室扩大，ST 段下降；④与 DIC 有关的实验室检查；⑤若尸检，可见肺水肿、肺泡出血，主要脏器（肺、心、脑等）组织中可找到羊水有形成分。

【处理】

一旦怀疑羊水栓塞，应立即抢救。处理主要采取对症支持治疗，各种手段应尽快并同时进行。

1．增加氧合　产妇应取半卧位，保持呼吸道通畅，立即面罩给氧，必要时行气管插管或气管切开正压给氧。维持氧供以免呼吸、心搏骤停。

2．血流动力学支持

（1）维持血流动力学稳定：肺动脉高压和右心功能不全是羊水栓塞的初始阶段表现。多巴酚丁胺、磷酸二脂酶 -5 抑制剂具有强心和扩张肺动脉的作用，是治疗的首选药物。低血压时应予多巴酚丁胺 $5\sim10\mu g/(kg \cdot min)$ 升压，静脉泵入；磷酸二磷脂酶 -5 抑制剂首剂 $25\sim75\mu g/kg$ 静脉推注，然后 $1.2\sim3mg/h$ 泵入。

（2）解除肺动脉高压：遵医嘱使用解痉药缓解肺动脉高压，改善肺血流灌注。常用药物为磷酸二酯酶 -5 抑制剂、一氧化氮及内皮素受体拮抗剂等。也可考虑用罂粟碱、阿托品、氨茶碱等药物。

（3）液体管理：需注意管理液体出入量，避免左心衰和肺水肿。

3. 抗过敏　遵医嘱早期使用大剂量糖皮质激素抗过敏。如立即静注地塞米松 20～40mg，依病情继续静脉滴注维持量，也可用氢化可的松 500mg 静脉推注，以后静脉滴注 500mg 维持。

4. 纠正凝血功能障碍　①积极处理产后出血；②及时补充凝血因子，遵医嘱及时输入新鲜血或血浆、纤维蛋白原等，必要时可静脉输注氨甲环酸。

5. 监测　包括血压、呼吸、心率、血氧饱和度、心电图、中心静脉压、心排出量、动脉血气和凝血功能等。

6. 产科处理　原则上应在产妇呼吸循环功能得到明显改善，并已纠正凝血功能障碍后进行。在第一产程发病应立即剖宫产终止妊娠；在第二产程发病阴道助产结束分娩。若有产后出血，短时间内无法止血者可行子宫切除术，争取抢救时机。

【预防】

加强产前检查，及早发现前置胎盘、胎盘早剥等诱发因素并及时处理，对死胎的孕产妇，应严密观察出凝血情况。密切观察产程进展情况，严格掌握子宫收缩药物的使用指征、方法。严格掌握人工破膜的指征，破膜宜在宫缩间歇期进行，破口要小，控制羊水缓慢流出。正确掌握剖宫产手术指征，术中刺破羊膜前，应保护好子宫切口，避免羊水进入切口处开放的血管。行钳刮术时，应先刺破胎膜，待羊水流出后再钳夹胎盘组织。

第四节　脐带先露与脐带脱垂

胎膜未破裂时，脐带位于胎先露前方或一侧，称脐带先露或隐性脐带脱垂。胎膜破裂，脐带脱出于宫颈口外，降至阴道内甚至露于外阴部，称脐带脱垂。

【病因】

胎先露部不能衔接，胎位异常，羊水过多，脐带过长，低置胎盘等。

【诊断】

有脐带脱垂危险因素存在时，应警惕脐带脱垂的发生。若胎膜未破，于宫缩后或胎动后胎心率突然变慢，改变体位、上推胎先露后迅速恢复者，应考虑有脐带先露的可能。已破膜者一旦出现胎心率异常，应立即行阴道检查，若在胎先露旁或前方及阴道内触及脐带，或见脐带脱出于外阴，即可确诊。

【处理】

1. 脐带先露　经产妇、胎膜未破，立即取头低臀高位，等待胎头衔接，若产程进展顺利，胎心持续良好，可阴道分娩。初产妇，足先露或肩先露者应行剖宫产术。

2. 脐带脱垂　一旦发现，胎儿存活者，应在数分钟内娩出胎儿。宫口开全，胎头已入盆，应立即行助产术；有困难者，尤其是初产妇，应行剖宫产术。若宫口未开全，产妇取头低臀高位，将胎先露上推，尽快行剖宫产术。

第五节　胎膜早破

胎膜早破（premature rupture of membranes，PROM）是指胎膜在临产前自然破裂。妊娠达到或超过 37 周者，称足月胎膜早破；未达到 37 周发生者称未足月胎膜早破。胎膜早破是常见的分娩期并发症，破膜时孕周越小，对母儿威胁越大，可导致早产、脐带脱垂、母婴感染等，使围产儿死亡率增加。

【病因】

导致胎膜早破发生的原因很多,常见有以下几种:

1. 生殖道病原微生物上行感染　是导致胎膜早破的主要发病原因,常见如厌氧菌、衣原体及淋病奈瑟菌等上行侵袭宫颈内口局部胎膜,使胎膜局部张力下降而致胎膜早破。

2. 羊膜腔压力升高　多胎妊娠、羊水过多等均可使羊膜腔压力过高,易引起胎膜早破。

3. 胎膜受力不均　头盆不称、胎位异常等使胎儿先露部不能与骨盆入口衔接,前羊膜囊受力不均导致胎膜早破。

4. 创伤　撞击腹部、妊娠晚期性交等均可能发生胎膜早破。

5. 营养因素　缺乏维生素 C、铜、锌可影响胎膜胶原纤维、弹力纤维合成,致胎膜抗张能力下降,亦可引起胎膜早破。

【临床表现】

孕妇突感有较多液体自阴道流出,继而液体减少,呈间断性排出,无腹痛等其他产兆。当咳嗽、活动等腹压增加或孕妇体位改变时,阴道流液量增多,孕妇流液后,常会出现宫缩及宫口扩张。阴道扩张器检查可见宫口流出较多液体或后穹隆有液池形成,可混有胎脂或被胎粪污染;内诊检查时触不到前羊膜囊,上推胎先露时阴道流液量增多。

胎膜早破后常引起宫缩,可导致早产;如胎先露未衔接可发生脐带受压及脐带脱垂;破膜时间长可导致宫内感染,有时可发生胎盘早剥。羊水减少致使脐带受压、宫缩不协调和胎儿宫内窘迫,需要终止妊娠时引产不易成功,导致剖宫产率增加。

【诊断】

根据病史、临床表现,并行辅助检查:

1. 阴道 pH 值测定　羊水 pH 为 7.0～7.5,正常阴道液 pH 为 4.5～6.0,如阴道液 pH≥6.5 时,可提示胎膜早破。

2. 阴道流出液涂片检查　取阴道液于载玻片上,干燥后镜检,可见羊齿状结晶即为羊水。

3. B 超检查　羊水减少可协助诊断。

【处理】

1. 足月胎膜早破　评估母胎状况,若破膜超过 12 小时应预防性应用抗生素,同时尽量避免不必要的阴道检查。若无明确剖宫产指征,宜在破膜后 2～12 小时内积极引产,对宫颈成熟的孕妇,首选缩宫素引产,宫颈不成熟且无阴道分娩禁忌证者,先促宫颈成熟,再试产,同时严密监测母胎情况。若有明确剖宫产指征时宜行剖宫产终止妊娠。

2. 未足月胎膜早破　根据破膜时孕周、胎儿宫内情况、有无感染、当地新生儿救治水平及孕妇和家属的意愿等决定期待疗法或者终止妊娠。

(1) 终止妊娠:①妊娠<24 周的孕妇终止妊娠;②妊娠>34 周可终止妊娠,破膜 24 小时仍未临产且无头盆不称者,考虑引产。

(2) 期待治疗:①妊娠 24～27^{+6} 周的孕妇,可根据孕妇本人及家属意愿、新生儿抢救能力等决定是否引产;②妊娠 28～33^{+6} 周无继续妊娠禁忌,应期待治疗,延长孕周至 34 周。

1) 一般治疗:卧床休息,密切观察孕妇体温、胎心率、有无宫缩、阴道流液量和性状等;定期复查血常规、胎心监护及超声检查等变化,及早发现感染体征和胎儿宫内窘迫等并发症。保持外阴清洁,避免做不必要的肛门和阴道检查。

2) 应用宫缩抑制剂:对妊娠<34 周,无感染征象、胎儿宫内情况良好等无继续妊娠禁忌证者,使用宫缩抑制剂预防早产。常用宫缩抑制剂及详细用法详见第八章第二节"早产"。

3) 促进胎肺成熟:妊娠<34 周胎膜早破者,给予地塞米松或倍他米松肌内注射,促胎肺成熟,以防发生新生儿呼吸窘迫综合征。对孕龄>34 周可以不保胎,顺其自然,不必干预。

4) 预防感染:破膜 12 小时以上者,遵医嘱及时预防性应用抗生素(如青霉素类、大环内酯类），可有效延长孕周，减少感染的发病率。

5）胎儿神经系统的保护：妊娠<32周前早产风险者，给予硫酸镁静脉滴注，预防早产儿脑瘫的发生，硫酸镁的用法详见第八章第二节"早产"。

【预防】

加强围生期卫生宣教与指导，积极预防和治疗生殖道感染，避免突然腹压增加，补充充足的维生素、钙、铜等营养素；宫颈功能不全时，可于妊娠12～14周行宫颈环扎术。

（郭小莉）

扫一扫，测一测

？   复习思考题

1. 什么是产后出血？引起产后出血的原因主要有哪些？
2. 子宫收缩乏力性产后出血的处理方法有哪些？
3. 发生先兆子宫破裂应如何处理？
4. 什么是羊水栓塞和脐带脱垂？
5. 简述胎膜早破的处理原则。

第十三章　产褥期并发症

PPT 课件

学习目标

　　掌握产褥感染、产褥病率和晚期产后出血的概念，产褥感染的诊断及处理；熟悉晚期产后出血的临床表现及处理原则；了解产后抑郁症的临床表现及处理原则。能与产妇及家属良好沟通，并指导产妇进行合理的产褥期保健。

知识导览

第一节　产　褥　感　染

　　产褥感染（puerperal infection）是指分娩及产褥期生殖道受病原体侵袭，引起局部或全身的感染。产褥病率（puerperal morbidity）是指自分娩 24 小时以后的 10 日内，每日用口表测体温 4 次，间隔 4 小时，有 2 次≥38℃者。产褥病率的原因以产褥感染为主，也可以是生殖道以外的急性乳腺炎、上呼吸道感染、泌尿系统感染等。产后出血、产褥感染、妊娠合并心脏病、妊娠期高血压疾病仍是孕产妇死亡的四大原因。

【病因】

　　1. 诱因　由于女性生殖道的防御功能和自净作用，羊水中也含有抗菌物质，通常妊娠和正常分娩不会增加产妇感染机会。合并其他易感情况时则有可能造成产褥感染，如产妇体质虚弱、孕期贫血、妊娠晚期性生活、胎膜早破、羊膜腔感染、慢性疾病、产科手术操作、产程延长、产前产后出血过多等。

　　2. 病原体种类　孕期及产褥期女性阴道内有大量微生物寄生，如需氧菌、厌氧菌、真菌、衣原体及支原体等，以厌氧菌为主，可分致病性与非致病性两类。有些非致病菌在一定条件下也可致病，称机会致病菌。

　　（1）需氧性链球菌：β-溶血性链球菌致病性最强，能产生致热外毒素与溶组织酶，引起严重感染。炎症常扩散迅速，甚至可致败血症。其临床特点为发热早，寒战，体温超过 38℃，心率快，腹胀，子宫复旧不良，子宫旁或附件区触痛。

　　（2）大肠杆菌属：需氧菌。大肠杆菌与其相关的革兰氏阴性杆菌、变形杆菌是菌血症和感染性休克最常见的病原菌。它们寄生在阴道、会阴、尿道口周围，在不同环境对抗生素的敏感性有很大差异，需做药敏试验。

　　（3）葡萄球菌：需氧菌。主要是金黄色葡萄球菌和表皮葡萄球菌。前者多为外源性感染，容易引起伤口的严重感染；后者存在于阴道菌群中，所致感染较轻。

　　（4）厌氧革兰氏阳性球菌：消化链球菌和消化球菌寄生在正常阴道中。当产道损伤、胎盘残留、局部组织坏死缺氧时，细菌则迅速繁殖，若与大肠杆菌混合感染，则放出异常恶臭气味。

　　（5）类杆菌属：为一组厌氧的革兰氏阴性杆菌，有加速血液凝固的特点，可引起感染邻近部位的血栓性静脉炎。

　　（6）其他：支原体、衣原体、梭状芽孢杆菌、淋病奈瑟菌、病毒等均可导致产褥感染。

3. 感染途径

（1）内源性感染：正常孕妇生殖道或其他部位寄生的病原体，多数并不致病，当抵抗力降低等诱因出现时可致病。

（2）外源性感染：由被污染的衣物、用具、各种手术器械及临产前性生活造成感染。

近年研究表明，内源性感染更重要，因机会致病菌不仅可以导致产褥感染，还能通过胎盘、胎膜、羊水间接感染胎儿，导致流产、早产、胎儿生长受限、胎膜早破、死胎等。

【病理及临床表现】

发热、疼痛、异常恶露，为产褥感染的三大主要症状。产褥早期发热的最常见原因是脱水，但低热后突然高热，应考虑感染的可能。感染部位、程度、扩散范围不同，临床表现各不相同。

1. 急性外阴、阴道、宫颈炎　分娩时会阴部损伤或手术产导致感染。会阴裂伤或会阴后 - 侧切开伤口感染时，可出现会阴部疼痛，坐位困难。局部伤口红肿、发硬、伤口裂开，脓液流出，压痛明显，严重者可伴有低热。急性阴道裂伤及挫伤感染表现为局部疼痛、黏膜充血、水肿、溃疡、脓性分泌物增多，严重者可引起阴道旁结缔组织炎，甚至瘘管。急性宫颈炎常因裂伤引起，感染向深部蔓延，可达宫旁组织，引起盆腔结缔组织炎。

2. 急性子宫内膜炎、子宫肌炎　病原体经胎盘剥离面侵入，扩散到子宫蜕膜层称子宫内膜炎，侵犯子宫肌层称子宫肌炎。两者常伴发，表现有所不同。子宫内膜炎表现为阴道内大量脓性分泌物且有臭味。子宫肌炎，则表现为腹痛，子宫复旧不良，恶露多呈脓性，子宫压痛明显，同时伴有高热、头痛、白细胞增高等感染症状。

3. 急性盆腔结缔组织炎、急性输卵管炎　病原体沿宫旁淋巴和血液达宫旁组织，出现急性炎症反应，形成炎性包块，同时累及输卵管，形成输卵管炎。表现为下腹痛伴肛门坠胀，可伴寒战、高热、头痛等全身中毒症状，严重者侵及整个盆腔形成"冰冻骨盆"。淋病奈瑟菌上行感染，达输卵管与盆腹腔，形成脓肿后，高热不退。患者白细胞持续升高，中性粒细胞明显增多，核左移。

4. 急性盆腔腹膜炎及弥漫性腹膜炎　炎症继续发展，扩散至子宫浆膜，形成盆腔腹膜炎。继而发展成弥漫性腹膜炎，出现全身中毒症状，如高热、恶心、呕吐、腹胀，下腹部明显压痛、反跳痛。腹膜面分泌大量渗出液，纤维蛋白覆盖引起肠粘连，也可在直肠子宫陷凹形成局限性脓肿，若脓肿波及肠管与膀胱可出现腹泻、里急后重与排尿困难。急性期治疗不彻底可发展成盆腔炎后遗症而致不孕。

5. 血栓静脉炎　分盆腔内血栓静脉炎和下肢血栓静脉炎两类。厌氧菌为常见病原体。单侧居多，产后 1～2 周多见，盆腔内血栓静脉炎常侵及子宫静脉、卵巢静脉、髂内静脉、髂总静脉及阴道静脉，表现为寒战、高热，症状可持续数周或反复发作。局部检查与盆腔结缔组织炎不易鉴别。下肢血栓静脉炎，病变多在股静脉、腘静脉及大隐静脉，多继发于盆腔静脉炎，表现为弛张热，下肢持续性疼痛，受累静脉呈硬索状，因血液回流受阻，引起下肢水肿，皮肤发白，习称"股白肿"。病变轻，部位深时无明显阳性体征，彩色多普勒超声检查可协助诊断。

6. 脓毒血症及败血症　感染血栓脱落进入血液循环可引起脓毒血症，出现感染性休克和脑、肺、肾脓肿或肺栓塞而死亡。若病原体大量进入血液循环并形成败血症，则出现高热、寒战、气促等全身明显中毒症状，危及生命。

【诊断】

1. 病史　详细询问病史、分娩经过，产后有无引起感染的原因。

2. 全身及局部检查　体温、脉搏、血压等全身检查。仔细检查腹部、盆腔及会阴伤口，确定感染部位和严重程度。排除引起产褥病率的其他疾病。

3. 辅助检查　B 超、彩色多普勒超声、CT、磁共振等检测手段，能够对感染形成的炎性包块、脓肿做出定位及定性诊断。检测血清 C- 反应蛋白>8mg/L，有助于早期诊断感染。

4．确定病原体　病原体的鉴定对产褥感染诊断与治疗非常重要。方法有病原体培养、分泌物涂片检查、病原体抗原和特异抗体检测。

【鉴别诊断】

主要与上呼吸道感染、急性乳腺炎、泌尿系统感染相鉴别。

【治疗】

1．支持疗法　加强营养，增强全身抵抗力，纠正水、电解质失衡。病情严重或贫血者，多次少量输新鲜血或血浆。

2．宫腔残留　清除宫腔残留物，脓肿切开引流，一般取半卧位以利于引流。若会阴伤口或腹部切口感染，也应行切开引流术。

3．抗生素应用　按药敏试验选用广谱高效抗生素，注意需氧菌、厌氧菌及耐药菌株问题。中毒症状严重者，短期加用肾上腺皮质激素，提高机体应激能力。

4．抗凝治疗　血栓静脉炎时，大量应用抗生素的同时，可加肝素150U/（kg·d），加入5%葡萄糖注射液500ml中静脉滴注，每6小时一次，体温下降后改为每日2次，连用4～7日；尿激酶40万U加入生理盐水或5%葡萄糖注射液500ml中静脉滴注10日，用药期间监测凝血功能。也可口服双香豆素、阿司匹林等，用活血化瘀中药治疗。

课堂互动

对于正常产褥期的女性，如何指导其避免感染？

【预防】

加强孕期保健，做好孕期宣教工作，积极治疗全身及生殖系统炎症。孕32周后应避免性生活及盆浴，加强营养，预防和纠正贫血，增强体质。接产时严格无菌操作，正确处理产程，避免滞产、产道损伤与产后出血，正确掌握手术指征，保持外阴清洁。产后注意个人卫生，产褥期严禁性生活，早日下床活动，积极促进子宫复旧和恶露排出，必要时给予广谱抗生素预防感染。

第二节　晚期产后出血

晚期产后出血指分娩结束24小时后，在产褥期内发生的子宫大量出血。多见于产后1～2周，也可延迟到产后2个月左右发病。临床表现为持续或间断的阴道流血，也可突然大量阴道流血，可引起失血性休克，多伴有寒战、低热。

【病因】

1．胎盘、胎膜残留　最常见，多发生于产后10日左右。残留在宫腔内的胎盘组织变性、坏死、机化，可形成胎盘息肉。坏死组织脱落时，基底部血管开放致大量出血。

2．蜕膜残留　正常蜕膜于产后1周内脱落并随恶露排出。若蜕膜剥离不全或剥离后长时间残留在宫腔，诱发子宫内膜炎症，影响子宫复旧，可引起晚期产后出血。

3．子宫胎盘附着部位复旧不全　胎盘娩出后，子宫胎盘附着部即刻缩小，血栓形成，从血栓机化至内膜逐渐修复需6～8周。如果胎盘附着部复旧不全，可使血栓脱落，血窦重新开放，导致子宫大量出血。

4．感染　多见于子宫内膜炎，可引起胎盘附着面及子宫收缩不佳，致子宫大量出血。

5．子宫切口裂开　多见于子宫下段剖宫产横切口两侧端，主要因感染及伤口愈合不良。

（1）子宫切口感染的原因：①子宫下段切口离阴道口较近，增加感染机会；②手术操作过多，尤其是阴道检查频繁；③产程过长；④无菌操作不严。

（2）切口过低或过高：①过低，宫颈侧以结缔组织为主，组织愈合能力差；②过高，切口上缘宫体与下缘子宫下段的肌组织厚薄相差大，缝合不易对齐，影响愈合。

（3）缝合技术不当：出血血管结扎松弛，易形成血肿；缝合过密，切口血供不良，均影响切口愈合。

6. 其他　生殖道血肿，产后滋养细胞肿瘤或子宫黏膜下肌瘤等，均可引起晚期产后出血。

【诊断】

1. 病史　产后恶露不净，有臭味，色由暗红变鲜红，反复或突然阴道流血。若为剖宫产，应注意术前、术中特殊情况及术后恢复情况，尤其注意术后有无发热等，并排除全身出血性疾病。

2. 症状和体征　除阴道流血，可有腹痛、发热和贫血。双合诊检查应在严密消毒、输液、备血且有抢救条件下进行。可发现子宫增大、软，宫口松弛，可以示指轻触子宫下段切口部位，了解愈合情况。

3. 辅助检查　血、尿常规，宫腔分泌物培养或涂片，了解有无感染与贫血；阴道分娩者重点检查软产道情况，关注切口愈合情况、血肿部位及范围；超声检查子宫大小、宫腔内有无残留物、剖宫产切口愈合情况；查血 hCG 排除胎盘残留和滋养细胞肿瘤。

【治疗】

1. 少量或中等量阴道流血，给予足量广谱抗生素及子宫收缩剂。

2. 疑有胎盘、胎膜、蜕膜残留或胎盘附着部复旧不全者，应行刮宫术。术前备血、建立静脉通路，做好开腹准备，刮出物送病理，以明确诊断。刮宫后继续给予抗生素及子宫收缩剂。

3. 疑有剖宫产切口裂开，仅少量阴道流血可先给予广谱抗生素及支持疗法，密切观察病情；若阴道流血量多，可做剖腹探查。若切口周围坏死范围小，炎症反应轻微，可清创缝合及做髂内动脉、子宫动脉结扎止血或行髂内动脉栓塞术；若组织坏死范围大，酌情做子宫次全切或子宫全切术。

4. 生殖道血肿、肿瘤引起的阴道流血，应做相应处理。

【预防】

1. 产后应仔细检查胎盘、胎膜是否完整，若有残缺应及时取出。不能排除胎盘残留时，应行宫腔探查。

2. 剖宫产时子宫下段横切口应注意切口位置的选择及缝合，避免切口两侧角部撕裂。

3. 严格无菌操作，术后应用抗生素预防感染。

第三节　产褥期抑郁症

产褥期抑郁症是指产妇在分娩后出现的抑郁症状，主要表现为产褥期持续和严重的情绪低落以及一系列症候，如动力减低、失眠、悲观等，甚至影响对新生儿的照料能力，是产褥期精神障碍的一种常见类型。多在产后 2 周内出现症状。

【临床表现】

临床表现与一般抑郁症状相同，产妇主要表现有：心情压抑、沮丧、情绪淡漠，甚至焦虑、恐惧、易怒等情绪改变，夜间加重；有时表现为孤独、不愿与人交往或伤心、流泪；还有的产妇表现为自暴自弃、自罪感，对身边的人充满敌意，与家人、丈夫关系不协调，创造性思维受损，主动性降低等。甚至对生活缺乏信心，觉得生活无意义，出现厌食、睡眠障碍、易疲倦、性欲减退。严重者甚至绝望、有自杀或杀婴倾向，有时陷于错乱或昏睡状态。

【诊断】

产褥期抑郁症至今尚无统一的诊断标准。美国精神病学会 1994 年制定诊断标准如下：

1. 产后 2 周内出现下列 5 条或 5 条以上的症状，必须具备（1）（2）两条。

（1）情绪抑郁。

（2）对全部或多数活动明显缺乏兴趣或愉悦。

（3）体重显著下降或增加。

（4）失眠或睡眠过度。

（5）精神运动性兴奋或阻滞。

（6）疲劳或乏力。

（7）遇事均感毫无意义或有自罪感。

（8）思维能力减退或注意力不集中。

（9）反复出现想死亡的想法。

2. 在产后 4 周内发病。

【治疗】

1. 心理治疗　针对产妇内心焦虑和不安，耐心解释和疏导，消除不良刺激，对产褥期产妇多加关心和照顾，调整好家庭关系，养成良好的睡眠习惯。

2. 药物治疗　适用于中重度抑郁症及心理治疗无效者。应在专科医师指导下用药为宜，尽量选用不进入乳汁的抗抑郁药，首选 5- 羟色胺再吸收抑制剂。

【预后】

产后抑郁预后良好，约 70% 患者于 1 年内治愈，极少数患者持续 1 年以上；再次妊娠复发率约 20%。其第二代认知能力可能受一定影响。

（郭小莉）

? 复习思考题

1. 何谓产褥感染、产褥病率？

2. 产褥感染如何处理？

3. 晚期产后出血有哪些病因？

ER 13-3

扫一扫，测一测

第十四章　妇科病史及检查

　　掌握妇科病史书写特点；妇科检查的方法及注意事项；熟悉妇科常见症状鉴别要点；了解妇科病史的采集方法与内容。具备妇科临床实践基本技能，能完整采集病史，正确进行盆腔检查；关心体贴患者，能与患者良好沟通。

　　妇科病史采集及体格检查是诊断妇科疾病的主要依据，也是妇科临床实践的基本技能，盆腔检查为妇科特有。

第一节　妇科病史

一、妇科病史采集方法

　　妇科病史是诊断妇科疾病的重要依据，所形成的文字资料具有法律意义，要求全面、客观、真实、准确、系统完整，采集方法包括观察、会谈、心理测试等。采集病史时，应态度和蔼、语言亲切，细致询问并耐心聆听患者陈述。询问要有目的性，不要遗漏关键病史，避免暗示和主观臆测。遇危重患者在了解基本病情后，立即进行抢救，待病情稳定后再详细询问病史。对不能自述的患者，可向最了解其病情的家属或亲友询问。外院转诊患者，应索阅病情介绍作为参考资料。妇科病史涉及患者的隐私（如性生活史），要尊重患者，保护其隐私，当其有难言之隐时，不可反复追问，可先行检查再补充询问。良好的沟通技巧有利于病史采集，和谐医患关系。

二、妇科病史的内容

　　1. 一般项目　包括患者姓名、性别、年龄、籍贯、职业、民族、婚姻、住址、入院日期、病史记录日期、病史陈述者、可靠程度。非患者陈述者，应注明陈述者与患者之间的关系。

　　2. 主诉　促使患者就医的主要症状（或体征）及其持续时间。要求用简单明了的语言描述，通常不超过 20 字。妇科常见症状有外阴瘙痒、阴道出血、白带异常、下腹痛、腹部包块、不孕等。若患者有停经、阴道流血及腹痛三种主要症状，按其发生的时间顺序书写：停经 ×× 日，阴道流血 ×× 日，腹痛 ×× 日。若患者无任何自觉症状，仅在体检时发现有子宫肌瘤，主诉应写为：体检发现"子宫肌瘤"×× 日。

　　3. 现病史　指患者本次疾病发生、发展及诊疗的全过程，是病史主要组成部分，要详细记述。应以主要症状为核心，按时间先后顺序，系统地记述主要症状的演变、有无诱因、有无伴随症状及其与主要症状之间的关系、发病后诊疗情况和结果，睡眠、饮食、体重及大小便的变化，与鉴别诊断有关的阳性或阴性资料等。本次疾病虽无紧密关系，但仍需治疗的其他疾病，可在现病史后另起一段记录。

4. **月经史**　包括初潮年龄、月经周期、经期持续时间、经量、有无血块、经血颜色及伴随症状如乳房胀痛、情绪变化等。如 12 岁初潮，周期为 28～30 日，持续 3～5 日，可简写为 $12\frac{3\sim5}{28\sim30}$。常规询问末次月经（LMP）起始日期及其经量和持续时间，必要时询问前次月经（PMP）起始日期。若已绝经，应询问绝经年龄及绝经后有无阴道流血等异常情况。

5. **婚育史**　婚次及每次结婚年龄，是否近亲结婚。男方健康状况、有无性病史。双方同居情况。初孕情况、初产年龄，足月产、早产、流产次数及现存子女数，生育史可简写为足月产数 - 早产数 - 流产数 - 现存子女数，如足月产 1 次，无早产，流产 2 次，现存子女 1 人，简写为 1-0-2-1，也可记录为孕 3 产 1（G_3P_1）。分娩方式、有无难产史、新生儿出生情况、有无产后出血等。自然流产或人工流产情况。末次流产或分娩日期。采用何种避孕措施及效果。

6. **既往史**　既往健康状况，患过何种疾病尤其是妇科疾病。询问手术外伤史、输血史、过敏史等。

7. **个人史**　生活和居住情况，出生地和曾经住过的地区，有无烟酒嗜好。

8. **家族史**　家族成员中有无遗传病及可能与遗传有关的疾病和传染病，如糖尿病、高血压、肿瘤和结核病等。

第二节　体　格　检　查

体格检查在采集病史后进行。包括全身检查、腹部检查和盆腔检查。盆腔检查是妇科特有检查故又称妇科检查。除病情危急外，按以下顺序进行。

一、全　身　检　查

测量体温、脉搏、呼吸、血压；必要时测身高、体重；注意患者精神状态、神志、发育、体态、毛发分布、头部器官、颈部、乳房（注意发育、有无包块、压痛和分泌物）、心肺、肝肾、脊柱及四肢。

二、腹　部　检　查

腹部检查是妇科体格检查的重要内容。视诊腹部形态，有无隆起、瘢痕、妊娠纹等；触诊腹壁厚度，有无压痛、反跳痛和肌紧张，有无包块，包块部位、大小、形状、质地、活动度、是否光滑及有无压痛等；叩诊有无移动性浊音及液体波动感；听诊肠鸣音情况。合并妊娠时，应检查子宫底高度、腹围、胎位、胎心音及胎儿发育情况。

三、盆　腔　检　查

（一）基本要求

1. 所有检查器具必须严格消毒。

2. 检查前嘱患者排空膀胱，直肠充盈者应排空大便，必要时应导尿或灌肠后检查。

3. 置于被检查者臀下垫单或纸单应一次性使用，避免交叉感染。

4. 患者取膀胱截石位。臀部置于检查台缘，头部略垫高，两手平放于身体两侧，使腹肌松弛。检查者面向患者，立于患者两腿之间。

5. 经期及阴道出血者避免阴道检查，因病情必须检查时应严格消毒后进行。

6. 否认性生活史的患者禁做阴道和扩张器检查，行直肠 - 腹部诊。确需检查，应征得患者及家属同意后方可进行。

7. 疑有盆腔内病变但腹部肥厚或高度紧张不合作的患者，若盆腔检查不满意，可在麻醉下进行盆腔检查，或改用 B 超明确诊断。

8. 关心体贴患者，态度严肃认真，语言亲切友好，动作仔细轻柔。男医生做妇科检查时须有其他医护人员在场，以消除患者紧张心理及避免不必要的误会。

（二）检查内容及方法

1. 外阴检查　观察外阴发育、阴毛多少及分布情况，有无畸形、炎症、溃疡或肿瘤等。注意皮肤黏膜色泽或色素及质地，有无厚薄变化或萎缩。分开两侧小阴唇，暴露阴道前庭，观察尿道口与阴道口，注意有无红肿、赘生物及处女膜形态，有无损伤和畸形。嘱患者向下屏气，观察有无阴道前后壁膨出、子宫脱垂及尿失禁。

2. 阴道扩张器检查（图 14-1）

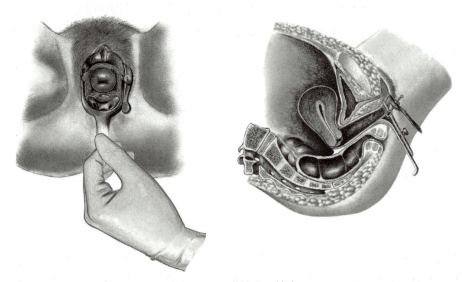

图 14-1　阴道扩张器检查

（1）放置与取出：将阴道扩张器前后两叶前端合拢，涂润滑剂（拟做宫颈细胞学检查或阴道分泌物检查时改用生理盐水），检查者一手示指及拇指分开双侧小阴唇，另一手持扩张器沿阴道侧后壁轻轻斜行插入阴道。边推进边将两叶转平并逐渐张开，充分暴露宫颈、阴道壁及穹隆部。注意两叶顶端勿直接碰触宫颈，以防出血。检查完毕合拢扩张器两叶沿阴道侧后壁缓缓取出。

（2）视诊

1）阴道：观察阴道壁黏膜颜色、皱襞，有无畸形，有无红肿、溃疡、损伤、肿块、瘢痕。观察后穹隆有无裂伤、瘢痕、膨出或肿物。查看阴道分泌物的量及性质、色泽、有无气味。阴道分泌物异常者需做滴虫、假丝酵母菌等检查时可于此时取材送检。

2）宫颈：观察宫颈大小、颜色、外口形状，是否光滑，有无出血、裂伤、糜烂样改变、外翻、息肉、腺囊肿、赘生物，宫颈管分泌物的量及性状，宫颈有无接触性出血等。如需做宫颈刮片、宫颈管分泌物涂片及培养应在此取材。

3. 双合诊　为检查者一手中、示指深入阴道，另一手在腹壁处配合检查的方法。是盆腔检查中最重要的方法。其目的是扪清阴道、宫颈、宫体、附件、宫旁结缔组织及盆腔其他器官和组织的情况。

（1）检查阴道及宫颈（图 14-2）：检查者戴无菌手套，一手中、示指涂润滑剂后沿阴道后壁轻轻插入阴道，检查阴道通畅度、深度，有无畸形、瘢痕、肿块及穹隆部情况。阴道内手指经阴道前壁压迫尿道，观察尿道口有无脓液排出。手指放入阴道后穹隆部，检查后穹隆有无饱满及触痛。

再扪触宫颈大小、形状、硬度及宫颈外口情况，有无接触性出血。上抬或向两侧摇动宫颈，患者感到疼痛时称为宫颈举痛。

（2）检查宫体及附件（图14-3）：将阴道内两指放在宫颈后方，另一手掌心朝下，手指平放在患者腹部平脐处，当阴道内手指向上向前方抬举宫颈时，腹部手指往下往后按压腹壁，并逐渐向耻骨联合部移动，通过内、外手指同时抬举和按压，相互协调，即可扪清子宫位置、大小、形状、软硬度、活动度以及有无压痛，正常子宫位置是前倾略前屈。扪清宫体后，阴道内两手指移向一侧穹隆部，往上向盆腔深部触及，另一手从同侧髂嵴水平开始，由上往下按压腹壁，与阴道内手指相互配合，触摸该侧输卵管、卵巢及宫旁结缔组织情况。

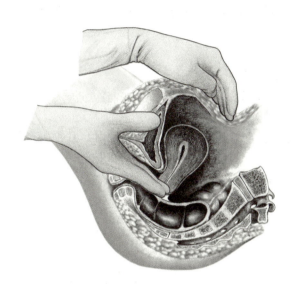

图14-2　双合诊检查子宫

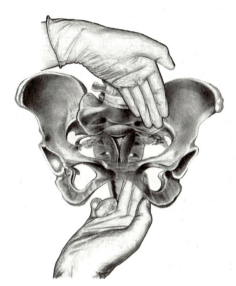

图14-3　双合诊检查附件

4. 三合诊（图14-4）　经直肠、阴道、腹部联合检查的方法。双合诊后，检查者一手示指放入阴道，中指放入直肠，另一手置于腹部配合检查，用于弥补双合诊的不足。扪清后倾或后屈子宫的大小，发现子宫颈旁、子宫后壁、直肠子宫陷凹、子宫骶韧带、盆腔后部及直肠的病变。对诊断生殖器肿瘤、子宫内膜异位症、生殖器结核等盆腔病变十分重要。

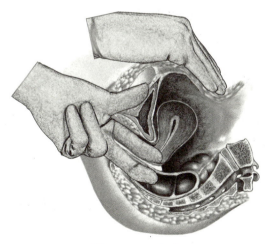

图14-4　三合诊

5. 直肠 - 腹部诊　检查者一手戴手套，示指伸入直肠，另一手在腹部配合检查的方法，又称肛腹诊。适用于无性生活史、阴道闭锁或其他不宜进行双合诊及三合诊检查的患者。

（三）记录

盆腔检查结果按生殖器解剖部位顺序记录。

1. 外阴　发育情况，婚产式，异常情况时应详细描述。

2. 阴道　是否通畅，黏膜情况，分泌物的量、色、性状及气味。

3. 宫颈　大小、硬度、是否光滑，有无裂伤、糜烂样改变、息肉、腺囊肿、接触性出血、举痛或摇摆痛等。

4. 子宫　位置、大小、硬度、活动度，表面是否平整、有无压痛等。

5. 附件　有无增厚、包块及压痛，若扪及包块，注意包块位置、大小、硬度、活动度、是否光滑、与周围组织的关系等。两侧附件分别记录。

　　实验室和特殊检查　摘录已有的实验室和特殊检查结果,外院检查结果应注明医院名称和检查日期。

第三节　妇科常见症状的鉴别要点

一、阴 道 流 血

　　阴道流血是最常见的症状之一。出血可来自外阴、阴道、宫颈、宫体及输卵管。以来自宫体为最多,除正常月经外均称为"阴道流血"。

（一）原因

　　1.卵巢内分泌功能失调　排卵障碍相关异常子宫出血。

　　2.与妊娠有关的子宫出血　以流产、异位妊娠等多见。

　　3.生殖器炎症　如宫颈息肉、急性宫颈炎。

　　4.生殖器肿瘤　子宫肌瘤最常见,具有分泌功能的卵巢肿瘤可引起阴道出血。几乎所有的恶性生殖器肿瘤均可致阴道出血。

　　5.损伤及异物　生殖道创伤如骑跨伤,阴道内异物,宫腔内放置节育器等。

　　6.外源性性激素使用不当　雌激素、孕激素使用不当,可致异常子宫出血。

　　7.全身性疾病　白血病、再生障碍性贫血等也可引起子宫出血。

（二）临床表现及鉴别要点

　　1.周期规则的阴道流血

　　（1）经间出血:发生在下次月经来潮前14～15天,历时3～4天,量少于月经,为排卵期出血。

　　（2）经量增多:月经周期正常,但经量增多或经期延长,是子宫肌瘤的典型症状。其他见于子宫腺肌病或放置宫内节育器等。

　　（3）经前或经后点滴出血:月经来潮前后数日持续少量阴道流血,常淋漓不断。可因放置节育器、子宫内膜异位症及排卵性月经失调引起。

　　2.周期不规则的阴道流血　多为无排卵性功能失调性子宫出血所致。

　　3.无规律的阴道流血　常为生殖器恶性肿瘤所致,首先考虑宫颈癌和子宫内膜癌。

二、白 带 异 常

　　白带(leucorrhea)是由阴道黏膜渗出液、宫颈管及子宫内膜腺体分泌液等混合而成,其形成与雌激素作用有关。正常白带呈白色稀糊状或蛋清样,黏稠、量少,无腥臭味,称为生理性白带。生殖道炎症如阴道炎和急性子宫颈炎或发生癌变时,白带量显著增多且有性状改变,称为病理性白带。临床常见如下:

　　1.透明黏性白带　外观及性状与正常相似,但量显著增多,考虑卵巢功能失调、阴道腺病或宫颈高分化腺癌等疾病。

　　2.黄白色或灰黄色泡沫状稀薄白带　为滴虫性阴道炎的特征,可伴有外阴瘙痒。

　　3.凝乳块状或豆渣样白带　为假丝酵母菌阴道炎的特征,伴严重外阴瘙痒或灼痛。

　　4.灰白色匀质鱼腥味白带　常见于细菌性阴道病,伴外阴轻度瘙痒。

　　5.脓性白带　色黄或黄绿黏稠伴臭味,常为细菌感染所致。淋病奈瑟菌阴道炎、急性宫颈炎及子宫颈管炎,宫腔积脓、宫颈癌、阴道癌或阴道内异物残留均可引起。

6. 血性白带　白带中混有血液,血量多少不定,应考虑宫颈息肉、宫颈癌、子宫内膜癌等。放置宫内节育器也可引起血性白带。

7. 水样白带　持续流出淘米水样白带伴恶臭者,考虑晚期宫颈癌、阴道癌或黏膜下肌瘤伴感染。输卵管癌为间断性排出黄色或红色水样白带。

三、下 腹 疼 痛

(一)急性下腹痛

发病急骤,疼痛剧烈,常伴发热、恶心、呕吐等。

1. 下腹痛伴发热　常见于急性子宫内膜炎、盆腔炎、输卵管卵巢脓肿或子宫肌瘤红色变性等,也可见于急性阑尾脓肿。

2. 下腹痛伴阴道流血　多与病理妊娠有关。如输卵管妊娠及流产、输卵管妊娠破裂时,表现为突发患侧下腹撕裂样剧痛,随后转为全腹痛,继之疼痛减轻或肛门出现坠胀感,伴恶心、呕吐及并发休克。若为流产所致,疼痛位于下腹正中,呈阵发性加剧。

3. 下腹痛伴附件肿块　常见于子宫浆膜下肌瘤蒂扭转、卵巢肿瘤或卵巢非赘生性囊肿扭转或破裂。

(二)慢性下腹痛

起病缓慢,病程长,呈隐痛或钝痛,有时与月经周期有关。

1. 月经间期下腹痛　下腹一侧疼痛,程度较轻,持续3~4日,伴少量阴道流血,为排卵期腹痛,不需处理。

2. 经期下腹痛　呈进行性加重经期下腹坠胀痛,有时伴性交痛,多见于子宫内膜异位症或子宫腺肌病。原发性痛经、子宫后倾后屈位、宫颈狭窄和盆腔炎等疾病则在月经前后发生下腹痛。

四、下腹部肿块

(一)与子宫相关的肿块

1. 妊娠子宫　育龄妇女有停经史,下腹部正中扪及包块,应首先考虑为妊娠子宫。停经后出现不规则阴道出血且子宫迅速增大者,可能为葡萄胎。妊娠早期子宫峡部变软时,宫体与宫颈似不相连,此时勿将宫颈误认为宫体,而将宫体误诊为卵巢肿瘤。

2. 子宫肌瘤　子宫均匀增大,或表面有单个或多个球形隆起。典型症状为月经过多。带蒂的浆膜下肌瘤仅蒂与宫体相连,多无症状,检查时应与卵巢实质性肿瘤鉴别。

3. 子宫腺肌病　子宫均匀增大且质硬,一般不超过妊娠12周大小。患者多伴有逐渐加重的痛经、经量增多及经期延长。

4. 子宫恶性肿瘤　绝经过渡期或绝经后患者子宫增大伴有不规则阴道出血,应考虑子宫内膜癌。既往有生育或流产史,尤其是有葡萄胎史者,若子宫不规则增长迅速,伴不规则阴道出血及腹痛者,考虑妊娠滋养细胞肿瘤。

5. 其他　处女膜闭锁或阴道横隔致经血积聚宫腔造成子宫增大,患者至青春期无月经来潮,出现周期性腹痛,下腹部可扪及肿块。子宫畸形如双子宫或残角子宫可于子宫另一侧扪及有与其对称或不对称的包块,两者相连,硬度亦相同。

(二)与附件相关的肿块

1. 输卵管妊娠肿块　位于子宫旁,大小形状不一,触痛明显。患者多有短暂停经后出现腹痛及阴道持续少量流血。

2. 附件炎性肿块　多为双侧，位于子宫两旁，与子宫有粘连且压痛明显。如急性炎症时患者有发热、腹痛。慢性盆腔炎患者有不孕及下腹部隐痛史，甚至出现反复急性盆腔炎发作。如输卵管、卵巢囊肿或脓肿、输卵管积水。

3. 卵巢非赘生性囊肿　多为单侧活动的囊性包块。葡萄胎患者常并发一侧或双侧卵巢黄素囊肿。

4. 卵巢赘生性囊肿　不论肿块大小，凡其表面光滑、囊性且可活动者多为良性肿瘤，如卵巢浆液性囊腺瘤、成熟畸胎瘤。凡肿块为实性、表面高低不平及活动受限，尤其是盆腔内扪及其他结节或伴有胃肠道症状者多为卵巢恶性肿瘤，如卵巢浆液性囊腺癌、卵巢颗粒细胞瘤。

（三）其他

盆腔肿块还需和来自肠道、泌尿系统的肿块及腹壁或后腹膜肿块相鉴别。如盆腔结核包裹性积液等。

五、外 阴 瘙 痒

（一）局部原因

1. 阴道炎症　最常见的为外阴阴道假丝酵母菌病、滴虫性阴道炎、细菌性阴道病、外阴鳞状上皮增生、外阴尖锐湿疣等，也可因白带异常增多刺激外阴引起瘙痒。

2. 局部刺激　多见于尿失禁、尿瘘、粪瘘大小便刺激所致。

3. 局部过敏　卫生用品、阴茎套、药物、化纤内裤等过敏所致。

（二）全身原因

全身疾病如糖尿病、妊娠期肝内胆汁淤积症、黄疸，及维生素 A、B 缺乏等，均可引起外阴瘙痒。

（三）原因不明

多因精神心理紧张引起，诉外阴瘙痒夜间加重，妇科检查未发现器质性病变。

（陈　歆）

ER 14-3

扫一扫，测一测

？　**复习思考题**

1. 妇科病史的主要内容有哪些？
2. 简述盆腔检查的基本要求。
3. 盆腔检查包括哪些内容？双合诊的检查目的是什么？
4. 妇科常见症状有哪些？

第十五章　女性生殖系统炎症

学习目标

　　掌握阴道炎、宫颈炎、盆腔炎性疾病的病因、临床表现、诊断和治疗；熟悉前庭大腺炎的临床表现和治疗，生殖器结核的传播途径、临床表现、诊断及治疗；了解女性生殖系统自然防御机制，非特异性外阴炎的临床表现及治疗。具有诊治女性生殖系统炎症的能力，掌握阴道分泌物涂片检查的方法；能与患者良好沟通，进行健康教育，有效预防女性生殖系统炎症发生。

【女性生殖道的自然防御功能】

1. 两侧大阴唇自然合拢，遮掩阴道口、尿道口。

2. 阴道口闭合，阴道前后壁紧贴，可防止外界污染。

3. 生理情况下，雌激素使阴道上皮增生并增加细胞内糖原，阴道乳杆菌将糖原转化为乳酸，维持阴道正常的酸性环境（pH≤4.5，多在 3.8～4.4），抑制其他病原体生长，称为阴道自净作用。

4. 宫颈内口紧闭，宫颈管腺体细胞分泌大量黏液，形成胶冻状黏液栓，成为上生殖道感染的机械屏障，且黏液栓内含乳铁蛋白、溶菌酶，可抑制病原体侵入子宫内膜。

5. 育龄妇女子宫内膜周期性剥脱，是消除宫腔感染的有利条件。

6. 输卵管黏膜上皮细胞的纤毛向宫腔方向摆动以及输卵管的蠕动，均有利于阻止病原体侵入。

【阴道微生态】

　　阴道微生态是由阴道微生物群、宿主的内分泌系统、阴道解剖结构及阴道局部免疫系统共同组成的生态系统。正常阴道微生物群种类繁多，包括以下几种：①革兰氏阳性需氧菌和兼性厌氧菌：如乳杆菌、棒状杆菌等；②革兰氏阴性需氧菌和兼性厌氧菌：如加德纳菌、大肠埃希菌等；③专性厌氧菌：如消化球菌、消化链球菌、类杆菌等；④其他：包括支原体、假丝酵母菌等。

　　这些微生物与宿主阴道之间达到生态平衡，并不致病。正常阴道微生物群中乳杆菌为优势菌，乳杆菌除维持阴道的酸性环境外，其产生的 H_2O_2、细菌素及其他抗微生物因子可抑制或杀灭致病微生物，维持阴道微生态平衡；雌激素可维持阴道黏膜免疫功能；阴道黏膜免疫系统既具有黏膜屏障作用，其免疫细胞及细胞因子还可发挥免疫调节作用；阴道分泌黏液中的免疫调节分子在防御阴道感染中起主要作用。

　　阴道微生态评价系统包括形态学检测和功能学检测，不仅可准确诊断单一病原体的阴道感染，还可及时发现各种混合阴道感染，对评价杀灭病原体后阴道微生态的恢复也具有指导意义。

第一节　外阴炎及前庭大腺炎

一、非特异性外阴炎

非特异性外阴炎（non-specific vulvitis）是由物理、化学等非病原体因素所致的外阴皮肤或黏膜炎症。

【病因】

外阴受经血、阴道分泌物刺激；糖尿病患者糖尿刺激、粪瘘患者粪便刺激、尿瘘患者尿液长期浸渍等；穿紧身化纤内裤、经期使用卫生用品，局部潮湿、透气性差，均可引起非特异性外阴炎。

【临床表现】

外阴皮肤黏膜瘙痒、疼痛、烧灼感，于活动、性交、排尿及排便时加重。急性炎症期检查见外阴充血、肿胀、糜烂，常有抓痕，严重者形成溃疡或湿疹。慢性炎症可使皮肤增厚、粗糙、皲裂，甚至苔藓样变。

【治疗】

祛除病因，局部可用 0.1% 聚维酮碘液或 1∶5 000 高锰酸钾液坐浴，每日 2 次，每次 15～30 分钟。坐浴后涂抗生素软膏或紫草油。也可选用中药水煎熏洗外阴部，每日 1～2 次。

二、前庭大腺炎

前庭大腺炎症由病原体侵入前庭大腺所致，可分为前庭大腺炎、前庭大腺脓肿和前庭大腺囊肿。育龄期妇女多见。

【病因及病原体】

在性交、分娩等情况污染外阴部时易引发炎症。常见病原体为葡萄球菌、大肠埃希菌、链球菌、肠球菌。淋病奈瑟菌、沙眼衣原体亦为常见病原体。急性炎症发作时，病原体首先侵犯腺管，引起前庭大腺导管炎，腺管开口因肿胀或渗出物凝聚而阻塞，脓液不能外流、积存而形成脓肿，称前庭大腺脓肿。前庭大腺脓肿消退后，腺管阻塞，脓液吸收后被分泌物所替代，形成前庭大腺囊肿。前庭大腺囊肿可继发感染，形成脓肿，可反复发作。

【临床表现】

炎症多为一侧。初起时局部肿胀、疼痛、灼热感，行走不便，有时可致大小便困难。检查见局部皮肤红肿、发热、压痛明显，患侧前庭大腺开口处有时可见白色小点。脓肿形成时，疼痛加剧，可触及波动感。脓肿增大可自行破溃。若破孔大、引流良好，脓液流出后炎症消退而痊愈；若破孔小、引流不畅，则炎症持续不退，反复急性发作。

前庭大腺囊肿多为单侧。若囊肿小且无感染，无自觉症状；若囊肿大，可有外阴坠胀或性交不适。检查见大小不等的椭圆形囊肿位于外阴部后下方，向大阴唇外侧突起。

【治疗】

炎症急性发作时卧床休息，局部保持清洁。根据病原体选用抗生素治疗，常用喹诺酮或头孢菌素与甲硝唑联合抗感染。也可选用清热解毒中药，或局部坐浴。若脓肿形成，应尽快行脓肿切开引流及造口术，并放置引流条。

第二节　阴　道　炎

一、滴虫阴道炎

滴虫阴道炎（trichomonal vaginitis，TV）是由阴道毛滴虫引起的常见阴道炎症，也是常见的性传播疾病。

【病原体】

病原体为阴道毛滴虫，适宜在温度 25～40℃、pH 5.2～6.6 的潮湿环境中生长，在 pH 5.0 以下环境中生长受到限制。生存力较强，能在 3～5℃的环境中生存 21 日，在 46℃的环境中生存 20～60 分钟，在半干燥环境中生存约 10 小时。月经后阴道内 pH 值接近中性，隐藏在腺体及阴道皱襞中的滴虫常得以繁殖，引起炎症发作。阴道毛滴虫能吞噬精子，影响精子在阴道内存活；吞噬阴道上皮细胞内的糖原，使阴道 pH 值升高。且可侵入尿道或尿道旁腺，甚至膀胱、肾盂，以及男性的包皮皱褶、尿道或前列腺中。滴虫消耗氧，使阴道成为厌氧环境，约 60% 患者同时合并细菌性阴道病。

【传播方式】

1. 直接传播　经性生活直接传播是其主要的传播途径。男性感染者常无症状，易成为传染源。

2. 间接传播　通过公共浴具、游泳池、衣物、污染的医疗器械等间接传播。

【临床表现】

潜伏期为 4～28 日。主要症状是阴道分泌物增多及外阴瘙痒，或出现灼痛、性交痛等。典型分泌物为稀薄脓性、泡沫状、有异味。合并其他感染则呈脓性、黄绿色。若合并尿道感染，可有尿频、尿痛，有时见血尿。检查见阴道黏膜充血，严重者有散在出血点，甚至宫颈因出血点而呈"草莓样"。部分无症状感染者，阴道黏膜无明显异常改变。

【诊断】

典型病例容易诊断，在阴道分泌物中找到滴虫即可确诊。最简便的方法是 0.9% 氯化钠溶液湿片法，显微镜下可见到呈波状运动的滴虫及增多的白细胞被推移。此方法的敏感性为 60%～70%。对可疑患者，若多次湿片法未能发现滴虫时，可送培养，准确性达 98% 左右。但应注意：取分泌物前 24～48 小时避免性交、阴道灌洗或局部用药；取分泌物时阴道扩张器不涂润滑剂；取出分泌物后应及时送检并注意保暖，以防滴虫活动力减弱，造成辨认困难。

【治疗】

1. 全身用药　初次治疗可选择甲硝唑或替硝唑 2g，单次口服；或甲硝唑 400mg 口服，每日 2 次，连服 7 日。口服用药治愈率可达 90%～95%。服药后部分患者可出现食欲减退、恶心、呕吐等胃肠道反应。甲硝唑用药期间及停药 24 小时内，替硝唑用药期间及停药 72 小时内应禁止饮酒。甲硝唑服药后 12～24 小时内避免哺乳；替硝唑服药后 3 日内避免哺乳。

2. 性伴侣的治疗　同治，治愈前应避免无保护性交。

3. 随访　本病再感染率很高，对患有滴虫阴道炎的性活跃女性在最初感染 3 个月后重新进行筛查。初次治疗失败者，可重复应用甲硝唑 400mg，每日 2 次，连服 7 日；或替硝唑 2g，单次口服。若治疗仍失败，可给予甲硝唑 2g，每日 1 次，连服 5 日，或替硝唑 2g，每日 1 次，连服 5 日。

4. 治疗中的注意事项　为避免复发，内裤、毛巾应煮沸 5～10 分钟以杀灭病原体；患者性伴侣应同时治疗；还要注意有无其他性传播疾病。

知识链接

妊娠合并滴虫阴道炎的治疗

妊娠期滴虫阴道炎可导致胎膜早破、早产，以及低出生体重儿等不良妊娠结局。妊娠期治疗的目的主要是减轻患者症状。目前对甲硝唑治疗能否改善滴虫阴道炎的不良妊娠结局尚无定论。治疗方案为甲硝唑400mg，每日2次，连服7日。甲硝唑虽可透过胎盘，但未发现妊娠期应用甲硝唑会增加胎儿畸形或机体细胞突变的风险。但替硝唑在妊娠期应用的安全性尚未确定，应避免应用。

二、外阴阴道假丝酵母菌病

外阴阴道假丝酵母菌病（vulvovaginal candidiasis，VVC）是由假丝酵母菌引起的常见外阴阴道炎症，曾称为念珠菌性阴道炎。国外资料显示，约75%的妇女一生中至少患过1次外阴阴道假丝酵母菌病，45%的妇女经历过2次或2次以上的发病。

【病原体及诱发因素】

80%～90%病原体为白假丝酵母菌，10%～20%为光滑假丝酵母菌、近平滑假丝酵母菌、热带假丝酵母菌等。假丝酵母菌适宜在酸性环境生长，其阴道pH值通常<4.5。假丝酵母菌对热的抵抗力不强，加热至60℃，1小时即死亡；但对干燥、日光、紫外线及化学制剂等抵抗力较强。

常见的发病诱因有：长期应用广谱抗生素、妊娠、糖尿病、大量应用免疫抑制剂，以及接受大量雌激素治疗等。胃肠道假丝酵母菌感染者粪便污染阴道、穿紧身化纤内裤及肥胖，也是发病的影响因素。

【传染途径】

1. 主要为内源性传染，假丝酵母菌可寄生于人体的阴道、口腔、肠道，一旦条件适宜可引起感染。三个部位的假丝酵母菌可互相传染。

2. 少部分患者可通过性交直接传染。

3. 极少数患者通过接触污染的衣物间接传染。

【临床表现】

主要表现为明显的外阴阴道瘙痒症状、阴道分泌物增多。部分患者有外阴部灼痛、性交痛及排尿痛。分泌物白色稠厚，呈凝乳或豆腐渣样。检查见外阴红斑、水肿，常伴有抓痕。小阴唇内侧及阴道黏膜附有白色块状物，擦除后露出红肿的黏膜面，急性期还可能见到糜烂及浅表溃疡。

目前外阴阴道假丝酵母菌病临床分为单纯性VVC及复杂性VVC两类（表15-1）。其中VVC的临床评分标准为：≥7分为重度，<7分为轻、中度（表15-2）。大约10%～20%的妇女表现为复杂性VVC。

表15-1 外阴阴道假丝酵母菌病（VVC）临床分类

	单纯性VVC	复杂性VVC
发生频率	散发或非经常发作	复发性
临床表现	轻到中度	重度
真菌种类	白假丝酵母菌	非白假丝酵母菌
宿主情况	免疫功能正常	免疫功能低下或应用免疫抑制剂或未控制糖尿病、妊娠

表15-2　外阴阴道假丝酵母菌病临床评分标准

评分项目	0	1	2	3
瘙痒	无	偶有发作,可被忽略	能引起重视	持续发作,坐立不安
疼痛	无	轻	中	重
阴道黏膜充血、水肿	无	轻	中	重
外阴抓痕、皲裂、糜烂	无	/	/	有
分泌物量	无	较正常稍多	量多、无溢出	量多,有溢出

【诊断】

若在阴道分泌物中找到假丝酵母菌的芽生孢子或假菌丝即可确诊。采用10%氢氧化钾溶液湿片法,氢氧化钾溶液可溶解其他细胞成分,检出率高。若有症状而多次湿片法检查均为阴性,可采用培养法。pH测定具有重要的鉴别意义,若pH<4.5,可能为单纯性假丝酵母菌感染,若pH>4.5,可能存在混合感染,尤其是细菌性阴道病的混合感染。

【治疗】

1. 消除诱因　积极治疗糖尿病,停用广谱抗生素、雌激素及类固醇皮质激素。勤换内裤,用过的内裤、毛巾及盆均应烫洗。

2. 单纯性VVC

(1)局部用药:阴道深部放置药物。选用:①咪康唑栓剂,每晚1粒(200mg),连用7日;或每晚1粒(400mg),连用3日;或1粒(1 200mg),单次用药。②克霉唑栓剂,每晚1粒(150mg),连用7日;或每日早、晚各1粒(150mg),连用3日;或1粒(500mg),单次用药。③制霉菌素栓剂,每晚1粒(10万U),连用10～14日。

(2)全身用药:对未婚妇女、不能耐受或不愿采用局部用药者,以及经局部治疗未愈者,可选用口服药物。常用药物:氟康唑150mg,顿服。

3. 复杂性VVC

(1)重度VVC:无论局部用药还是口服药物均应延长治疗时间。局部用药,延长为7～14日;口服氟康唑,首次口服150mg后,72小时再加服1次。

(2)复发性VVC:1年内有症状并经真菌学证实的VVC发作≥4次,称RVVC。据培养和药敏试验选择药物。在初始治疗达到真菌学治愈后,给予巩固治疗半年。初始治疗:①局部治疗:应延长治疗时间为7～14日;②口服氟康唑,单次150mg后,于第4日、第7日各加服1次。巩固治疗方案:口服氟康唑150mg,每周1次,连用6个月;也可据复发规律,在每月复发前给予局部用药巩固治疗。治疗前做真菌培养以确诊。治疗期间应定期复查,观察疗效及药物副作用,一旦发现副作用,应立即停药。

(3)妊娠期VVC:局部治疗为主,以7日疗法效果好。禁用口服唑类药物。

4. 性伴侣治疗　无须对性伴侣常规治疗。有龟头炎症者,需要进行假丝酵母菌检查及治疗。

5. 随访　若症状持续存在或诊断后2个月内复发者,需再次复诊。对RVVC在治疗结束后7～14日、1个月、3个月和6个月各随访1次,3个月及6个月时同时行真菌培养。

三、细菌性阴道病

细菌性阴道病(bacterial vaginosis,BV)是阴道内正常菌群失调所导致的一种混合性感染。

【病因】

正常阴道内乳杆菌占优势,当阴道内乳杆菌减少,阴道pH升高,其他微生物大量繁殖,主要有加德纳菌及动弯杆菌等其他厌氧菌和支原体,其中以厌氧菌居多,厌氧菌数量可增加 100~1 000 倍。可能与性生活频繁、多个性伴侣或阴道灌洗使阴道碱化有关。

【临床表现】

主要表现为阴道分泌物增多、稀薄,带有鱼腥臭味,可伴轻度外阴瘙痒或烧灼感,性交后加重。10%~40% 患者无明显症状。检查见阴道黏膜无炎症表现,分泌物呈灰白色、均匀一致、稀薄,常黏附于阴道壁。细菌性阴道病如发生在妊娠期可致绒毛膜羊膜炎、胎膜早破、早产;发生在非孕期可引起子宫内膜炎、盆腔炎及子宫切除术后阴道断端感染等。

【诊断】

采用 Amsel 临床诊断标准,下列 4 项条件中有 3 项阳性,即可诊断为细菌性阴道病,多数认为线索细胞阳性为必备条件。

1. 匀质、稀薄、白色阴道分泌物,黏附于阴道壁。

2. 线索细胞(clue cell)阳性 取少许阴道分泌物放在玻片上,加 1 滴 0.9% 氯化钠溶液混合,高倍显微镜下寻找线索细胞。线索细胞数量大于 20%,可诊断细菌性阴道病。线索细胞即阴道脱落的表层细胞,于细胞边缘贴附颗粒状物即各种厌氧菌,尤其是加德纳菌,细胞边缘不清。

3. 阴道分泌物 pH>4.5。

4. 胺试验(whiff test)阳性 取阴道分泌物少许放在玻片上,加入 10% 氢氧化钾溶液 1~2 滴,产生一种烂鱼肉样腥臭气味,系因胺遇碱释放氨所致。

应注意本病与其他阴道炎的鉴别(表 15-3)。

表 15-3 细菌性阴道病与其他阴道炎的鉴别诊断

	细菌性阴道病	外阴阴道假丝酵母菌病	滴虫阴道炎
症状	分泌物增多,无或轻度瘙痒	重度瘙痒,烧灼感	分泌物增多,轻度瘙痒
分泌物特点	白色、匀质、腥臭味	白色、豆腐渣样	稀薄、脓性、泡沫状
阴道黏膜	正常	水肿,红斑	散在出血点
阴道 pH	>4.5	<4.5	>4.5
胺试验	阳性	阴性	可为阳性
显微镜检查	线索细胞、极少白细胞	芽生孢子及假菌丝、少量白细胞	阴道毛滴虫、多量白细胞

【治疗】

1. 口服药物 首选甲硝唑 400mg 口服,每日 2 次,连服 7 日。替代方案:替硝唑 2g 口服,每日 1 次,连服 3 日;或替硝唑 1g 口服,每日 1 次,连服 5 日;或克林霉素 300mg 口服,每日 2 次,连服 7 日。

2. 局部用药 甲硝唑栓剂 200mg,放入阴道内,每晚 1 次,连用 7 日;或 2% 克林霉素软膏涂布阴道,每次 5g,每晚 1 次,连用 7 日。

3. 妊娠期细菌性阴道病的治疗 有症状的细菌性阴道病孕妇均需筛查及治疗。方法同上。

4. 随访 无症状者无须随访。对症状持续或症状重复出现者,嘱其复诊,治疗时可选择与初次治疗不同的抗厌氧菌药物,也可试用阴道乳杆菌制剂。对妊娠合并 BV 者,需随访。

四、老年性阴道炎

老年性阴道炎(senile vaginitis)为雌激素水平降低、局部抵抗力下降引起的以需氧菌感染为主的阴道炎症。常见于绝经后妇女,也可见于产后闭经、卵巢早衰、卵巢切除或药物假绝经治疗的妇女。

【病因】

绝经后妇女由于卵巢功能衰退,雌激素水平降低,阴道壁萎缩,黏膜变薄,上皮细胞内糖原含量减少,阴道内 pH 增高为 5.0～7.0,乳杆菌不再为优势菌,局部抵抗力降低,其他致病菌过度繁殖或容易入侵引起炎症。

【临床表现】

主要表现为外阴灼热不适、瘙痒及阴道分泌物增多、稀薄,呈淡黄色,感染严重者呈脓血性白带。可伴有性交痛。检查见阴道呈萎缩性改变,上皮皱襞消失、萎缩、菲薄。阴道黏膜充血,有散在小出血点或点状出血斑,有时可见浅表溃疡。若溃疡面与对侧粘连,可造成阴道狭窄甚至闭锁。若炎症分泌物引流不畅还可引起阴道积脓甚或宫腔积脓。

【诊断】

根据病史及临床表现,一般可诊断。需常规宫颈刮片,必要时分段诊刮、活检,以排除生殖器官恶性病变。

【治疗】

治疗原则为补充雌激素,增加阴道抵抗力;抗生素抑制细菌生长。

1. 增加阴道抵抗力　雌三醇软膏局部涂抹,每日 1～2 次,连用 14 日。对性激素替代治疗的患者,给予替勃龙 2.5mg,每日 1 次。对于乳腺癌或子宫内膜癌患者,应慎用雌激素制剂。

2. 抑制细菌生长　局部应用抗生素,如甲硝唑 200mg 或诺氟沙星 100mg 放于阴道深部,每晚 1 次,连用 7～10 日。也可选用中药如保妇康栓等。对阴道局部干涩明显者,可加用润滑剂。

五、婴幼儿外阴阴道炎

婴幼儿外阴阴道炎是因婴幼儿外阴皮肤黏膜薄、雌激素水平低及阴道内异物等所致的外阴阴道继发感染。常见于 5 岁以下婴幼儿,多与外阴炎并存。

【病因及病原体】

婴幼儿的解剖、生理特点:①外阴发育差,不能遮盖尿道口及阴道前庭,细菌容易侵入;②婴幼儿雌激素水平低,阴道上皮薄,糖原少,pH 为 6～8,乳杆菌为非优势菌,抵抗力低;③卫生习惯不良,外阴不洁、大便污染、外阴损伤或蛲虫感染等;④阴道误放异物。常见病原体有大肠埃希菌、葡萄球菌及链球菌、淋病奈瑟菌、阴道毛滴虫及白假丝酵母菌等。病原体常通过患病母亲或保育员的手、毛巾、衣物、浴盆等间接传播。

【临床表现】

主要表现为阴道分泌物增多,呈脓性。外阴痛痒,患儿哭闹、烦躁不安或用手搔抓外阴。若合并下泌尿道感染,可出现尿急、尿频、尿痛。检查见外阴、阴蒂、尿道口、阴道口黏膜充血、水肿,有时见脓性分泌物自阴道口流出。病变严重者,可见外阴溃疡及小阴唇粘连。

【诊断】

常需详细询问女孩母亲采集病史,根据病史、症状及查体所见,可做出初步诊断。再用细棉拭子或吸管取阴道分泌物检查,以明确病原体,必要时做细菌培养。

【治疗】

①保持外阴清洁、干燥;②抗生素治疗,口服或用吸管将抗生素溶液滴入阴道;③对症处理:有蛲虫者,驱虫治疗;及时取出阴道异物;松解粘连并涂以抗生素软膏。

第三节　子宫颈炎症

一、急性子宫颈炎

急性子宫颈炎（acute cervicitis）指子宫颈发生急性炎症。

【病因及病原体】

1．病因　可由多种病原体、物理因素、化学因素刺激或机械性损伤及子宫颈异物伴发感染所致。

2．病原体　①性传播疾病病原体：淋病奈瑟菌及沙眼衣原体；②内源性病原体：与细菌性阴道病病原体、生殖支原体感染有关。部分患者病原体不明。

【临床表现】

大部分患者无临床症状。有症状者主要表现为阴道分泌物增多，呈黏液脓性，外阴瘙痒及灼热感。合并尿路感染者，出现尿频、尿急、尿痛。检查见子宫颈充血、水肿、黏膜外翻，有黏液脓性分泌物附着甚至从子宫颈管流出，子宫颈管黏膜质脆，容易诱发出血。若为淋病奈瑟菌感染，因尿道旁腺、前庭大腺受累，可见尿道口、阴道口黏膜充血、水肿、多量脓性分泌物等。

【诊断】

出现两个特征性体征之一，且显微镜检查子宫颈或阴道分泌物白细胞增多，可做出诊断。

1．两个特征性体征

（1）子宫颈管或子宫颈管棉拭子标本上，肉眼可见脓性或黏液脓性分泌物。

（2）用棉拭子擦拭子宫颈管时，容易诱发子宫颈管内出血。

2．白细胞检测　可检测子宫颈管分泌物或阴道分泌物中的白细胞，后者需排除引起白细胞增多的阴道炎症。

（1）子宫颈管脓性分泌物涂片做革兰氏染色，中性粒细胞>30/高倍视野。

（2）阴道分泌物湿片检查，白细胞>10/高倍视野。

3．病原体检测　急性宫颈炎症诊断后，需进一步检测淋病奈瑟菌和衣原体，以及有无细菌性阴道病及滴虫阴道炎。

【治疗】

主要为抗生素药物治疗。

1．经验性抗生素治疗　病原体检测结果出来前应用。阿奇霉素1g，单次顿服；或多西环素100mg，每日2次，连服7日。

2．针对病原体的抗生素治疗

（1）单纯急性淋病奈瑟菌性宫颈炎：主张大剂量、单次给药，常用药物有头孢菌素，如头孢曲松钠250mg，单次肌内注射；头孢克肟400mg，单次口服；头孢唑肟500mg，肌内注射；头孢噻肟钠500mg，肌内注射；也可选择氨基糖苷类抗生素，如大观霉素4g，单次肌内注射。

（2）沙眼衣原体性感染所致宫颈炎：①四环素类，如多西环素100mg，每日2次，连服7日。②红霉素类，主要有阿奇霉素1g，单次顿服；红霉素500mg，每日4次，连服7日。③喹诺酮类，主要有氧氟沙星300mg，每日2次，连服7日；左氧氟沙星500mg，每日1次，连服7日；莫西沙星400mg，每日1次，连服7日。淋病奈瑟菌感染时常伴衣原体感染，应同时选用抗衣原体感染的药物。

（3）合并细菌性阴道病：应同时治疗。

3．性伴侣的处理　若为沙眼衣原体及淋病奈瑟菌，应同时对其性伴侣进行相应检查及治疗。

二、慢性子宫颈炎

【病因及病理】

1. 慢性子宫颈管黏膜炎　感染后形成持续性子宫颈黏膜炎，表现为子宫颈管黏液增多或脓性分泌物，反复发作。

2. 子宫颈息肉　指子宫颈管腺体和间质的局限性增生，并向子宫颈外口突出形成息肉。妇科检查可见子宫颈息肉常为单个，也可为多个，色红，质软而脆，呈舌形，可有蒂，蒂宽窄不一，根部附在子宫颈外口或子宫颈管内。光镜下见息肉表面被覆高柱状上皮，间质水肿、血管丰富，以及慢性炎症细胞浸润。少恶变。

3. 子宫颈肥大　子宫颈腺体及间质增生，呈不同程度肥大，硬度增加。

【临床表现】

多无症状，少数患者可有阴道分泌物增多，呈淡黄色或脓性，性交后出血，月经间期出血，偶有分泌物刺激引发的外阴瘙痒或不适。妇科检查见宫颈呈糜烂样改变，或有黄色分泌物覆盖子宫颈口或从子宫颈口流出，或子宫颈息肉或子宫颈肥大。

【诊断及鉴别诊断】

根据临床表现可初步诊断，需鉴别如下。

1. 子宫颈柱状上皮异位和宫颈上皮内瘤变　子宫颈柱状上皮异位是指子宫颈外口处的子宫颈阴道部外观呈细颗粒状的红色区，此区为子宫颈管单层柱状上皮覆盖，因柱状上皮菲薄，其下间质透出而呈红色，为生理性改变。多见于青春期、生育年龄妇女雌激素分泌旺盛者、妊娠期或口服避孕药妇女，因雌激素作用，鳞柱交界部外移，致子宫颈局部呈糜烂样改变外观。过去称宫颈糜烂，并认为是慢性宫颈炎最常见的病理类型之一。目前已明确此改变不是病理学变化。还需与宫颈上皮内瘤变及早期宫颈癌鉴别（详见第十六章第二、三节）。

2. 子宫颈腺囊肿　宫颈转化区内鳞状上皮取代柱状上皮过程中，新生的鳞状上皮覆盖子宫颈腺管口或伸入腺管，将腺管口阻塞，导致腺体分泌物引流受阻，潴留形成囊肿。子宫颈局部损伤或子宫颈慢性炎症使腺管口狭窄，也可导致子宫颈腺囊肿形成。

3. 子宫恶性肿瘤　子宫颈息肉应与子宫颈及子宫体恶性肿瘤相鉴别，行息肉切除病理组织学检查、子宫颈细胞学检查、宫颈搔刮术可进行鉴别。

【治疗】

1. 子宫颈糜烂样改变　无症状的生理性柱状上皮异位，无须处理；若为糜烂样改变伴分泌物增多、乳头状增生或接触性出血者，局部物理治疗为主，方法为微波、激光、冷冻等。物理治疗注意事项：①治疗前常规行宫颈癌筛查；②急性生殖道炎症禁忌；③治疗时间为月经干净后3～7日；④治疗后有阴道分泌物增多，甚至有大量水样排液，术后1～2周为脱痂期，可有少许出血，避免强烈活动或搬运重物；⑤术后4～8周禁盆浴、性交及阴道冲洗；⑥定期复查。

2. 慢性子宫颈管黏膜炎　针对病因及病原体给予治疗。

3. 子宫颈息肉　行息肉摘除术，术后送病理检查。

4. 子宫颈肥大　多无须治疗。

第四节　盆腔炎性疾病

盆腔炎性疾病（pelvic inflammatory disease，PID）指女性上生殖道的一组感染性疾病。主要包括子宫内膜炎、输卵管炎、输卵管卵巢脓肿、盆腔腹膜炎，其中输卵管炎、输卵管卵巢炎最常见。

【病原体及其致病特点】

1．外源性病原体　主要为性传播疾病病原体，如沙眼衣原体、淋病奈瑟菌。

2．内源性病原体　来自原寄居于阴道内的菌群，包括需氧菌及厌氧菌，以需氧菌及厌氧菌混合感染多见。

【感染途径】

1．沿生殖道黏膜上行蔓延　病原体侵入外阴、阴道后，或阴道内的病原体沿宫颈黏膜、子宫内膜、输卵管黏膜，蔓延至卵巢及腹腔。是非妊娠期、非产褥期盆腔炎性疾病的主要感染途径。淋病奈瑟菌、沙眼衣原体及葡萄球菌等，常沿此途径扩散。

2．经淋巴系统蔓延　病原体经生殖道创伤处的淋巴管侵入盆腔结缔组织及内生殖器其他部分，是产褥感染、流产后及宫腔操作后感染的主要感染途径。链球菌、大肠埃希菌、厌氧菌多沿此途径蔓延。

3．经血液循环传播　病原体先侵入人体的其他系统，再经血液循环感染生殖器，为结核菌感染的主要途径。

4．直接蔓延　腹腔邻近脏器感染后，直接蔓延到内生殖器。

【高危因素】

年龄为15～25岁女性、性活动频繁、多个性伴侣、性卫生不良、经期性交、有下生殖道感染及宫腔内手术操作者、邻近器官炎症直接蔓延、盆腔炎性疾病再次急性发作等。

【病理及发病机制】

1．急性子宫内膜炎及子宫肌炎　子宫内膜充血、水肿，有炎性渗出物，严重者内膜坏死、脱落形成溃疡。镜下见大量白细胞浸润，炎症向深部侵入形成子宫肌炎。

2．急性输卵管炎、输卵管积脓、输卵管卵巢脓肿

（1）炎症经子宫内膜向上蔓延：首先引起输卵管黏膜炎，输卵管黏膜肿胀、间质水肿及充血、大量中性粒细胞浸润，严重者输卵管上皮退行性变或成片脱落，致输卵管黏膜粘连，管腔及伞端闭锁，若有脓液积聚则形成输卵管积脓。

（2）病原菌通过宫颈的淋巴播散：通过宫旁结缔组织，首先侵及浆膜层，发生输卵管周围炎，然后累及肌层，而黏膜层可不受累或受累极轻。以输卵管间质炎为主，其管腔因肌壁增厚受压变窄，但仍能保持通畅。轻者输卵管轻度充血、肿胀、略增粗；严重者输卵管明显增粗、扭曲，因纤维素性脓性渗出物增多，使输卵管与周围组织发生粘连。

卵巢白膜有良好的防御功能，故很少单独发炎，常与发炎的输卵管伞端粘连而发生输卵管卵巢炎，习称附件炎。炎症可通过卵巢排卵的破孔侵入卵巢实质形成卵巢脓肿，脓肿壁与输卵管积脓粘连并穿通，形成输卵管卵巢脓肿。

3．急性盆腔腹膜炎　炎症严重时可导致盆腔腹膜充血、水肿，并有少量含纤维素渗出液，形成盆腔脏器粘连。当大量脓性渗出液积聚于粘连的间隙内可形成散在小脓肿；积聚于直肠子宫陷凹处形成盆腔脓肿。

4．急性盆腔结缔组织炎　宫旁结缔组织炎最常见。局部增厚，质地较软，边界不清，向两侧盆壁呈扇形浸润。

5．败血症及脓毒血症　病原体毒性强、数量多、患者抵抗力降低时发生败血症。

6．肝周围炎（Fitz-Hugh-Curtis综合征）　指肝包膜炎症而无肝实质损害的肝周围炎。临床表现为继下腹痛后出现右上腹痛，或下腹疼痛与右上腹疼痛同时出现。

【临床表现】

轻者无症状或症状轻微。常见症状为下腹痛、发热、阴道分泌物增多。腹痛为持续性，活动或性交后加重。严重者可有寒战、高热、头痛、食欲缺乏。月经期发病可有经量增多、经期延长。

若有腹膜炎，则有消化系统症状如恶心、呕吐、腹胀、腹泻等。若有脓肿形成，可有下腹包块及局部压迫刺激症状；包块位于子宫前方可出现膀胱刺激症状；包块位于子宫后方可有直肠刺激症状；若在腹膜外可致腹泻、里急后重感和排便困难。若有输卵管炎的症状及体征并同时有右上腹痛者，应怀疑有肝周围炎。

体征差异较大，轻者无明显异常发现，或妇科检查仅发现宫颈举痛或宫体压痛或附件区压痛。严重者呈急性病容，体温升高，心率加快，下腹部有压痛、反跳痛及肌紧张，叩诊鼓音，肠鸣音减弱或消失。盆腔检查：阴道可见脓性臭味分泌物；宫颈充血、水肿，脓性分泌物从宫颈口流出；穹隆触痛明显；宫颈举痛；宫体稍大，有压痛，活动受限；子宫两侧压痛明显，若为单纯输卵管炎，可触及增粗的输卵管，压痛明显；若为输卵管积脓或输卵管卵巢脓肿，可触及包块且压痛明显，不活动；宫旁结缔组织炎时，可扪及宫旁一侧或两侧片状增厚，或两侧子宫骶韧带高度水肿、增粗，压痛明显；若有盆腔脓肿形成且位置较低时，可扪及后穹隆或侧穹隆有肿块且有波动感。

【诊断】

根据病史、临床表现及实验室检查可初步诊断。2015 年美国疾病控制与预防中心（CDC）推荐了盆腔炎性疾病的诊断标准（表 15-4）。

表 15-4　盆腔炎性疾病的诊断标准

最低标准	子宫颈举痛或子宫压痛或附件区压痛
附加标准	体温超过 38.3℃（口表）
	宫颈或阴道异常黏液脓性分泌物或脆性增加
	阴道分泌物湿片出现大量白细胞
	红细胞沉降率升高
	血 C- 反应蛋白升高
	实验室证实的宫颈淋病奈瑟菌或衣原体阳性
特异标准	子宫内膜活检组织学证实子宫内膜炎
	阴道超声或磁共振检查显示输卵管增粗，输卵管积液，伴或不伴盆腔积液、输卵管卵巢肿块，腹腔镜检查发现盆腔炎性疾病征象

在做出盆腔炎性疾病的诊断后，需进一步明确病原体。宫颈管分泌物及后穹隆穿刺液的涂片、培养及核酸扩增检测病原体，对明确病原体有帮助。

【鉴别诊断】

应与输卵管妊娠流产或破裂、卵巢囊肿蒂扭转或破裂、急性阑尾炎等急腹症相鉴别。

【治疗】

主要为抗生素药物治疗，必要时手术治疗。抗生素的治疗原则：经验性、广谱、及时和个体化。病原体结果出来前即根据经验给予抗生素治疗，选择广谱抗生素及联合用药。在盆腔炎性疾病诊断 48 小时内及时用药可明显降低后遗症。

1. 门诊治疗　症状轻者门诊治疗。方案：①头孢曲松钠 250mg，单次肌内注射；头孢西丁钠 2g，单次肌内注射，同时口服丙磺舒 1g，然后改用多西环素 100mg，每日 2 次，连用 14 日，可同时口服甲硝唑 400mg，每日 2～3 次，连用 14 日；也可选用其他第三代头孢菌素与多西环素、甲硝唑合用。②氧氟沙星 400mg 口服，每日 2 次；左氧氟沙星 500mg 口服，每日 1 次，同时加服甲硝唑 400mg，每日 2～3 次，连用 14 日。

2. 住院治疗　症状严重者；门诊治疗无效；不能耐受口服抗生素；诊断不清，均应住院。

（1）支持治疗：卧位休息，半卧位有利于脓液积聚于直肠子宫陷凹而使炎症局限。给予高热量、高蛋白、高维生素流食或半流食，补充液体，注意纠正电解质紊乱及酸碱失衡。高热时采用物理降温。尽量避免不必要的妇科检查以免引起炎症扩散，有腹胀应行胃肠减压。

（2）抗生素：静脉滴注抗生素。

1）头霉素类或头孢菌素类药物：头霉素类，如头孢西丁钠 2g，静脉滴注，每 6 小时 1 次；或头孢替坦二钠 2g，静脉滴注，每 12 小时 1 次。加多西环素 100mg，静脉滴注或口服，每 12 小时 1 次。头孢菌素类，如头孢呋辛钠、头孢唑肟钠、头孢曲松钠、头孢噻肟钠也可选用。临床症状改善至少 24 小时转为口服给药治疗。对输卵管卵巢脓肿的患者，可加用克林霉素或甲硝唑，对抗厌氧菌。

2）克林霉素与氨基糖苷类药物联合方案：克林霉素 900mg，每 8 小时 1 次，静脉滴注；庆大霉素先给予负荷量（2mg/kg），然后给予维持量（1.5mg/kg），每 8 小时 1 次，静脉滴注。临床症状、体征改善后继续静脉应用 24～48 小时，克林霉素改为口服，每次 450mg，每日 4 次，连用 14 日。或多西环素 100mg，口服，每 12 小时 1 次，连服 14 日。

3）青霉素类与四环素类药物联合方案：氨苄西林钠 - 舒巴坦钠 3g，静脉注射，每 6 小时 1 次，加多西环素 100mg，每日 2 次，连服 14 日。

4）喹诺酮类药物与甲硝唑联合方案：氧氟沙星 400mg，静脉滴注，每 12 小时 1 次；或左氧氟沙星 500mg，静脉滴注，每日 1 次，加甲硝唑 500mg，静脉滴注，每 8 小时 1 次。

（3）手术治疗：用于治疗抗生素控制不满意的输卵管卵巢脓肿或盆腔脓肿。手术指征有：药物治疗无效，脓肿持续存在，脓肿破裂。原则以切除病灶为主。

3．中药治疗　主要为活血化瘀、清热解毒药物，如银翘解毒液、安宫牛黄丸或紫雪丹等。

【性伴侣的治疗】

对于盆腔炎性疾病患者出现症状前 60 日内接触过的性伴侣进行检查和治疗。如果最近一次性交发生在 6 个月前，则应对最后的性伴侣进行检查、治疗。在女性盆腔炎性疾病患者的治疗期间应避免无保护性交。

【随访】

对于抗生素治疗的患者，应在 72 小时内随诊。对沙眼衣原体及淋病奈瑟菌感染者，可在治疗后 3 个月复查病原体。

【盆腔炎后遗症】

若盆腔炎性疾病未得到及时正确的诊断或治疗，可能会发生盆腔炎后遗症（sequelae of PID），既往称慢性盆腔炎。主要病理改变为组织破坏、广泛粘连、增生及瘢痕形成，导致：①输卵管增生、增粗，输卵管阻塞；②输卵管卵巢肿块；③输卵管积水（积脓）或输卵管卵巢囊肿；④盆腔结缔组织增生、变厚。

1．临床表现

（1）不孕：输卵管粘连阻塞可致不孕，发生率为 20%～30%。

（2）异位妊娠：发生率是正常妇女的 8～10 倍。

（3）慢性盆腔痛：炎症形成的粘连、瘢痕，以及盆腔充血，常引起下腹部坠胀、疼痛及腰骶部酸痛，常在劳累、性交后及月经前后加剧。

（4）盆腔炎性疾病反复发作。

2．妇科检查　若为输卵管病变，则在子宫一侧或两侧触到呈条索状增粗的输卵管，轻度压痛；若为输卵管积水或输卵管卵巢囊肿，则在盆腔一侧或两侧触及囊性肿物，活动多受限；若为盆腔结缔组织病变，子宫常呈后倾后屈位，活动受限或粘连固定，子宫一侧或两侧有片状增厚、压痛，子宫骶韧带常增粗、变硬，有触痛。

3．治疗　不孕患者行辅助生育技术协助受孕。对慢性盆腔痛，对症处理或给予中药、物理治疗等综合治疗,治疗前排除子宫内膜异位症等。反复发作者,在抗生素治疗的同时手术治疗。输卵管积水者需行手术治疗。

【预防】

1. 注意性生活卫生,减少性传播疾病。
2. 及时治疗下生殖道感染。
3. 加强公共卫生教育,提高公众对生殖道感染的认识及预防感染的重要性。
4. 严格掌握妇科手术指征,做好术前准备,术时注意无菌操作,预防感染。
5. 及时治疗盆腔炎性疾病,防止后遗症发生。

附：生殖器结核

由结核分枝杆菌引起的女性生殖器炎症,称生殖器结核,又称结核性盆腔炎。为全身结核的表现之一,多见于20~40岁妇女。血行传播是最主要的传播途径。

病理常见表现为输卵管增粗、肥大,伞端外翻如烟斗嘴状。少数在输卵管浆膜面可见多个粟粒状结节,或在输卵管腔内充满干酪样物质。子宫内膜结核常导致子宫内膜破坏严重,代以瘢痕组织。

生殖器结核是原发性不孕的常见原因之一,由于结核导致输卵管黏膜破坏与粘连,子宫内膜结核妨碍受精卵的着床与发育,导致不孕。结核早期因内膜充血及溃疡,经量过多;晚期内膜遭破坏,表现为月经稀少或闭经;不同程度下腹坠痛,经期加重。严重盆腔结核合并腹膜结核,形成包裹性积液时,可触及囊性肿块。子宫粘连固定,活动受限。若附件受累,在子宫两侧可触及大小不等、形状不规则的肿块,质硬、表面不平,呈结节状突起,或可触及钙化结节。

多数患者因缺乏典型症状和体征,易漏诊或误诊。应详细询问病史,根据临床表现,结合辅助检查帮助诊断。常用辅助检查包括:子宫内膜病理、X线检查、腹腔镜检查、结核菌检查、结核菌素试验γ-干扰素释放试验等。

治疗原则:抗结核药物治疗为主,休息、营养为辅。药物治疗效果不佳或治疗无效或有较大包块或较大包裹性积液者,采取手术治疗。对部分希望妊娠者,行辅助生育技术助孕。

预防结核平时应增强体质,做好卡介苗接种,积极防治肺结核、肠结核及淋巴结结核等。

（左欣鹭）

？ 复习思考题

1. 试述维持阴道生态平衡的机制。
2. 如何诊断滴虫阴道炎、外阴阴道假丝酵母菌病、细菌性阴道病？
3. 试述慢性宫颈炎的病理改变和临床表现。
4. 简述盆腔炎后遗症的临床表现及治疗。

ER 15-3

扫一扫,测一测

第十六章　女性生殖系统肿瘤

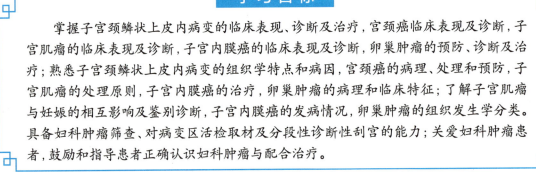

学习目标

　　掌握子宫颈鳞状上皮内病变的临床表现、诊断及治疗,宫颈癌临床表现及诊断,子宫肌瘤的临床表现及诊断,子宫内膜癌的临床表现及诊断,卵巢肿瘤的预防、诊断及治疗;熟悉子宫颈鳞状上皮内病变的组织学特点和病因,宫颈癌的病理、处理和预防,子宫肌瘤的处理原则,子宫内膜癌的治疗,卵巢肿瘤的病理和临床特征;了解子宫肌瘤与妊娠的相互影响及鉴别诊断,子宫内膜癌的发病情况,卵巢肿瘤的组织发生学分类。具备妇科肿瘤筛查、对病变区活检取材及分段性诊断性刮宫的能力;关爱妇科肿瘤患者,鼓励和指导患者正确认识妇科肿瘤与配合治疗。

　　女性生殖系统肿瘤是妇科常见疾病,可发生在生殖器官的任何部位,以子宫和卵巢肿瘤最常见。根据肿瘤的性质分为良性肿瘤和恶性肿瘤两大类。在良性肿瘤中,子宫肌瘤发病率最高,占第二位的是卵巢肿瘤;而恶性肿瘤中,以宫颈癌最为多见,其次是卵巢恶性肿瘤、子宫内膜癌。近几年来,随着临床诊断新技术的广泛应用,使肿瘤的早期诊断率得到提高,从而提高了女性生殖器官肿瘤的治愈率,降低了病死率。

第一节　外　阴　肿　瘤

　　外阴良性肿瘤较少见,主要有外阴乳头瘤、汗腺瘤、脂肪瘤、纤维瘤等。外阴恶性肿瘤约占女性生殖道恶性肿瘤的3%～5%,其中80%～90%为鳞状细胞癌,主要发生于绝经后妇女。其他有恶性黑色素瘤、基底细胞癌、疣状癌等。本节主要介绍原发性鳞状细胞癌。

一、外阴鳞状上皮内病变

　　外阴鳞状上皮内病变(vulvar squamous intraepithelial lesion)与外阴鳞状细胞癌密切相关,其中高级别鳞状上皮内病变为癌前病变。是与HPV感染相关的临床和病理改变,或局限于外阴鳞状上皮内有进展为浸润癌风险的一组病变。多发生于45岁左右妇女。约38%可自行消退,约2%～4%进展为浸润癌。

二、外阴鳞状细胞癌

【发病相关因素】

　　病因尚不清楚。研究发现,约40%～60%与HPV感染相关,50%以上为HPV16感染。另外,与外阴硬化性苔藓、分化型外阴鳞状上皮内瘤变等有相关性。

【病理】

大体病理为外阴局部单发或多发的浅表溃疡或硬结节肿块,可伴感染、坏死或出血。镜下多数外阴鳞癌分化良好,有角化珠或细胞间桥。

【临床表现】

1. 症状　主要为不易治愈的外阴瘙痒、局部肿块或溃疡。合并感染或晚期可有疼痛、渗液或出血等。病灶侵犯位置不同也可出现如排尿困难等转移灶症状。

2. 体征　病灶最常位于大阴唇,其次是小阴唇、阴蒂、会阴、尿道口、肛周等。早期外阴局部可见丘疹、结节或小溃疡,晚期外阴有溃疡,或不规则肿块。若癌灶转移至腹股沟淋巴结,可扪及肿大、质硬、固定的淋巴结。

【诊断】

根据病史、临床表现,行病理组织学检查后确诊。HPV 检测有助于诊断,CT、MRI、膀胱镜、直肠镜有助于判断有无局部或远处转移。

【临床分期】

现常用国际妇产科联盟(FIGO)2009 年修订的临床 - 手术病理分期(表 16-1)。

表 16-1　外阴癌的 FIGO 分期(2009)

分期	肿瘤范围
Ⅰ期	肿瘤局限于外阴和 / 或会阴,无淋巴结转移
Ⅰ A 期	肿瘤病灶直径≤2cm,间质浸润≤1.0mm
Ⅰ B 期	肿瘤病灶直径>2cm,或间质浸润>1.0mm
Ⅱ期	肿瘤侵犯下 1/3 尿道、下 1/3 阴道、肛门任何部位,淋巴结无转移
Ⅲ期	肿瘤有或无侵犯下 1/3 尿道、下 1/3 阴道及肛门,有腹股沟 - 股淋巴结转移
Ⅲ A 期	(i)1 个淋巴结转移(≥5mm),或(ii)1~2 个淋巴结转移(<5mm)
Ⅲ B 期	(i)≥2 个淋巴结转移(≥5mm),或(ii)≥3 个淋巴结转移(<5mm)
Ⅲ C 期	淋巴结转移伴淋巴结囊外扩散
Ⅳ期	肿瘤侵犯上 2/3 尿道,或上 2/3 阴道,或远处器官
Ⅳ A 期	肿瘤侵犯下列任何部位:(i)上尿道和 / 或阴道黏膜、膀胱黏膜、直肠黏膜,或固定在骨盆壁,或(ii)腹股沟 - 股淋巴结固定或溃疡
Ⅳ B 期	任何远处转移,包括盆腔淋巴结转移

【转移途径】

以直接蔓延和淋巴转移为主,晚期可经血行转移。

1. 直接蔓延　肿瘤沿皮肤、黏膜蔓延至阴道、尿道、肛门等,晚期可侵犯膀胱、直肠。

2. 淋巴转移　初期转移至腹股沟浅淋巴结,再到腹股沟深淋巴结,由此进入盆腔内淋巴结(髂外、闭孔和髂内淋巴结),最终转移到腹主动脉旁淋巴结和左锁骨下淋巴结。外阴后部及阴道下段癌可直接转移至盆腔内淋巴结。若癌灶累及阴道、尿道、膀胱、直肠,可直接转移至盆腔淋巴结。

3. 血行转移　晚期可经血行转移至肺、骨等。

【治疗】

手术治疗为主,辅以放射治疗和化学药物治疗。

1. 手术治疗

(1) Ⅰ期和Ⅱ期小病灶:先行病灶活检,明确手术病理分期,然后决定手术方式。要求手术切缘距离肿瘤边缘至少 1cm,深度应达会阴深筋膜 2~3cm。

（2）局部晚期肿瘤（病灶>4cm 的 II 期和 III 期）：依据淋巴结病理检查和影像学评估，制定个体化的手术或结合放化疗的综合治疗方案。

（3）IV 期：IVA 期可行广泛外阴切除术加盆腔廓清术，术后放疗。IVB 期则行姑息治疗。

2.放射治疗　放射治疗一般用于术前辅助治疗、术后辅助治疗及转移淋巴结区域照射。

3.化学药物或靶向治疗　多用于同步放、化疗及晚期癌或复发癌的综合治疗。常用化疗药物：铂类、紫杉醇、氟尿嘧啶等。靶向治疗药物：埃罗替尼、帕姆单抗等。

第二节　宫颈鳞状上皮内病变

宫颈鳞状上皮内病变（cervical squamous intraepithelial lesion，SIL），好发年龄为 25～35 岁，是与子宫颈浸润癌密切相关的一组病变。通过筛查 SIL，及时发现治疗高级别病变，是预防子宫颈浸润癌的有效措施。

【病因】

高危型人乳头瘤病毒（HPV）感染是宫颈鳞状上皮内病变的主要发病因素。HPV 有 160 多种类型，与 SIL 和宫颈癌密切相关的有 13～15 种。研究发现，近 90% 的 SIL 和 99% 的宫颈癌患者有高危型 HPV 感染，其中 70% 与 HPV16 和 18 型相关。另外，本病与早婚、早育、多产、密产、性生活紊乱、经济状况不良、种族和地理环境等因素也密切相关；与高危男子（有阴茎癌、前列腺癌或其前妻曾患宫颈癌者）有性接触的妇女，宫颈癌发病率增高；吸烟可增加感染 HPV 的风险，屏障避孕法有一定的保护作用。

【宫颈组织学特征】

宫颈上皮由宫颈阴道部鳞状上皮和宫颈管柱状上皮组成。

1.宫颈阴道部鳞状上皮　由深至浅可分为 3 个带（基底带、中间带及浅表带）。基底带由基底细胞和旁基底细胞组成。免疫组织化学染色技术检测显示：基底细胞和旁基底细胞含有表皮生长因子受体（EGFR）、雌激素受体（ER）及孕激素受体（PR）。基底细胞为储备细胞，无明显细胞增殖表现。但在某些因素刺激下可以增生，也可增生成为不典型鳞状细胞或分化为成熟鳞状细胞，但不向柱状细胞分化。旁基底细胞为增生活跃的细胞，偶见核分裂象。中间带与浅表带为完全不增生的分化细胞，细胞渐趋死亡。宫颈鳞状上皮 3 个带细胞的不同生物学特性，解释了宫颈上皮内瘤变的细胞起源。

2.宫颈管柱状上皮　柱状上皮为分化良好的细胞，而柱状上皮下细胞为储备细胞，具有分化或增生能力，一般病理切片中见不到。有关柱状上皮下储备细胞的起源有两种不同的看法：

（1）直接来源于柱状细胞：细胞培养和细胞种植实验结果显示，人柱状细胞可以双向分化，即分化为 CK7 和 CK18 阳性的分泌黏液的柱状细胞和分化为 CK13 阳性的储备细胞。

（2）来源于宫颈鳞状上皮的基底细胞。

3.宫颈转化区及其形成　宫颈转化区也称宫颈移行带，位于宫颈鳞状上皮与柱状上皮交接部位，又称为鳞-柱交接部或鳞-柱交接。根据其形态发生学变化，鳞-柱交接部又分为原始鳞-柱交接部和生理性鳞-柱交接部（图16-1）。

胎儿期，来源于泌尿生殖窦的鳞状上皮向上生长，至宫颈外口与宫颈管柱状上皮相

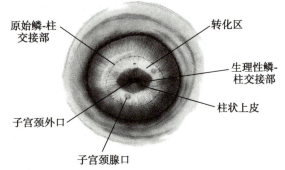

图16-1　宫颈转化区和生理性鳞-柱交接部

邻，形成原始鳞 - 柱交接部。青春期后，在雌激素作用下，宫颈发育增大，宫颈管黏膜组织外翻（假性糜烂），即宫颈管柱状上皮及其下的间质成分到达宫颈阴道部，导致原始鳞 - 柱交接部外移；在阴道酸性环境或致病菌的作用下，宫颈阴道部外翻的柱状上皮被鳞状上皮替代，形成新的鳞 - 柱交接部，称生理性鳞 - 柱交接部。原始鳞 - 柱交接部和生理性鳞 - 柱交接部之间的区域称宫颈移行带区。绝经后雌激素水平下降，宫颈萎缩，原始鳞 - 柱交接部退回至宫颈管内。在宫颈移行带区形成过程中，其表面被覆的柱状上皮逐渐被鳞状上皮所替代。替代的机制有：

（1）鳞状上皮化生：当鳞 - 柱交界位于宫颈阴道部时，暴露于阴道的柱状上皮受阴道酸性影响，柱状上皮下未分化的储备细胞开始增生，并逐渐转化为鳞状上皮，继之柱状上皮脱落，而被复层鳞状细胞所替代，此过程称为鳞状上皮化生。化生的鳞状上皮偶可分化为成熟的角化细胞，但一般均为大小形态一致，形圆而核大的未成熟鳞状细胞，无明显表层、中层、底层 3 层之分，也无核深染、异型或异常分裂象。化生的鳞状上皮既不同于宫颈阴道部的正常鳞状上皮，镜检时见到两者间的分界线；又不同于不典型增生，因而不应混淆。宫颈管腺上皮也可鳞化而形成鳞化腺体。

（2）鳞状上皮化：宫颈阴道部鳞状上皮直接长入柱状上皮与其基底膜之间，直至柱状上皮完全脱落而被鳞状上皮替代，称鳞状上皮化。多见于宫颈糜烂愈合过程中。愈合后的上皮与宫颈阴道部的鳞状上皮无区别。宫颈移行带区成熟的化生鳞状上皮对致癌物的刺激相对不敏感。但未成熟的化生鳞状上皮代谢活跃，在一些物质（例如精子、精液组蛋白及 HPV 等）的刺激下，可发生细胞分化不良，排列紊乱，细胞核异常，有丝分裂增加，形成宫颈上皮内瘤变。

【病理学诊断和分级】

1. 低级别鳞状上皮内病变（low-grade squamous intraepithelial lesion，LSIL）　上皮下 1/3 层细胞轻度核异型，核分裂象少，极性轻度紊乱，p16 染色阴性或在上皮内散在点状阳性。

2. 高级别鳞状上皮内病变（high-grade squamous intraepithelial lesion，HSIL）　上皮下 2/3 层甚至全层细胞核浆比例增加，核分裂象增多，极性紊乱，p16 染色在上皮＞ 2/3 层面内呈弥漫连续阳性。

大部分 LSIL 可自然消退，但 HSIL 具有癌变潜能。SIL 反映了宫颈癌发生发展中的连续过程。

【临床表现】

宫颈鳞状上皮内病变无特殊症状。偶有阴道排液增多，伴或不伴臭味。也可有接触性出血，发生在性生活或妇科检查（双合诊或三合诊）后出血。体征可无明显病灶，宫颈光滑或仅见局部红斑、白色上皮，或宫颈糜烂样表现。

【诊断】

诊断依靠病理学检查，一些辅助检查有助于提高病理学诊断的准确性。

1. 子宫颈细胞学检查　是 SIL 及早期宫颈癌筛查的首选方法。必须在宫颈外口鳞 - 柱状上皮移行带处取材。筛查应在性生活开始 3 年后开始，或 21 岁以后开始，并定期复查。检查的报告形式过去采用巴氏 5 级分类法，现在普遍采用 TBS 分类系统。

2. HPV 检查　对于 21～25 岁女性，若细胞学初筛为无明确诊断意义的不典型鳞状细胞（ASC-US），需进行高危型 HPV 检测，检测阳性者进一步行阴道镜检查，阴性者 12 个月后再行细胞学检查。对于 25 岁以上女性，HPV 检测可与细胞学检查联合应用于宫颈癌筛查，也可用于宫颈癌初筛，阳性者用细胞学分流，阴性者常规随访。

3. 阴道镜检查　若细胞学检查为 ASC-US 并 HPV 检测阳性，或 LSIL 及以上者，或 HPV 检查 16/18 型阳性，应做阴道镜检查。

4. 子宫颈活组织检查　是确诊的可靠方法。一般在宫颈鳞 - 柱状上皮交界处 3、6、9、12 点处取活组织，或以碘液涂抹宫颈在不着色区行多点取材，或在阴道镜下于可疑部位取材。若宫颈有明显病灶，可直接在癌灶取材。若需要了解子宫颈管的病变情况，应行宫颈管搔刮术（endocervical curettage, ECC）。

【治疗】

1. **LSIL** 约60%会自然消退，LSIL及以下者可随访观察（细胞学检查、HPV检测及阴道镜检查）。若在随访过程中病变发展或持续存在2年以上，应进行治疗。治疗方法以物理治疗为主，有激光、冷冻、微波和射频等方法。若不能排除HSIL或ECC阳性，则行宫颈锥切术。

2. **HSIL** 可发展为浸润癌，需要治疗。治疗方法主要是宫颈锥切术，阴道镜检查充分者也可行消融治疗。经子宫颈锥切确诊后，若年龄较大无生育要求，或合并其他妇科良性疾病手术指征者，也可行筋膜外全子宫切除术。

第三节　宫　颈　癌

宫颈癌（cervical cancer）是妇科最常见的恶性肿瘤。高发年龄为50～55岁。因宫颈癌癌前病变时间较长，宫颈组织容易暴露，以及宫颈癌筛查的普遍应用，使宫颈癌和癌前病变得到早发现、早诊断、早治疗，大大降低了宫颈癌的发病率和死亡率。

【发病相关因素】

同"宫颈鳞状上皮内病变"。

【组织发生和发展】

宫颈转化区未成熟的化生鳞状上皮，在HPV等的作用下，形成宫颈上皮内瘤样病变，并可能继续发展成为子宫颈浸润癌（图16-2）。

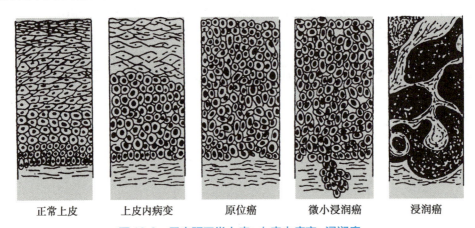

| 正常上皮 | 上皮内病变 | 原位癌 | 微小浸润癌 | 浸润癌 |

图16-2　子宫颈正常上皮 - 上皮内病变 - 浸润癌

【病理】

（一）浸润性鳞状细胞癌

占宫颈癌的75%～80%，以具有鳞状上皮化生、细胞间桥，而无腺体分化或黏液分泌为病理诊断要点。

1. **大体检查和生长方式** 微小浸润性鳞状细胞癌，肉眼观察无明显异常，或类似宫颈柱状上皮异位。随着病变逐步发展，有以下4种类型（图16-3）。

（1）外生型：最常见。病灶向外生长，状如菜花样或乳头样。组织脆，触之易出血。常累及阴道。

（2）内生型：癌灶向宫颈深部组织浸润，并侵犯子宫峡部。宫颈肥大而硬，表面光滑或仅见柱状上皮异位，整个宫颈膨大如桶状。常累及宫旁组织。

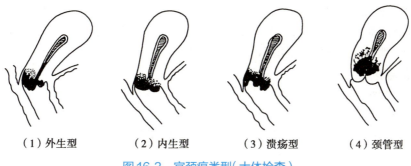

| （1）外生型 | （2）内生型 | （3）溃疡型 | （4）颈管型 |

图 16-3　宫颈癌类型（大体检查）

（3）溃疡型：上述两型癌灶继续发展，癌组织坏死脱落形成凹陷性溃疡或空洞，形如火山口状。

（4）颈管型：癌灶发生在宫颈管内，常侵入宫颈及子宫峡部供血层，以及转移到盆壁的淋巴结。

2. 显微镜检查

（1）微小浸润癌：指在 HSIL 的基础上，镜检发现有癌细胞小团穿破基底膜，似泪滴状、锯齿状，或进而出现膨胀性间质浸润。诊断标准参见临床分期（表 16-2）。

表 16-2　宫颈癌的临床分期（FIGO，2018 年）

期别	肿瘤范围
Ⅰ 期	癌灶局限在宫颈（扩展至宫体将被忽略）
Ⅰ A 期	仅在显微镜下可见浸润癌，浸润深度<5mm
Ⅰ A1 期	间质浸润深度<3mm
Ⅰ A2 期	间质浸润深度≥3mm，<5mm
Ⅰ B 期	临床上可见癌灶局限于宫颈，或显微镜下可见病灶大于Ⅰ A2 期
Ⅰ B1 期	癌灶浸润深度≥5mm，最大直径<2cm
Ⅰ B2 期	癌灶最大直径≥2cm，<4cm
Ⅰ B3 期	癌灶最大直径≥4cm
Ⅱ 期	癌灶已超出子宫，但浸润未达阴道下 1/3 或未达盆壁
Ⅱ A 期	侵犯阴道上 2/3，无宫旁浸润
Ⅱ A1 期	临床可见癌灶<4cm
Ⅱ A2 期	临床可见癌灶≥4cm
Ⅱ B 期	癌灶有宫旁浸润，未达盆壁
Ⅲ 期	肿瘤累及阴道下 1/3 和 / 或扩散到盆壁，和 / 或引起肾盂积水或肾无功能，和 / 或累及盆腔淋巴结，和 / 或主动脉旁淋巴结
Ⅲ A 期	癌累及阴道下 1/3，但未达盆壁
Ⅲ B 期	癌灶已达盆壁，或有肾盂积水或肾无功能
Ⅲ C 期	癌灶累及盆腔和 / 或主动脉旁淋巴结
Ⅲ C1 期	癌灶累及盆腔淋巴结
Ⅲ C2 期	癌灶累及主动脉旁淋巴结
Ⅳ 期	癌播散超出真骨盆，或浸润（活检证实）膀胱黏膜或直肠黏膜
Ⅳ A 期	侵犯盆腔器官转移
Ⅳ B 期	远处器官转移

（2）浸润癌：指癌灶浸润间质的范围已超出可测量的早期浸润癌，呈网状或团块状间质浸润。根据细胞分化程度分为3级：Ⅰ级，高分化鳞癌，即角化性大细胞型；Ⅱ级，中分化鳞癌，即非角化性大细胞型。Ⅲ级，低分化鳞癌，即小细胞型。

（二）宫颈腺癌

占宫颈癌的20%～25%。

1. 大体检查　来自宫颈管，并浸润宫颈管壁。癌灶呈乳头状、芽状、溃疡或浸润型。病灶向宫颈管内生长，宫颈外观可正常，但宫颈管膨大如桶状。常侵犯宫旁组织。

2. 显微镜检查　主要组织学类型有2种。

（1）普通型宫颈腺癌：最常见，约占宫颈腺癌的90%，来源于宫颈柱状上皮黏液细胞。

（2）黏液性腺癌：又进一步分为胃型、肠型、印戒细胞样和非特指型。其中，胃型腺癌又称微偏腺癌，预后最差，5年生存率只有普通型宫颈腺癌的一半。

3. 其他少见类型　如腺鳞癌、腺样基底细胞癌、内膜样癌等。

【转移途径】

主要转移途径为直接蔓延及淋巴转移，血行转移极少见。

1. 直接蔓延　最常见，癌组织局部浸润，并向邻近器官及组织扩散。外生型常向下沿阴道黏膜浸润，阴道壁蔓延；宫颈管内的病灶向上累及子宫下段、宫体，向两侧蔓延至宫旁组织、盆壁，晚期则累及直肠、膀胱、输尿管。

2. 淋巴转移　当宫颈癌局部浸润后，即侵入淋巴管形成瘤栓随淋巴液引流到达局部淋巴结，在淋巴管内扩散。首先转移至宫旁、宫颈旁、闭孔、髂内、髂外，其次为髂总、腹股沟、腹主动脉旁淋巴结（图16-4）。

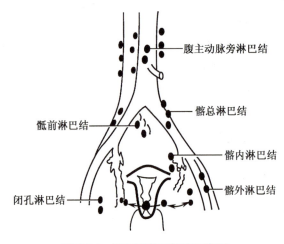

图16-4　宫颈癌淋巴转移示意图

3. 血行转移　很少见。可转移至肺、肾或脊柱等远处组织器官。

【临床分期】

采用国际妇产科联盟（FIGO，2018年）修订的临床分期（表16-2）。初始患者手术前后的分期可以改变，复发、转移时不再分期（图16-5）。

【临床表现】

早期宫颈癌无明显症状及体征，与慢性宫颈炎无明显区别，有时甚至见宫颈光滑，尤其老年妇女宫颈已萎缩者。随病情的发展，可出现以下表现：

1. 症状

（1）阴道出血：最早表现为性交后或妇科检查后少量阴道流血，称接触性出血。早期流血量少，晚期病灶较大可致多量出血，一旦侵蚀较大血管可能引起致命性大出血。年轻患者也可表现为经期延长、周期缩短、经量增多等。老年患者常表现为绝经后不规则阴道流血。一般外生型癌出血较早，血量也多；内生型癌出血较晚。

（2）阴道排液：初为白色、稀薄水样、无臭，晚期因组织坏死，继发感染而呈大量米汤样或脓性恶臭分泌物。

（3）疼痛：晚期癌肿侵犯盆腔闭孔、腰骶神经或压迫神经，致腰骶部、下腹及下肢疼痛。

（4）其他症状：晚期癌累及周围器官可引起尿频、尿急、肛门坠胀、里急后重、大便秘结；严重时导致输尿管梗阻、肾盂积水，最后引起尿毒症。到了疾病末期，患者出现消瘦、贫血等恶病质症状。

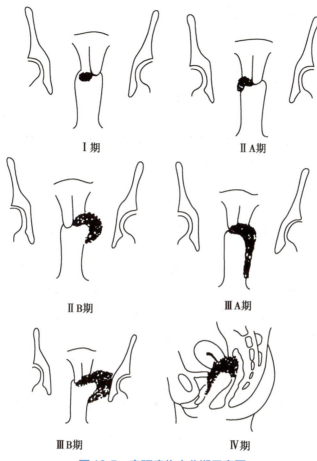

Ⅰ期　　　　ⅡA期

ⅡB期　　　　ⅢA期

ⅢB期　　　　Ⅳ期

图 16-5　宫颈癌临床分期示意图

2.体征　早期宫颈癌局部无明显病灶,宫颈光滑或轻度糜烂。随着宫颈癌的生长发展,外生型见宫颈赘生物向外生长,呈息肉状或乳头状突起,继而向阴道突起形成菜花状赘生物,表面不规则,触之易出血。内生型则见宫颈肥大、质硬,宫颈管膨大如桶状,宫颈表面光滑或有浅表溃疡。晚期由于癌组织坏死脱落,形成凹陷性溃疡,整个宫颈有时被空洞替代,并覆有灰褐色坏死组织,恶臭。病灶浸润阴道致阴道穹隆消失,阴道壁变硬、有赘生物;浸润宫旁,则宫旁组织呈结节状增厚、变硬,甚至形成"冰冻"骨盆。

【诊断】

早期病例的诊断应采用"三阶梯"程序,即宫颈细胞学检查和 / 或 HPV 检测、阴道镜检查、宫颈活组织检查,确诊依据为组织学诊断。检查方法同"宫颈鳞状上皮内病变"。

子宫颈锥形切除术适用于活检为 HSIL 但不能排除浸润癌者,或可疑微小浸润癌需要测量肿瘤范围或除外进展期浸润癌者。切除组织做连续病理切片(24~36 张)检查。

确诊宫颈癌后,应根据需要进行胸部 X 线或 CT 平扫、超声检查及盆腔或腹腔增强 CT 或磁共振、膀胱镜检、直肠镜检等,以了解病变侵犯范围,协助进行临床分期。

【鉴别诊断】

1.子宫颈柱状上皮异位或宫颈息肉　均可发生接触性出血,外观与原位癌、早期浸润癌难以区别,应做宫颈细胞学检查,必要时行活组织检查。

2.宫颈结核　表现为不规则出血和白带增多,宫颈局部可有多个溃疡、结节或菜花样赘生物,外观难以与宫颈癌区别,宫颈活检是唯一可靠的确诊方法。

3.子宫内膜异位症　有时宫颈可有多个息肉样变,甚至累及阴道穹隆,需行活组织检查方可确诊。

4. 宫颈乳头状瘤　表现为接触性出血、白带增多,外观呈乳头状、菜花状,须经活组织检查确诊。

【治疗】

常采用手术、放疗及化疗等综合治疗方案。

1. 手术治疗　主要适用于早期宫颈癌(ⅠA期～ⅡA期)患者。

(1) ⅠA1期:无淋巴脉管间隙浸润者行筋膜外全子宫切除术,有淋巴脉管间隙浸润者按ⅠA2期处理。要求保留生育功能的年轻ⅠA1期患者,无淋巴脉管间隙浸润可行子宫颈锥形切除术(至少3mm阴性切缘),有淋巴脉管间隙浸润者行子宫颈锥形切除术加盆腔淋巴结切除术或考虑前哨淋巴结绘图活检。

(2) ⅠA2期:行改良广泛性子宫切除术及盆腔淋巴结切除术或考虑前哨淋巴绘图活检。要求保留生育功能的年轻患者,行子宫颈锥形切除术加盆腔淋巴结切除术或考虑前哨淋巴结绘图活检。

(3) ⅠB1期和ⅡA1期:行广泛性子宫切除术及盆腔淋巴结切除术或考虑前哨淋巴结绘图活检,必要时行腹主动脉旁淋巴取样。肿瘤直径<2cm的ⅠB1期患者,若需要保留生育功能,可行广泛性子宫颈切除术及盆腔淋巴结切除术或考虑前哨淋巴结绘图活检。

(4) ⅠB2期和ⅡA2期:行广泛性子宫切除术及盆腔淋巴结切除术和选择性腹主动脉旁淋巴结取样;或同期放、化疗后行全子宫切除术。

45岁以下未绝经的鳞癌患者可保留卵巢。

2. 放射治疗　适用于部分ⅠB3期、ⅡA2期、ⅡB～ⅣA期及不耐受手术的患者;手术后病理检查发现有高危因素的患者;晚期患者局部减瘤放疗或对转移病灶姑息放疗。放射治疗包括腔内照射和体外照射。腔内照射多用后装机,放射源为铱-192(^{192}Ir),可以针对宫颈、阴道及部分宫旁组织给予大剂量照射。体外照射多用直线加速器,钴-60(^{60}Co),治疗子宫、宫旁及淋巴结转移灶。

3. 全身治疗　包括全身化疗和靶向治疗、免疫治疗。化疗主要用于晚期、复发转移患者和同期放化疗,也可用于手术前后的辅助治疗。常用化疗药物有顺铂、卡铂、紫杉醇、拓扑替康等。靶向治疗药物主要是贝伐珠单抗,常与化疗联合应用。免疫治疗正在临床试用中,如PD-1/PD-L1抑制剂等。

病案分析

病案:女性,40岁。妇科检查:阴道黏膜正常,宫颈可见0.5cm×1cm×0.5cm赘生物,子宫双侧附件正常。宫颈活检为鳞癌。

请问:本病的临床分期是什么?正确的处理是什么?

分析:

(1) ⅠB1期。

(2) 广泛性全子宫切除+盆腔淋巴清扫。

【预防】

普及防癌知识,开展性卫生教育,建立健康的生活方式,积极治疗性传播疾病,做好宫颈癌的三级预防,可以有效预防宫颈癌的发生。一级预防:推广HPV疫苗预防性接种。二级预防:普及、规范宫颈癌筛查,及早发现SIL。三级预防:及时治疗HSIL,阻断子宫颈浸润癌的发生。

【预后及随访】

1. 预后　宫颈癌的预后与临床分期、病理类型及治疗有关。早期宫颈癌得到有效治疗,预后较好。晚期宫颈癌患者主要死于尿毒症、出血、感染及恶病质。

2. 随访　治疗后 2 年内每 3～6 个月复查 1 次；第 3～5 年，每 6 个月复查 1 次；第 6 年起，每年复查 1 次。每次均应进行妇科检查、阴道脱落细胞学检查、血常规、超声及胸部 X 线摄片，必要时进行子宫颈鳞状细胞癌抗原（SCCA）、CT 或 MRI 等检查。

第四节　子宫肌瘤

子宫肌瘤（uterine myoma）是女性生殖器官最常见的良性肿瘤。其主要由子宫平滑肌组织增生形成，其间有少量纤维结缔组织。好发于 30～50 岁妇女，30 岁以上的妇女约 20% 患有此病，相当一部分妇女因肌瘤小，无明显症状而未被发现，故临床报道其发病率远较实际发病率低。

【病因】

子宫肌瘤的确切病因至今不明确。根据其好发于生育年龄的妇女，而绝经后肌瘤停止生长，甚至萎缩，子宫肌瘤常合并子宫内膜增生过长，妊娠期肌瘤生长加快，子宫肌瘤组织中雌激素受体和雌二醇含量较正常子宫肌层组织高，提示子宫肌瘤的发生、发展与雌激素有关。近年有研究表明，子宫肌瘤患者存在细胞遗传学异常，以及孕激素有刺激肌瘤生长的作用。

【分类】

子宫肌瘤绝大多数生长在子宫体部（占 90%），仅少数在子宫颈部（占 10%）。肌瘤原发于子宫肌层，以后根据肌瘤生长方向及其与子宫壁的关系，分为三类（图 16-6）。

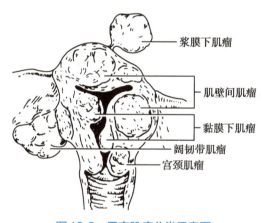

图 16-6　子宫肌瘤分类示意图

1. 肌壁间肌瘤　最常见，约占 60%～70%。肌瘤位于子宫肌层内，周围被平滑肌层包围，肌瘤较大时，可使宫腔及子宫表面变形。

2. 浆膜下肌瘤　占 20%～30%。肌瘤向子宫浆膜面生长，突出于子宫表面，其表面仅由子宫浆膜层覆盖。当瘤体继续向浆膜面生长，仅有一蒂与子宫肌壁相连，成为带蒂的浆膜下肌瘤；肌瘤脱落至腹腔或盆腔，形成游离性肌瘤；若肌瘤位于宫体侧壁向宫旁生长，突入阔韧带两叶之间称阔韧带肌瘤。

3. 黏膜下肌瘤　占 10%～15%。肌瘤向子宫黏膜面生长，突出于子宫腔，其表面仅由黏膜层覆盖。当瘤体继续生长，仅有一蒂与子宫肌壁相连，成为带蒂的黏膜下肌瘤，如蒂较长，可经宫颈突入阴道。

子宫肌瘤常为多个，多种类型的肌瘤发生在同一子宫，称多发性子宫肌瘤。

【病理】

1. 大体检查　子宫肌瘤多呈实质性球形结节，表面光滑，质地较子宫肌层硬，与周围组织分界清楚，无包膜，肌瘤压迫周围子宫肌纤维形成假包膜，使肌瘤与正常子宫肌相隔。肌瘤切面呈旋涡状结构，颜色、硬度与纤维组织多少有关。含平滑肌多，色略黄、质较软；含纤维组织多则色较白、质较硬。

2. 镜检　肌瘤组织由梭形平滑肌纤维与纤维结缔组织构成。细胞大小均匀，排列成旋涡状，细胞核呈杆状，染色较深。

【肌瘤变性】

子宫肌瘤可因血液循环障碍，瘤细胞营养不良，致肌瘤组织失去原有典型结构，称子宫肌瘤变性。常见于：

1．玻璃样变 又称透明变性，最多见。肌瘤旋涡状结构消失，被均匀透明样物质所替代，色苍白。镜下见病变区域肌细胞消失，为均匀透明无结构区，与无变性区边界明显。

2．囊性变 在玻璃样变基础上，病变组织坏死，液化形成多个囊腔，囊内有清澈无色液体，也可凝固或呈胶冻状。镜下见囊腔为玻璃样变的肌瘤组织构成，内壁无上皮覆盖。

3．红色样变 常见于妊娠期、产褥期，为肌瘤的一种特殊类型坏死。发生机制不清，可能是肌瘤内小血管退行性变引起血栓及溶血、血红蛋白渗入肌瘤所导致。肌瘤剖面呈暗红色，如半熟的牛肉，质软，典型的旋涡状结构消失。红色变性时，患者可出现发热、剧烈腹痛，伴恶心、呕吐、白细胞升高，肌瘤迅速增大、局部压痛。

4．肉瘤变 少见，其发生率为 0.4%～0.8%。多见于绝经后子宫肌瘤伴疼痛和出血的患者，若绝经后妇女肌瘤增大，应警惕发生恶变的可能。肌瘤恶变后，切面灰黄色，似生鱼肉状，与周围组织界限不清。镜下见旋涡状结构消失，平滑肌细胞增生活跃，排列紊乱，细胞有异型性。

5．钙化 多见于蒂部狭小、血供不足的浆膜下肌瘤及绝经后妇女的肌瘤。镜下见钙化区为层状沉积，呈圆形或不规则形。X 线下可清楚看到钙化阴影。

【临床表现】

（一）症状

多无明显症状，仅在体检时偶然发现。症状与肌瘤的生长部位、大小和有无变性相关，与肌瘤的数目关系不大。常见症状有：

1．月经改变 是子宫肌瘤最常见的症状。主要表现为周期缩短、经量增多、经期延长、不规则阴道流血。黏膜下肌瘤出现月经改变较早，而较小的肌壁间肌瘤和浆膜下肌瘤则常无明显改变。子宫肌瘤常合并子宫内膜增生过长，也是导致月经改变的因素之一。

2．下腹部包块 当肌瘤增大超出盆腔时，患者可在下腹部扪及质地较硬的包块，当膀胱充盈时，更易扪及。

3．阴道分泌物增多 因肌瘤使宫腔面积增大，内膜腺体分泌增多而致。如黏膜下肌瘤脱入阴道，其表面易感染，可出现脓性或脓血性分泌物。

4．疼痛 肌瘤本身不引起疼痛，一旦出现下列情况可引起疼痛：浆膜下肌瘤蒂扭转时，呈急性腹痛；肌瘤红色样变时，表现为急性剧烈腹痛伴恶心、呕吐、发热等；黏膜下肌瘤经宫颈口排出宫腔时，表现为下腹痉挛性疼痛伴腰骶部坠胀、酸痛；肌瘤较大压迫盆腔组织及神经，引起下腹部及腰背部疼痛。

5．压迫症状 因肌瘤生长部位及大小不同，可出现尿频、排尿困难、尿潴留、排便困难等相应的压迫症状。

6．继发性贫血 因长期月经量过多所致，重者出现全身乏力、面色苍白、头晕、心悸、气短等症状。

7．不孕或流产 黏膜下肌瘤和引起宫腔变形的肌壁间肌瘤可引起不孕或流产。

（二）体征

肌瘤较大，可在下腹部正中扪及质硬、无压痛的结节状包块。妇科检查：子宫增大、变硬。肌壁间肌瘤，子宫呈不规则增大，表面可触及单个或多个结节状突起。浆膜下肌瘤，可触及质硬、球状包块，其蒂与子宫相连。黏膜下肌瘤，子宫多呈均匀增大，若肌瘤脱出于宫颈口或阴道内，可见红色、表面光滑的实质性肿块，伴感染者则表面有渗出物或溃疡形成。

【诊断】

根据病史、症状、体征诊断多无困难。B 超检查为最主要的辅助诊断方法，磁共振检查可准确判断肌瘤的大小、位置和数目，必要时可借助于宫腔镜、腹腔镜、子宫输卵管碘油造影等协助诊断。

【鉴别诊断】

1. 妊娠子宫 有停经史，多有早孕反应，子宫随停经月份增大变软等。借助尿或血 hCG 测定、B 超检查可确诊。

2. 卵巢肿瘤 一般无月经改变，肿块偏于下腹一侧，能与子宫分开，必要时借助于 B 超及腹腔镜检查可确诊。

3. 盆腔炎性包块 多有盆腔感染病史，患者出现发热、腹痛等症状。肿块边界不清，与子宫粘连或不粘连，有压痛。经抗感染治疗后肿块可缩小。B 超检查可协助诊断。

4. 子宫腺肌病 可有月经量增多，多数患者有继发性、进行性加重的痛经。子宫呈均匀性增大，但很少大于孕 3 个月子宫，且有经期子宫增大、经后缩小的特征。

5. 子宫畸形 双子宫、残角子宫易误诊为子宫肌瘤，但子宫畸形无月经改变。B 超检查、腹腔镜检查、子宫输卵管造影可协助诊断。

6. 子宫恶性肿瘤

（1）子宫内膜癌：好发于老年妇女，以绝经后阴道出血为主要症状，子宫均匀增大或正常大小，质软。应警惕围绝经期妇女子宫肌瘤与内膜癌并存。诊刮或宫腔镜有助于鉴别诊断。

（2）宫颈癌：外生型较易鉴别，内生型宫颈癌应与宫颈黏膜下肌瘤鉴别。可借助超声检查、宫颈脱落细胞检查、HPV 检测、宫颈活检、宫颈管搔刮等鉴别。

（3）子宫肉瘤：好发于老年妇女，生长迅速，多表现为腹痛、腹部包块和不规则阴道流血，超声和磁共振检查有助于鉴别，但一般术前较难明确诊断。

【治疗】

应根据患者的临床表现、年龄和对生育的要求，以及肌瘤的大小、数目、类型等全面考虑。

1. 随访观察 适用于肌瘤小、无明显症状者，尤其是近绝经期患者。每 3～6 个月复查一次，随访期间如子宫肌瘤增大迅速或临床症状明显时，再考虑进一步治疗。

2. 药物治疗 适用于症状轻、近绝经年龄或全身情况不能手术者。

（1）促性腺激素释放激素类似物：适用于近绝经患者，用药后可提前绝经，避免手术；肌瘤影响妊娠者，可使肌瘤缩小利于妊娠；术前用药，可以控制症状利于纠正贫血，也可以缩小肌瘤降低手术难度。常用药物有亮丙瑞林 3.75mg 或戈舍瑞林 3.6mg，每 4 周皮下注射一次，连续使用 3～6 个月。用药 6 个月以上可产生绝经综合征、骨质疏松等，故长期用药受限制。

（2）拮抗孕激素药物：米非司酮 10mg 或 12.5mg，每日一次口服，可作为术前用药或提前绝经使用。因有增加子宫内膜增生的风险，故不宜长期服用。

3. 手术治疗 适应证：经量增多致继发性贫血，药物治疗无效者；有膀胱、直肠等压迫症状者；肌瘤导致不孕或反复流产者；严重腹痛、性交痛或慢性腹痛、有蒂肌瘤扭转引起急性腹痛者；怀疑恶变者。应结合患者年龄、是否需要生育等选择手术方式。手术可经腹、经阴道或经宫腔镜及腹腔镜进行。

（1）肌瘤切除术：适用于希望保留生育功能的患者。可以经腹或腹腔镜手术，黏膜下肌瘤可行宫腔镜下切除，突入阴道的黏膜下肌瘤经阴道摘除。

（2）子宫切除术：对无须保留生育功能或疑恶变者应行子宫次全切除或子宫全切除术。术前应行宫颈细胞学检查，排除宫颈上皮内病变或宫颈癌。围绝经期患者要排除合并子宫内膜癌。

4. 其他治疗 子宫动脉栓塞术、子宫内膜切除术、高能聚焦超声。

第五节 子宫内膜癌

子宫内膜癌（endometrial carcinoma）是发生于子宫内膜的一组上皮性恶性肿瘤，其中以来源于子宫内膜腺体的腺癌最为常见。平均发病年龄为60岁,75%发生于50岁以上妇女。是女性生殖器官常见的恶性肿瘤之一,占女性生殖器官恶性肿瘤的20%～30%。近年来其发病率在世界范围内呈上升趋势。

【病因】

本病确切病因不清楚,目前认为有两种类型。

Ⅰ型:雌激素依赖型,临床多见,均为子宫内膜样癌。其发生可能是子宫内膜长期受雌激素的影响,而无孕酮拮抗,可发生不同程度增生,最后癌变。临床常见于长期服用雌激素的绝经后妇女、内源性雌激素增高疾病如无排卵性功能失调性子宫出血、多囊卵巢综合征、功能性卵巢肿瘤等。患者较年轻,多有肥胖、高血压、糖尿病、不孕、不育、绝经延迟及其他心血管疾病。雌、孕激素受体阳性率高,预后好。

Ⅱ型:非雌激素依赖型,属少见类型,如子宫内膜浆液性癌、透明细胞癌、癌肉瘤等。发病与雌激素无明显关系。多见于老年体瘦妇女,肿瘤恶性程度高,雌孕激素受体多呈阴性,预后差。

大多数子宫内膜癌为散发性,但有约5%的子宫内膜癌与遗传有关,其中关系最密切的是林奇综合征(Lynch syndrome),该综合征是一种常染色体显性遗传病,与年轻女性的子宫内膜癌发病有关。

【病理】

1.大体检查　根据其生长方式和范围分为弥散型和局灶型两种。

(1)弥散型:子宫内膜大部分或全部被癌组织侵犯,癌灶常表现为不规则菜花样物从内膜表层长出并突出于宫腔内,常伴有出血、坏死,癌灶也可侵及深肌层或宫颈,如宫颈管阻塞可导致宫腔积脓。

(2)局灶型:病灶局限于宫腔某部位,常见于宫底部或宫角处,呈息肉状或小菜花状,表面可有溃疡,易出血。其病变虽小,但易侵犯肌层。

2.镜检　细胞组织学分类有5种类型:内膜样癌(占80%～90%)、浆液性癌(占1%～9%)、黏液性癌(约占5%)、透明细胞癌(约占不足5%)和癌肉瘤(较少见)。

根据细胞分化程度分为三级:高分化(G1)、中分化(G2)和低分化(G3)。低分化肿瘤恶性程度高。

【转移途径】

子宫内膜癌生长缓慢,转移较晚,主要以直接蔓延、淋巴转移为主,晚期可经血行转移。

1.直接蔓延　沿子宫内膜蔓延生长,向上经子宫角至输卵管,向下至宫颈管、阴道。也可经子宫肌层浸润至子宫浆膜层,广泛种植于盆腔腹膜、直肠子宫陷凹及大网膜处。

2.淋巴转移　为子宫内膜癌的主要转移途径。当病灶浸润子宫深肌层、宫颈或癌组织分化不良时,易早期发生淋巴转移。子宫底部病灶多沿阔韧带淋巴管网转移,途经骨盆漏斗韧带转移至腹主动脉旁淋巴结;子宫角或前壁上部病灶多沿圆韧带淋巴管转移到腹股沟淋巴结;子宫下段或宫颈管病灶同宫颈癌淋巴转移途径;子宫后壁病灶可通过子宫骶骨韧带扩散到直肠旁淋巴结(图16-7)。

3.血行转移　少见。晚期可经血行转移至肺、肝、骨等处。

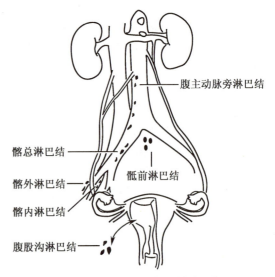

图16-7　子宫内膜癌淋巴转移示意图

（图中标注：腹主动脉旁淋巴结、髂总淋巴结、骶前淋巴结、髂外淋巴结、髂内淋巴结、腹股沟淋巴结）

【临床分期】

子宫内膜癌的分期,现广泛采用国际妇产科联盟(FIGO,2009年)手术-病理分期(表16-3)。

表16-3　子宫内膜癌手术-病理分期(FIGO,2009)

期别	癌瘤范围
Ⅰ期	肿瘤局限在子宫体
Ⅰa	肿瘤浸润深度<1/2肌层
Ⅰb	肿瘤浸润深度≥1/2肌层
Ⅱ期	肿瘤侵犯宫颈间质,但无宫体外蔓延
Ⅲ期	癌瘤局部和/或区域扩散
Ⅲa	肿瘤累及浆膜层和/或附件
Ⅲb	阴道和/或宫旁受累
Ⅲc	盆腔淋巴结和/或腹主动脉旁淋巴结转移
Ⅲc1	盆腔淋巴结阳性
Ⅲc2	腹主动脉旁淋巴结阳性和/或盆腔淋巴结阳性
Ⅳ期	肿瘤侵及膀胱和/或直肠黏膜,和/或远处转移
Ⅳa	肿瘤累及膀胱和/或直肠黏膜
Ⅳb	远处转移,包括腹腔内和/或腹股沟淋巴结转移

【临床表现】

（一）症状

约90%患者出现阴道流血或阴道排液症状。

1. 阴道出血　主要表现为绝经后阴道流血,量一般不多,大量出血者少见,或为持续性,或为间歇性出血。未绝经者则表现为不规则出血或经量增多、经期延长。有长期子宫出血史及不孕史的年轻患者也应警惕内膜增生发生癌变的可能。

2. 阴道排液　多为血性液体或浆液性分泌物,合并感染时则阴道排液呈脓性或脓血性,伴有臭味。约有25%的患者因异常阴道排液就诊。

3. 疼痛　多发生于晚期,由于癌肿浸润组织或压迫神经而引起下肢及腰骶部疼痛,并可向下肢放射。若癌灶侵犯宫颈,堵塞宫口而致宫腔积脓时,出现下腹部胀痛或痉挛样疼痛。

4. 其他　晚期可出现贫血、消瘦、恶病质等。

（二）体征

早期无明显异常,晚期有贫血,恶病质。盆腔检查宫颈多属正常,分泌物来自宫颈管内。早期子宫大小、形态可无变化,到晚期绝经后患者的子宫不仅不萎缩,反而饱满。偶见癌组织自宫口脱出,质脆,触及易出血。癌灶向周围浸润,子宫固定或在宫旁或盆腔内扪及不规则结节状物。

【诊断】

根据病史、症状、体征、高危因素及辅助检查,可初步诊断,确诊需病理组织学检查。对围绝经期妇女月经紊乱或绝经后出现不规则阴道出血者,应先排除子宫内膜癌或其他恶性肿瘤,再按良性疾病处理。常用的辅助诊断有以下方法:

1. B超检查　经阴道超声检查可以了解子宫的大小、子宫内膜厚度、宫腔形状、宫腔内有无赘生物、肌层有无浸润及深度等,可初步判断异常子宫出血的原因,为进一步检查方法的选择提供参考。典型子宫内膜癌的超声图像表现为子宫增大,宫腔线紊乱、中断或消失,宫腔内或肌层内不均质回声区。彩色多普勒显像可显示丰富血流信号。

2. 分段诊断性刮宫　可同时了解宫腔和宫颈的情况,是确诊子宫内膜癌最常用的诊断方法。刮宫时先刮宫颈管,后刮宫腔,将刮出物分别标明送病理检查。对病灶较小者,诊断性刮宫可能会漏诊。

3．宫腔镜检查　直视下观察宫腔及子宫颈管内有无癌灶存在,癌灶的生长部位、大小及形态,并取材活检,诊断更为准确,减少漏诊。

4．其他　磁共振成像可以较准确地判断肌层浸润深度和宫颈有无间质浸润,腹部 CT 有助于判断有无子宫外转移。有子宫外转移者或浆液性癌,血清 CA125 会升高,可作为疗效观察指标。

【鉴别诊断】

1．围绝经期异常子宫出血　表现为月经紊乱,不规则出血症状和内膜癌相似,但血性分泌物或排液现象少见,子宫一般正常大小或稍大。及时行分段诊刮、宫腔镜检查及 B 超检查等可诊断。

2．老年性阴道炎　主要表现为血性白带,易与内膜癌混淆。老年妇女还须注意两种情况并存的可能,必要时做诊断性刮宫以排除子宫内膜癌。

3．子宫黏膜下肌瘤或内膜息肉　表现为经量增多、经期延长,可借助于 B 超、宫腔镜及分段诊刮进行鉴别。

4．内生型宫颈癌、子宫肉瘤　两者均有不规则阴道流血及排液增多。分段诊刮及影像学检查有助于鉴别。

【治疗】

以手术治疗为主,辅以放疗、化疗及其他药物治疗。

早期患者以手术为主,有高危因素者术后辅以放疗、化疗;晚期患者采用手术、放射、药物等综合治疗。影响子宫内膜癌预后的高危因素有:非子宫内膜样腺癌、高级别腺癌、肌层浸润超过 1/2、宫颈间质受侵、脉管间隙受侵、肿瘤直径大于 2cm、子宫外转移和淋巴结转移等。

1．手术治疗　是首选的治疗方法。手术目的:一是进行手术 - 病理分期,二是切除病变子宫及其他可能存在的转移病灶。

 技能要点

子宫内膜癌分期手术步骤

1．留取腹腔积液或盆腔冲洗液,行细胞学检查。

2．全面探查盆腹腔,对可疑病变取样送病理。

3．切除子宫及双附件,术中常规剖检子宫标本,必要时行冰冻切片检查,以确定肌层侵犯程度。

4．切除盆腔及腹主动脉旁淋巴。

Ⅰ期患者应行筋膜外全子宫、双侧附件切除术,无高危因素的年轻患者可保留卵巢;伴有高危因素者应同时行盆腔和腹主动脉旁淋巴结切除。Ⅱ期应行改良根治性子宫切除术及双侧附件切除术,同时行盆腔淋巴结及腹主动脉旁淋巴结清扫术。Ⅲ期和Ⅳ期的手术范围与卵巢癌相同,进行肿瘤细胞的减灭术,尽可能切除肉眼可见的所有病灶。

2．放射治疗　单纯放射治疗仅适用于无法手术切除的晚期患者或有手术禁忌证的患者。腔内照射多用后装治疗机,放射源为 ^{137} 铯(^{137}Cs)、^{60} 钴(^{60}Co)等。体外照射多用直线加速器、^{60} 钴(^{60}Co)治疗机。

3．放疗联合手术　对于Ⅰ期高危(深肌层浸润、G3)、Ⅱ期和ⅢC期患者,术后放疗是最主要的辅助治疗,可降低局部复发。Ⅲ期和Ⅳ期患者,通过放疗配合手术及化疗联合应用,可提高疗效。

4. 化疗　晚期不能手术或复发癌患者,可考虑化疗。常用药物有顺铂、阿霉素、氟尿嘧啶、环磷酰胺等。可单独应用或联合应用,也可与孕激素联合应用。

5. 孕激素治疗　适用于复发癌和晚期患者,也可用于早期要求保留生育功能的患者。常用药物:口服甲地孕酮 160~320mg/d;口服醋酸甲羟孕酮 250~500mg/d;己酸孕酮 500mg 肌内注射,每周 2 次。孕激素至少应用 12 周以上方可评定疗效。长期使用可有药物性肝炎或水钠潴留等副作用,停药后可恢复。有血栓性疾病史者慎用。

【预防及随访】

1. 预防　①普及防癌知识,定期行防癌检查。②正确掌握使用雌激素的指征。③围绝经期妇女月经紊乱或不规则阴道流血者应先除外内膜癌。④绝经后妇女出现阴道流血要警惕内膜癌可能。⑤对有高危因素的人群,如肥胖、不育、绝经延迟、长期应用雌激素及他莫昔芬等,应密切随访或监测。

2. 随访　定期随访,及时确定有无复发。术后 2~3 年内,每 3 个月 1 次,3 年后每 6 个月 1 次,5 年后每年 1 次。随访内容:包括询问病史、盆腔检查、腹盆腔 B 超、胸部 X 线检查、阴道细胞学检查,以及血清 CA125 检测,如有必要亦可选用 CT、MRI 等。

第六节　卵巢肿瘤

卵巢肿瘤是女性生殖器官常见的肿瘤,任何年龄均可发生。卵巢恶性肿瘤是女性生殖器官三大恶性肿瘤之一。由于卵巢深居盆腔,恶性肿瘤早期病变不易发现,晚期病例又缺乏有效的治疗手段,故死亡率居妇科恶性肿瘤的首位,成为严重威胁妇女生命的肿瘤之一。

输卵管恶性肿瘤曾被认为较罕见,但近年来研究表明,曾被归类于卵巢癌或原发性腹膜癌中的 40%~60% 可能起源于输卵管,所以,将卵巢、输卵管和原发腹膜肿瘤归于一类更为合理。

【病理】

(一)组织学分类

采用世界卫生组织(WHO,2014 年)制定的组织学分类法,将卵巢肿瘤分为 14 大类,其中主要有以下 4 类(表 16-4)。

表 16-4　卵巢肿瘤组织学分类(WHO,2014 年,部分内容)

1. 上皮性肿瘤	(3) 混合型性索间质肿瘤:支持 - 间质细胞瘤
(1) 浆液性肿瘤	3. 生殖细胞肿瘤
(2) 黏液性肿瘤	(1) 无性细胞瘤
(3) 子宫内膜样肿瘤	(2) 卵黄囊瘤
(4) 透明细胞肿瘤	(3) 胚胎性瘤
(5) 移行细胞肿瘤(Brenner 瘤)	(4) 非妊娠性绒毛膜癌
(6) 浆黏液性肿瘤(颈管型黏液性肿瘤 / 混合性)	(5) 成熟畸胎瘤
2. 性索间质肿瘤	(6) 未成熟畸胎瘤
(1) 纯型间质肿瘤:纤维瘤、卵泡膜细胞瘤	(7) 混合性生殖细胞肿瘤
(2) 纯型性索肿瘤:颗粒细胞瘤	4. 转移性肿瘤

(二)常见病理类型

1. 卵巢上皮性肿瘤　发生于卵巢表面的生发上皮,为最常见的卵巢肿瘤,占原发性卵巢肿瘤的 50%～70%，占卵巢恶性肿瘤的 85%～90%。多见于中老年妇女，青春期前和婴幼儿很少发生。肿瘤根据组织学及细胞学特点，分为良性、交界性及恶性 3 种。交界性肿瘤为低度恶性，无间质浸润，临床经过及预后介于良、恶性之间。

（1）浆液性囊腺瘤（serous cystadenoma）：常见。占卵巢良性肿瘤的 25%，多发生于生育年龄。分为单纯性及乳头状两型。单纯性多为单侧，圆形或卵圆形，大小不等，外表光滑，壁薄，单房，囊内有稀薄无色或草黄色的清澈液体；而乳头型常为多房，结节状，内有乳头状物，偶尔乳头状物向囊外生长，种植于腹膜或腹腔。镜下见囊壁为纤维结缔组织，内衬单层立方形或柱状上皮。

（2）交界性浆液性囊腺瘤（borderline serous cystadenoma）：中等大小，多为双侧，乳头状生长在囊内较少，多向囊外生长。镜下见乳头逐级分支，上皮复层排列，轻度核异型，核分裂少见，无间质浸润，预后良好。但若镜下见到乳头细长无分支，则预后较差。

（3）浆液性囊腺癌（serous cystadenocarcinoma）：为最常见的卵巢恶性肿瘤，约占卵巢癌的 75%。多为双侧，半实质性，囊壁有乳头状生长，囊液混浊呈血性。镜下见囊壁上皮明显增生，复层排列。

（4）黏液性囊腺瘤（mucinous cystadenoma）：占卵巢良性肿瘤的 20%，黏液性肿瘤的 80%。发病年龄为 30～50 岁。肿瘤多为单侧多房，表现光滑，灰白色，体积较大或巨大。囊壁较厚，囊内充满胶冻状黏液。镜下见囊壁被覆单层高柱状上皮，产生黏液；有时可见杯状细胞及嗜银细胞。如囊壁破裂，可发生腹膜种植，形成腹膜黏液瘤。

（5）交界性黏液性囊腺瘤（borderline mucinous cystadenoma）：一般较大，单侧较多，表面光滑，常为多房。切面见囊壁增厚，有实质区和乳头形成。镜下见上皮不超过 3 层，细胞轻度异型，细胞核大、深染，有少量核分裂，增生上皮向腔内突出形成短而粗的乳头，但无间质浸润。

（6）黏液性囊腺癌（mucinous cystadenocarcinoma）：占卵巢恶性肿瘤的 10%。单侧多见，瘤体较大，囊壁可见乳头或实质区，切面半囊半实，囊液混浊或血性。镜下见腺体密集，间质较少，腺上皮超过 3 层，细胞明显异型，并有间质浸润。5 年存活率为 40%～50%。

2. 卵巢生殖细胞肿瘤   是来源于胚胎性腺原始生殖细胞的一组卵巢肿瘤，占卵巢肿瘤的 20%～40%。好发于年轻妇女及幼女，60%～90% 为青春期前患者，绝经后患者仅占 4%。

（1）畸胎瘤（teratoma）：发病率仅次于浆液性肿瘤及黏液性肿瘤。由多胚层组织构成，大部分为成熟畸胎瘤，质地多为囊性，少数为实性，其恶性程度与组织分化的程度有关。

1）成熟畸胎瘤（mature teratoma）：约占畸胎瘤的 95%，好发于任何年龄的女性，20～40 岁居多，属良性卵巢肿瘤。肿瘤来源于生殖细胞，包含有外胚层、中胚层及内胚层结构。实性畸胎瘤表面光滑，壁薄质韧，单房，腔内充满油脂和毛发，有时可有牙齿或骨质；囊性畸胎瘤又称皮样囊肿，多为单侧、单房，表面光滑，壁厚。囊壁常见小丘样隆起向腔内突出，称"头节"。成熟畸胎瘤恶变率为 2%～4%，易发生于绝经后妇女。"头节"上皮易恶变，形成鳞状细胞癌，预后较差，5 年存活率为 15%～30%。

2）未成熟畸胎瘤（immature teratoma）：属恶性肿瘤，肿瘤由未成熟胚胎组织构成，主要为原始神经组织。多发生于年轻患者，平均年龄为 11～19 岁，肿瘤多为实质性，体积较大，单侧，结节状，切面像脑组织。该肿瘤的复发及转移率均高，但复发后再次手术可见未成熟肿瘤组织具有向成熟转化的特点，即恶性程度的逆转现象。5 年存活率仅 20% 左右。

（2）无性细胞瘤（dysgerminoma）：中度恶性肿瘤，占卵巢恶性肿瘤的 1%～2%。青春期及生育期妇女多见。单侧居多，右侧多见。肿瘤为圆形或椭圆形，中等大小，实性，触之如橡皮样。切面呈淡棕色。对放疗特别敏感。

（3）卵黄囊瘤（yolk sac tumor）：又称内胚窦瘤（endodermal sinus tumor），是来源于胚外结构卵黄囊的高度恶性肿瘤，占卵巢恶性肿瘤的 1%。多见于儿童及年轻女性。瘤体较大，多为单侧，圆形或卵圆形。切面呈灰红或灰黄色,质脆,易破裂,多有出血坏死区。镜下瘤细胞为未分化细胞,形态各异。肿瘤细胞分泌甲胎蛋白(AFP),故血清 AFP 是诊断及病情监测的重要标志物。肿瘤恶性程度高,易早期转移,但对化疗十分敏感,现经手术及联合化疗,生存期明显延长。

3. 卵巢性索间质肿瘤

(1) 颗粒细胞瘤(granulose cell tumor):病理分为成人型和幼年型。

成人型颗粒细胞瘤为低度恶性肿瘤,占颗粒细胞瘤的 95%,好发年龄为 45~55 岁。肿瘤能分泌雌激素,青春期前患者可出现性早熟,生育年龄可出现月经紊乱,绝经后患者可有不规则阴道流血,常合并子宫内膜增生,甚至子宫内膜癌。肿瘤大小不一,多为单侧,圆形或卵圆形,表面光滑,包膜完整,实性或部分囊性,肿瘤切面组织脆而软。镜下可见颗粒细胞环绕囊腔排列成菊花样,称埃克斯纳小体(Call-Exner 小体)。预后良好,5 年生存率达 80% 以上。

幼年型颗粒细胞瘤罕见,仅占颗粒细胞瘤的 5%,恶性度极高,主要发生在青少年。镜下肿瘤呈卵泡样,胞质丰富,核分裂活跃,极少含 Call-Exner 小体,10%~15% 重度核异型。若能早期就诊,肿瘤局限于一侧卵巢,预后较好。

(2) 卵泡膜细胞瘤(thecoma):多为良性,常与颗粒细胞瘤同时存在,但也可为单一成分。单侧多见,圆形或卵圆形,表面被覆纤维包膜,薄而有光泽。切面为实性、灰白色。镜下见短梭形瘤细胞交错排列呈旋涡状。常合并子宫内膜增生甚至子宫内膜癌。恶性少见,预后较好。

(3) 纤维瘤(fibroma):为常见的良性卵巢性索间质肿瘤,多见于中年妇女。肿瘤多为单侧,肉眼见外观呈圆形、肾形或分叶结节状,表面光滑,包膜完整,切面为实性。镜下见梭形瘤细胞,排列呈编织状。偶见患者伴有腹水或胸腔积液,称梅格斯综合征(Meigs syndrome),手术切除肿瘤后,胸腔积液或腹水消失。

4. 卵巢转移瘤　体内任何部位原发肿瘤的瘤细胞经血管、淋巴管或体腔侵入卵巢,形成与原发病类同的肿瘤,但两者没有解剖关系。其中库肯勃瘤是一种特殊的胃肠道转移腺癌,肿瘤为实性,肾形,双侧,中等大小,多伴有腹水。镜下见典型的印戒细胞。

【临床表现】

1. 良性肿瘤　肿瘤生长缓慢,早期肿瘤小,多无症状,常于妇科检查时发现。肿瘤增大到一定程度,可致相应压迫症状。当肿瘤增大超出盆腔,患者可在下腹部扪及肿块。出现并发症如蒂扭转、破裂、感染时,可有急性下腹疼痛。妇科检查于子宫一侧或两侧可扪及圆形或类圆形囊性或实性包块,边界清楚,表面光滑,活动,与子宫无粘连。

2. 恶性肿瘤　早期多无症状,可于妇科检查时偶然发现。一旦出现症状常表现为腹胀、腹部肿块及腹水等。症状轻重取决于肿瘤大小、位置、侵犯邻近器官的程度及组织学类型、有无并发症等。肿瘤破坏卵巢组织可致月经失调;肿瘤浸润周围组织或压迫神经,引起腹痛、腰痛、下肢疼痛;若压迫盆腔静脉,可出现下肢水肿;若为功能性肿瘤,则产生相应雌激素和雄激素过多症状;晚期患者出现发热、明显消瘦、严重贫血等恶病质征象。妇科检查,肿瘤多为双侧,实性或囊实性,表面凹凸不平,活动差,子宫直肠陷凹触及散在硬性结节,腹股沟、腋下、锁骨上可能扪及肿大的淋巴结。

【并发症】

1. 蒂扭转　最常见,是妇科常见的急腹症。瘤蒂长、活动度大、中等大小、重心偏于一侧的肿瘤如畸胎瘤最易发生蒂扭转。卵巢肿瘤的蒂由骨盆漏斗韧带、卵巢固有韧带和输卵管组成(图 16-8)。其主要症状是下腹剧痛,呈绞痛,伴恶心,呕吐。内诊检查可触及肿物,张力大,不活动,瘤蒂处有明显压痛并有肌紧张。一经诊断须立即手术治疗。术时应在蒂根下方钳夹,

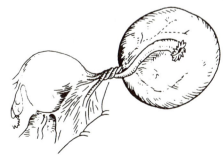

图 16-8　卵巢囊肿蒂扭转

将肿瘤和瘤蒂一并切除,钳夹前切不可恢复扭转,以防瘤栓脱落。

2．破裂　有自发性和外伤性破裂。囊肿破裂,囊液流入腹腔,可致不同程度腹痛及腹膜刺激征,有时因内出血导致休克。凡疑有破裂者,应立即剖腹探查。

3．感染　少见。多因蒂扭转或肿瘤破裂后与肠管粘连引起,也可由邻近器官感染灶扩散而致。患者可出现发热、腹痛、腹部压痛、腹肌紧张等征象。应先应用抗生素控制感染后,再行手术切除肿瘤,但若感染不易控制者,应及时行手术治疗。

4．恶变　多见于年龄较大妇女。恶变早期不易发现,若肿瘤生长迅速,尤其是双侧性,应疑恶变,出现腹水则属晚期。因此,确诊为卵巢肿瘤应尽早手术。

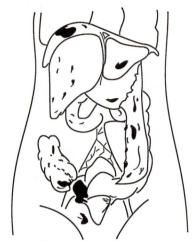

【恶性肿瘤转移途径】

以直接蔓延及腹腔种植为主。恶性肿瘤直接侵犯包膜,累及邻近器官,并广泛种植于腹膜及大网膜表面,形成多个结节和肿块。淋巴转移常经卵巢淋巴管向上达腹主动脉旁淋巴结;或从卵巢门淋巴管达髂内、髂外淋巴结,经髂总淋巴至腹主动脉旁淋巴结;或沿圆韧带进入髂外及腹股沟淋巴结。右膈下淋巴丛密集,故横膈为易受侵犯部位(图16-9)。血行转移少见,晚期可转移至肝及肺。

图 16-9　卵巢癌盆腹腔播散

【恶性卵巢肿瘤分期】

采用国际妇产科联盟(FIGO)2014年的手术 - 病理分期(表16-5)。

表 16-5　卵巢癌、输卵管癌、原发性腹膜癌的手术 - 病理分期(FIGO,2014 年)

分期	肿瘤范围
Ⅰ 期	肿瘤局限于卵巢或输卵管
Ⅰ A	肿瘤局限于一侧卵巢(包膜完整)或输卵管,卵巢和输卵管表面无肿瘤,腹水或腹腔冲洗液中不含癌细胞
Ⅰ B	肿瘤局限于两侧卵巢(包膜完整)或输卵管,卵巢和输卵管表面无肿瘤,腹水或腹腔冲洗液中不含癌细胞
Ⅰ C	肿瘤局限于一侧或双侧卵巢或输卵管,伴以下任何一项:
Ⅰ C1	术中导致肿瘤破裂
Ⅰ C2	术前包膜已破裂或卵巢、输卵管表面有肿瘤
Ⅰ C3	腹水或腹腔冲洗液含癌细胞
Ⅱ 期	一侧或双侧卵巢肿瘤,伴盆腔内扩散或原发性腹膜癌
Ⅱ A	肿瘤蔓延或转移到子宫和 / 或输卵管和 / 或卵巢
Ⅱ B	肿瘤蔓延到其他盆腔组织
Ⅲ 期	肿瘤累及一侧或双侧卵巢、输卵管或原发性腹膜癌,伴细胞学或组织学证实的盆腔外腹膜转移或证实存在腹膜后淋巴结转移
Ⅲ A	肿瘤转移至腹膜后淋巴结,伴或不伴有骨盆外腹膜的微小转移
Ⅲ A1	仅有腹膜后淋巴结转移(细胞学或组织学证实)
Ⅲ A1(i)	癌转移灶最大直径≤10mm(注意是肿瘤直径而非淋巴结直径)
Ⅲ A1(ii)	癌转移灶最大直径>10mm

续表

分期	肿瘤范围
ⅢA2	显微镜下盆腔外腹膜受累,伴或不伴腹膜后淋巴结转移
ⅢB	肉眼盆腔外腹膜转移,病灶最大直径≤2cm,伴或不伴有腹膜后淋巴结转移
ⅢC	肉眼盆腔外腹膜转移,病灶最大直径>2cm,伴或不伴有腹膜后淋巴转移(包括肿瘤蔓延至肝包膜和脾,但未转移到脏器实质)
Ⅳ期	超出腹腔外的远处转移
ⅣA	胸水中有癌细胞
ⅣB	转移至腹膜外器官(包括肝实质转移和腹股沟淋巴结和腹腔外淋巴结转移)

【诊断】

根据病史、症状、体征可初步诊断。如诊断困难时,需借助于辅助检查:

1. B超检查　可了解盆腔肿块的位置、大小、形态及性质,有无腹水,明确肿物与子宫的关系,又可提示肿瘤性质,囊性或实性,良性或恶性,并能鉴别卵巢肿瘤、腹水和结核性包裹性积液。B超检查的临床诊断符合率>90%,但直径<1cm的实性肿瘤不易测出。

2. 细胞学检查　腹水或腹腔冲洗液找癌细胞对Ⅰ期患者进一步确定临床分期及选择治疗方法有意义,并可用以随访观察疗效。

3. 肿瘤标志物检查　卵巢上皮性癌80%患者血清中CA125高于正常,90%患者CA125水平高低与病情缓解、恶化相一致。卵巢内胚窦瘤AFP升高,原发性卵巢绒癌hCG升高,颗粒细胞瘤、卵泡膜细胞瘤雌激素水平升高,睾丸母细胞瘤尿中17-酮、17-羟类固醇升高。

4. 腹腔镜检查　在可疑部位进行多点活检,抽取腹腔液行细胞学检查,协助确诊。

5. 放射学检查　CT、MRI检查可区别良、恶性肿瘤,还能显示肝、肺及腹膜后淋巴结是否转移。

【鉴别诊断】

1. 卵巢良性肿瘤与恶性肿瘤的鉴别(表16-6)。

表16-6　卵巢良性肿瘤与恶性肿瘤的鉴别

鉴别内容	良性肿瘤	恶性肿瘤
病史	病程长,肿瘤生长缓慢	病程短,肿瘤生长迅速
体征	多单侧,活动,囊性,表面光滑,一般无腹水	多双侧,固定,实性或囊实性,表面结节状不平,常伴腹水且多血性
一般情况	良好	逐渐出现恶病质
B超	液性暗区,可有间隔光带,边缘清晰	液性暗区内有杂乱光团、光点,肿块界限不清

2. 盆腔炎性包块　有盆腔感染史,表现为发热、下腹痛。妇科检查附件区组织增厚、压痛。经抗生素治疗后症状缓解,包块缩小。B超检查有助于鉴别。

3. 子宫肌瘤　浆膜下子宫肌瘤或肌瘤囊性变者易与卵巢实性或囊性肿瘤相混淆。但肌瘤常为多发,与子宫相连,多伴有月经改变。B超检查可协助诊断。

4. 子宫内膜异位症　患者常有继发性、进行性加重的痛经、经量增多、不规则阴道流血、不孕等。妇科检查子宫直肠陷凹处与子宫骶骨韧带处可扪及结节,触痛明显。B超检查、腹腔镜检查是有效的诊断方法。

5. **卵巢瘤样病变**　滤泡囊肿和黄体囊肿最常见。多为单侧，直径≤8cm，壁薄，暂行观察或口服避孕药，一般2～3个月内自行消失，若持续存在或长大，应考虑为卵巢肿瘤。

【治疗】

（一）良性卵巢肿瘤

一经确诊，尽早手术治疗。疑为卵巢瘤样病变，可作短期观察。应根据患者年龄、生育要求及对侧卵巢情况决定手术范围。年轻、单侧良性肿瘤应行患侧附件或卵巢切除术或卵巢肿瘤剥除术，保留对侧正常卵巢；即使双侧肿瘤，也应争取行卵巢肿瘤剥除术，保留正常卵巢组织。绝经后期妇女应行全子宫及双侧附件切除术。术中应剖检肿瘤，必要时做冰冻切片组织学检查。术中应防止肿瘤囊壁破裂，囊液流出，避免瘤细胞种植于腹腔。

（二）恶性卵巢肿瘤

以手术治疗为主，辅以化疗、放疗。

1. **恶性上皮性肿瘤的治疗**

（1）手术治疗：是治疗卵巢癌的主要手段。第一次手术的彻底性与预后密切相关。早期患者应行全面的分期手术。对于希望保留生育功能的年轻早期（临床 I 期、所有分级者）患者，应根据肿瘤的范围，术前充分评估其预后并签署知情同意书后方可行保留生育功能的手术。

晚期患者行肿瘤细胞减灭术，手术尽可能切除所有原发灶和转移灶，使残余肿瘤病灶达到最小，必要时可切除部分肠管、膀胱、脾脏等器官。若最大残余灶直径小于1cm，称满意或理想的肿瘤细胞减灭术。对于经评估无法达到满意肿瘤细胞减灭术的 III C、IV 期患者，在获得明确的细胞学或组织学诊断后可先行最多3个疗程的新辅助化疗，再行手术（即中间型减瘤术），术后继续化疗。

（2）化学药物治疗：上皮性癌对化疗敏感，即便已广泛转移，也可取得一定疗效。除经过全面分期手术的 I A 和 I B 期、黏液性癌或低级别浆液性癌和子宫内膜样癌不需化疗外，其他患者均需化疗。已经无法手术的晚期患者，可先行化疗使肿瘤缩小，为手术创造条件。化疗也可以用于治疗复发肿瘤。

常用化疗药物有顺铂、卡铂、紫杉醇、阿霉素等。多采用以铂类为主的联合化疗（表16-7），其中铂类联合紫杉醇为"金标准"一线化疗方案。一般采用静脉化疗，初次手术达到满意的患者也可采用静脉腹腔联合化疗。

表16-7　卵巢恶性上皮细胞癌常用化疗方案

静脉化疗方案（适用于 II ～ IV 期）：

紫杉醇 175mg/m², >3 小时静滴；卡铂（AUC5～6），>1 小时静滴，疗程间隔3周

紫杉醇 135mg/m², >24 小时静滴；顺铂 75mg/m², >6 小时静滴，疗程间隔3周

紫杉醇 80mg/m², >1 小时静滴，间隔1周（第1，8，15日）；卡铂（AUC5～6），>1 小时静滴，疗程间隔3周

卡铂（AUC5）+ 脂质体阿霉素 30mg/m²，疗程间隔4周

多西紫杉醇 60～75mg/m², >1 小时静滴；卡铂（AUC5～6），>1 小时静滴，疗程间隔3周

紫杉醇 175mg/m², >3 小时静滴；卡铂（AUC5～6），>1 小时静滴；贝伐单抗 7.5mg/kg，静滴 30～90 分钟，疗程间隔3周，共5～6周。后继续贝伐单抗12疗程

静脉腹腔联合化疗方案（适用于理想肿瘤细胞减灭术的 II ～ III 期患者）：

紫杉醇 135mg/m², >24 小时静滴，第1日；顺铂 75～100mg/m²，第2日腹腔注射；紫杉醇 60mg/m²，第8日腹腔注射，疗程间隔3周

（3）靶向治疗：如血管内皮生长因子抑制剂贝伐珠单抗，用于初次化疗的联合用药和维持治疗。

（4）放射治疗：治疗价值有限。对于复发患者可选用。

卵巢癌一旦复发，预后很差，选择治疗方案时应首先考虑患者的生活质量。手术治疗的作用有限，应仔细、全面评估后实施。化疗是主要的治疗手段。

2. 恶性生殖细胞肿瘤的治疗

（1）手术治疗：对无生育要求的患者，建议行全面分期手术。对年轻、需要保留生育功能的患者，无论期别早晚，均可行保留生育功能的手术。复发患者仍主张积极手术。

（2）化学药物治疗：除Ⅰ期无性细胞瘤和Ⅰ期G1的未成熟畸胎瘤外，其他患者均需化疗。常用的化疗方案见表16-8。

表16-8　卵巢恶性生殖细胞肿瘤常用化疗方案

BEP方案

依托泊苷 $100mg/(m^2 \cdot d)$，静滴，第1～5日，间隔3周

顺铂 $20mg/(m^2 \cdot d)$，静滴，第1～5日，间隔3周

博来霉素 30 000IU/d，静滴或肌内注射，分别在第1、8、15日，共12周

低危患者共3个周期，中、高危患者共4个周期

EP方案

卡铂 $400mg/m^2$，第1日

依托泊苷 $120mg/m^2$，静滴，第1、2、3日

每4周一次，共3～4个周期

（3）放疗：无性细胞瘤对放疗敏感，但放疗会破坏卵巢功能，故仅用于复发无性细胞瘤的治疗。

3. 恶性性索间质肿瘤的治疗

（1）手术治疗：参照卵巢上皮性癌。有生育要求的Ⅰ期患者，可实施保留生育功能的手术。复发患者也可考虑手术。

（2）术后辅助治疗：Ⅰ期低危患者随访即可，Ⅰ期高危患者（肿瘤直径超过10～15cm、G3、肿瘤破裂）术后可选择化疗，也可选择随访。Ⅱ～Ⅳ期患者术后均应及时化疗，首选BEP或紫杉醇/卡铂方案。病灶局限者可选择放疗。

4. 转移性肿瘤的治疗　　原则上是缓解和控制症状。若原发瘤已经切除，转移瘤仅局限于盆腔，可行全子宫及双附件切除术，并尽可能切除盆腔转移灶。术后化疗或放疗。绝大多数库肯勃瘤预后极差。

【随访】

恶性卵巢肿瘤的预后与临床分期、组织学分类、患者年龄及治疗方案有关，尤以临床分期最重要。恶性卵巢肿瘤易复发，故应长期随访和监测。术后1年内每3个月1次；术后第2年后，每4～6个月1次；术后5年后，每年1次。随访内容：临床症状、体征、全身及盆腔检查，B超检查，必要时做CT或MRI检查，肿瘤标志物如CA125、AFP、hCG测定等。

【预防】

1. 筛查　　主要应用血清CA125检测联合盆腔超声检查，但对普通人群筛查缺乏敏感性和特异性。

2. 遗传咨询和相关基因检测　　对卵巢癌高风险人群的预防有一定意义。建议有卵巢癌、输卵管癌、腹膜癌或乳腺癌家族史的妇女，进行遗传咨询、BRCA基因检测，确定有基因突变者，建议在完成生育后预防性切除双附件，以降低卵巢癌风险。有非息肉结直肠癌、子宫内膜癌家族史

妇科肿瘤合并
妊娠

扫一扫，测一测

的妇女行 Lynch Ⅱ 型综合征相关的错配修复基因检测，有突变的妇女进行严密监测。

3. 预防性输卵管切除　在实施保留卵巢的子宫切除术时，建议同时切除双侧输卵管，以降低卵巢癌的风险。

（赵　萍）

? 复习思考题

1. 简述宫颈移行带的形成过程。
2. 简述宫颈癌的诊断方法。
3. 如何治疗子宫肌瘤？
4. 简述子宫内膜癌的发病相关因素。
5. 简述卵巢良性肿瘤的处理措施。

第十七章　妊娠滋养细胞疾病

PPT课件

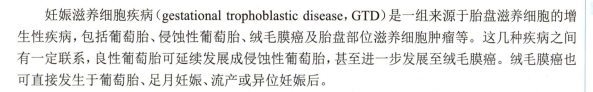

学习目标

　　掌握妊娠滋养细胞疾病的临床表现、诊断和处理要点；熟悉妊娠滋养细胞疾病的病理，侵蚀性葡萄胎和绒毛膜癌的区别；了解妊娠滋养细胞疾病的病因。具有对妊娠滋养细胞疾病的诊断能力；能与患者及家属进行良好沟通，帮助患者正确认识滋养细胞疾病并配合治疗。

知识导览

　　妊娠滋养细胞疾病（gestational trophoblastic disease，GTD）是一组来源于胎盘滋养细胞的增生性疾病，包括葡萄胎、侵蚀性葡萄胎、绒毛膜癌及胎盘部位滋养细胞肿瘤等。这几种疾病之间有一定联系，良性葡萄胎可延续发展成侵蚀性葡萄胎，甚至进一步发展至绒毛膜癌。绒毛膜癌也可直接发生于葡萄胎、足月妊娠、流产或异位妊娠后。

第一节　葡　萄　胎

　　葡萄胎可发生在生育期任何年龄，以20～30岁妇女多见。因妊娠后胎盘绒毛滋养细胞增生、绒毛间质水肿，形成大小不等的水泡，水泡间借蒂相连成串，形如葡萄而得名，又称水泡状胎块（hydatidiform mole）。分为完全性葡萄胎和部分性葡萄胎两类。

【病因】

病因尚不明，与如下因素相关。

　　1. 地域因素　流行病学调查发现，亚洲和拉丁美洲国家的发生率较高；我国浙江省最高，山西省最低。

　　2. 营养状况和社会经济因素　饮食中缺乏维生素A及其前体胡萝卜素、动物脂肪者，葡萄胎的发生率明显升高。

　　3. 年龄　>35岁和<20岁妇女妊娠时葡萄胎发生率显著升高，可能与这两个年龄段易发生受精异常有关。

　　4. 葡萄胎史　有1次葡萄胎妊娠的妇女再次发病率为1%，有2次葡萄胎妊娠的再次发生率则为15%～20%。另外，流产和不孕史也可能是高危因素。

　　5. 遗传　细胞遗传学研究发现，完全性葡萄胎的染色体核型为二倍体，均来自父系，但其线粒体DNA仍为母系来源。

【病理】

　　1. 大体检查　水泡状组织大小不一，直径数毫米至数厘米不等，壁薄、透明，其间有纤维素相连，水泡间有凝血块。由于滋养细胞增生，产生大量绒毛膜促性腺激素（hCG），刺激卵巢形成黄素化囊肿，囊肿表面光滑。

　　2. 镜下　滋养细胞呈不同程度增生，绒毛间质水肿，绒毛间质内血管消失。

【临床表现】

1．停经后阴道流血　为最常见的症状。多数患者在停经8～12周出现不规则阴道流血，呈暗红色，量多少不定，可反复流血导致贫血和感染，或突然大出血致休克甚至死亡。有时阴道大量流血可伴水泡状组织排出。

2．子宫异常增大、变软　由于绒毛水肿及宫腔积血，大多数患者子宫大于停经孕周，伴血清hCG水平异常升高。少数患者可因水泡退行性变，子宫与孕周相符或小于相应孕周。

3．腹痛　由于葡萄胎增长迅速，子宫急速扩张，可引起子宫收缩产生阵发性腹痛，常于阴道流血前出现。若卵巢黄素化囊肿发生扭转或破裂，可出现急性腹痛。

4．卵巢黄素化囊肿　大量hCG刺激卵巢卵泡内膜细胞发生黄素化。常为双侧，也可单侧，大小不等，最大直径可达20cm以上。囊肿表面光滑，壁薄，囊液清亮或琥珀色，活动好，一般无症状，偶因急性扭转而致急性腹痛。当葡萄胎排空后，囊肿逐渐缩小，于清宫后2～4个月内自行消退。

5．妊娠呕吐　多发生于子宫异常增大和血清hCG水平异常升高者，患者妊娠呕吐出现较早，持续时间长，且症状较重。发生严重呕吐且未及时纠正可致水电解质平衡紊乱。

6．子痫前期征象　子宫增大迅速者，可在妊娠24周前出现高血压、水肿、蛋白尿，但子痫罕见。

7．甲状腺功能亢进征象　约7%患者可出现轻度甲状腺功能亢进症状，如心动过速和震颤等，葡萄胎清除后症状消失。

部分性葡萄胎大多没有完全性葡萄胎的典型症状，程度较轻，一般无子痫前期、卵巢黄素化囊肿等症状。与不全流产或过期流产相似，易误诊。

【诊断】

凡有停经后不规则阴道流血要考虑葡萄胎可能。若阴道排出葡萄样水泡组织支持诊断。常选择下列辅助检查以进一步明确诊断。

1．人绒毛膜促性腺激素（hCG）测定　葡萄胎时因滋养细胞高度增生，产生大量hCG，血清β-hCG大于100 000U/L。>8万U/L有诊断价值。

2．超声检查

（1）B超检查：为目前最常用的辅助诊断方法。可见子宫明显增大，宫腔内充满不均质密集状或短条状回声，呈"落雪状"，水泡较大时呈"蜂窝状"，无妊娠囊及胎心搏动。常可测到双侧或一侧卵巢囊肿。

（2）超声多普勒：仅能听到子宫血流杂音，无胎心音。

3．其他检查　包括DNA倍体分析、印迹基因检测、胸部X线摄片、血常规、出凝血时间和肝肾功能等。

【鉴别诊断】

1．流产　葡萄胎病史与临产相似，不少病例最先被误诊为先兆流产。两者均有停经史及阴道流血症状，妊娠试验可为阳性，但葡萄胎患者子宫多大于同期妊娠子宫，hCG水平异常升高。B超检查可确诊。

2．双胎妊娠　子宫大于相应孕周，hCG水平稍高于正常，但无阴道流血症状，B超检查可确诊。

【治疗】

1．清宫　葡萄胎确诊后应及时清除宫腔内容物。常采用吸刮术，具有手术时间短，出血少，不易发生子宫穿孔等优点。术前应注意有无休克、子痫前期、贫血等合并症，做好输液、输血准备，术中充分扩张宫颈管，选用大号吸管吸引。待葡萄胎组织大部分吸出，子宫明显缩小后改用刮匙轻柔刮宫。为减少出血和预防穿孔，可在术中应用缩宫素静脉滴注（在充分扩张宫颈管和开始吸宫后使用)。子宫小于妊娠 12 周可以一次刮净,若大于妊娠 12 周或术中感到一次刮净有困难时,可于 1 周后再行第 2 次刮宫。每次刮出物均应取贴近宫壁的新鲜无坏死组织送病理检查。术后给予抗生素预防感染。

2. 黄素化囊肿的处理 葡萄胎清除后可自行消退,一般不需处理。若囊肿发生蒂扭转,可在 B 超或腹腔镜下穿刺抽液,多能自然复位。若扭转时间较长,发生坏死,则需急诊手术切除。

3. 子宫切除术 单纯子宫切除不能预防葡萄胎发生宫外转移,所以不作为常规处理。术后仍应定期随访。

4. 预防性化疗 不常规推荐。适用于以下高危患者:①年龄大于 40 岁;②子宫明显大于停经月份;③黄素囊肿直径>6cm;④水泡细小,滋养细胞高度增生;⑤葡萄胎排出前 β-hCG>100KIU/L;⑥葡萄胎清除后 hCG 持续不降或下降缓慢;⑦无条件随访者。一般选用氟尿嘧啶或放线菌素 -D 单药化疗一个疗程。

【随访】

葡萄胎清宫后必须定期随访,以便及早发现妊娠滋养细胞肿瘤并及时处理。

1. 随访时间 吸宫术后每周复查一次 hCG,直至持续 3 次阴性,然后每月一次持续至少半年,然后再每 2 个月一次共 6 个月,自第一次阴性后共计 1 年。

2. 随访内容 包括:①询问病史:了解有无不规则阴道流血、咳嗽、咯血症状;②妇科检查:注意阴道有无紫蓝色结节,子宫大小、质地,卵巢黄素化囊肿消退情况;③辅助检查:进行 hCG 定量测定,必要时做盆腔 B 超、胸部 X 线或 CT 检查。

3. 随访注意事项 随访期间应避孕 1 年,对 hCG 下降缓慢者必须进行更长时间的随访。妊娠后应在早孕期间做 B 超和 hCG 测定,以明确是否为正常妊娠,分娩后也需检测 hCG 随访至阴性。避孕方法推荐使用阴茎套,不宜采用宫内节育器及避孕药,以免子宫穿孔或混淆子宫出血的原因。

第二节 侵蚀性葡萄胎和绒毛膜癌

侵蚀性葡萄胎(invasive mole)全部继发于葡萄胎妊娠,是指葡萄胎组织侵入子宫肌层,甚至穿破子宫壁,转移至子宫外其他部位,少部分也可随血行转移至远处器官,恶性度不高,预后较好。绒毛膜癌(choriocarcinoma)是一种高度恶性肿瘤,早期可经血行转移至全身,破坏组织器官,引起出血、坏死,可继发于葡萄胎妊娠,亦可继发于流产、足月产、异位妊娠之后。由于二者已具备恶性肿瘤行为,故称其为"妊娠滋养细胞肿瘤"。

【病理】

1. 侵蚀性葡萄胎 大体检查可见大小不等的水泡状组织侵入子宫肌层,宫腔内有或无原发病灶。若病灶侵蚀至子宫浆膜层,子宫表面可见紫蓝色结节,侵蚀较深时可穿透子宫浆膜层或阔韧带。镜下可见水泡状组织侵入肌层,有绒毛结构及滋养细胞增生和异型性。但绒毛结构也可退化,仅见绒毛阴影。

2. 绒毛膜癌 肿瘤常位于子宫肌层内,也可突向宫腔或穿透浆膜。肿瘤呈紫蓝色或棕褐色,单个或多个,质软而脆,极易出血,常伴坏死。镜下见分化不良的滋养细胞高度增生,明显异型,排列紊乱,广泛侵入子宫肌层,破坏血管,造成出血、坏死。无绒毛结构。

【临床表现】

1. 无转移滋养细胞肿瘤

(1)阴道流血:葡萄胎清宫术后、流产或足月产后,出现持续性不规则阴道流血,量多少不定,呈暗红色。也可表现为一段时间的正常月经后再停经,然后又出现阴道出血。

（2）腹痛及腹腔内出血：一般无腹痛，若宫腔积血或癌组织侵蚀穿破宫壁或腹腔转移结节破裂均可致急性腹痛及腹腔内出血。也可因卵巢黄素化囊肿发生扭转或破裂而致急性腹痛。

（3）子宫复旧不全或不均匀性增大：常见葡萄胎排空后4～6周子宫尚未恢复到正常大小，质地偏软。也可受肌层内病灶部位和大小的影响，表现出子宫不均匀性增大。

（4）卵巢黄素化囊肿：由于hCG的持续作用，在葡萄胎排空、流产或足月产后，双侧或一侧卵巢黄素化囊肿持续存在。

（5）假孕症状：由于hCG及雌、孕激素的作用，表现为乳房增大，乳头及乳晕着色，甚至有初乳样分泌，外阴、阴道、宫颈着色，生殖道质地变软。

2．转移性滋养细胞肿瘤   主要经血行播散，转移发生早而且广泛。最常见的转移部位是肺，约占80%，其次可转移至阴道、盆腔、脑、肝等其他器官。

（1）肺转移：典型表现为咳嗽、咯血、胸痛、胸闷、呼吸困难。

（2）阴道转移：可见阴道壁呈紫蓝色结节，破溃后引起大出血。

（3）肝转移：病灶较小时可无症状，也可表现为右上腹部或肝区疼痛、黄疸等，若病灶穿破肝包膜可出现腹腔内出血，导致死亡。

（4）脑转移：可致一过性脑缺血症状，继而发展为脑瘤期，出现头痛、喷射样呕吐、偏瘫甚至昏迷，最后可因颅内压增高致脑疝形成，是导致死亡的主要原因。

（5）其他转移：包括脾、肾、膀胱、消化道、骨等，症状视转移部位而异。

课堂互动

一名42岁女性，因2个月内不规则阴道流血3次，近几日咳嗽、痰中带血来诊。患者4个月前足月顺产一男婴。妇科检查：子宫耻上2横指，质软，双附件触及囊性肿物，尿hCG阳性，胸片两肺有团块状阴影。患者可能是什么疾病？

【诊断】

1．临床诊断   根据葡萄胎清宫后或流产、足月产、异位妊娠后出现不规则阴道流血及转移灶症状，结合hCG测定等辅助检查可确诊妊娠滋养细胞肿瘤。常用的辅助检查方法有：

（1）绒毛膜促性腺激素测定：为最重要的辅助检查方法。对于葡萄胎后滋养细胞肿瘤，凡符合下列标准中的任何一项且排除妊娠物残留或再次妊娠，即可诊断为妊娠滋养细胞肿瘤：① hCG测定4次高水平呈平台状态（±10%），并持续3周或更长时间；② hCG测定3次上升（> 10%）并至少持续2周或更长时间。

非葡萄胎后滋养细胞肿瘤的诊断标准：足月产、流产和异位妊娠后超过4周血清hCG仍持续高水平，或一度下降后又迅速升高，在除外妊娠物残留或再次妊娠后，可诊断为滋养细胞肿瘤。

（2）超声检查：子宫肌层内可见高回声团块，边界清但无包膜；或肌层内有回声不均区域或团块，边界不清且无包膜；也可表现为整个子宫呈弥漫性增高回声，内部伴不规则低回声或无回声。彩色多普勒超声主要显示丰富的血流信号和低阻力型血流频谱。

（3）X线胸片检查：诊断肺转移有价值。初为肺纹理增粗，以后发展为片状或小结节状阴影，典型表现为团块状或棉球状阴影。

（4）CT、MRI检查：CT对发现肺部较小病灶和脑等部位的转移灶，有较高诊断价值；磁共振检查主要用于脑、肝和盆腔病灶的诊断。

2．组织学诊断   取子宫肌层或宫外转移病灶组织作病理检查，若任一病灶中见绒毛或退化的绒毛阴影，则诊断为侵蚀性葡萄胎；若仅见成片滋养细胞浸润及坏死出血，未见绒毛组织，则诊断为绒毛膜癌。若原发灶和转移灶诊断不一致，只要在任一组织切片中见有绒毛结构，均诊断为侵蚀性葡萄胎。

【临床分期】

目前国内外普遍采用妇产科联盟（FIGO）妇科肿瘤委员会颁布的临床分期，该分期包括解剖学分期和预后评分系统两部分（表 17-1，表 17-2），其中规定预后评分总分≤6 分为低危，≥7 分为高危。例如患者为妊娠滋养细胞肿瘤肺转移，预后评分为 6 分，此患者的诊断应为妊娠滋养细胞肿瘤（Ⅲ : 6）。FIGO 分期是妊娠滋养细胞肿瘤治疗方案制定和预后评估的重要依据。

表 17-1　滋养细胞肿瘤解剖学分期（FIGO，2000 年）

Ⅰ 期　病变局限于子宫	Ⅲ 期	病变转移至肺，有或无生殖系统病变
Ⅱ 期　病变扩散，但仍局限于生殖器（附件、阴道、阔韧带）	Ⅳ 期	所有其他转移

表 17-2　FIGO/WHO 预后评分系统（FIGO，2000 年）

评分	0	1	2	4
年龄（岁）	<40	≥40	—	—
前次妊娠	葡萄胎	流产	足月产	—
距前次妊娠时间（月）	<4	4～<7	7～12	>12
治疗前血 hCG（IU/ml）	≤10^3	>10^3～10^4	>10^4～10^5	>10^5
最大肿瘤大小（包括子宫）	—	3～5cm	≥5cm	—
转移部位	肺	脾、肾	胃肠道	肝、脑
转移病灶数目	—	1～4	5～8	>8
先前失败化疗	—	—	单药	两种或两种以上药物

【治疗】

原则：以化疗为主，手术和放射治疗为辅的综合治疗。

1. 化疗　目前常用的一线药有 5- 氟尿嘧啶（5-Fu）、甲氨蝶呤（MTX）、放线菌素 -D（Act-D），也可选用环磷酰胺（CTX）、长春新碱（VCR）、顺铂（CDDP）等。低危患者首选单一药物化疗，高危患者首选联合化疗。

化疗药物的主要不良反应为骨髓抑制，其次有消化道反应、皮疹、脱发，肝、肾功能损害等。在治疗期间应定期做血常规、尿常规、出凝血时间、血小板、肝肾功能检查，注意有无出血倾向。注意口腔护理及食品卫生，加强营养，给予高蛋白、高维生素、高热量饮食，防止口腔溃疡和假膜性小肠结肠炎，必要时口服镇静剂或静脉补充营养。

停药指征：低危患者血 hCG 每周测定一次，连续 3 次阴性后至少给予 1 个疗程的化疗，而对于化疗过程中 hCG 下降缓慢和病变广泛者通常给予 2～3 个疗程的化疗；高危患者在血 hCG 阴性后继续化疗 3 个疗程，第 1 疗程必须为联合化疗。

2. 手术治疗　病灶在子宫，化疗效果不理想或病灶穿破子宫致急腹症时，应在化疗的基础上行手术治疗。一般行全子宫切除术，保留一侧或双侧卵巢。若患者需保留生育功能，血 hCG 水平不高，病灶为单个，可考虑行病灶剜除术。肺转移局限于一侧，经化疗效果不显著者，可行肺叶切除术。

3. 放射治疗　主要用于肝、脑转移和肺部耐药病灶的治疗，应用较少。

【随访】

治疗后应严密随访。第 1 次随访在出院后 3 个月，以后每 6 个月 1 次直至 3 年，以后每年

1 次直至 5 年。随访内容及注意事项同葡萄胎。随访期间应严格避孕，应于化疗停止≥12 个月方可妊娠。

第三节　胎盘部位滋养细胞肿瘤

胎盘部位滋养细胞肿瘤（placental site trophoblastic tumor，PSTT）是起源于胎盘种植部位的一种特殊类型的滋养细胞肿瘤，临床罕见。多数不发生转移，预后良好。

【病理】

1. 大体检查　子宫局限性增大，肌层内有大小不一的结节，可突向宫腔或浆膜层。肿瘤切面呈黄褐色或黄色，有时可见局限性出血、坏死。

2. 镜下检查　肿瘤主要由中间型滋养细胞组成，无绒毛结构。肿瘤细胞呈单一或片状侵入子宫肌纤维之间，有灶性坏死和出血。

【临床表现】

多发生于生育年龄，继发于足月产、流产和葡萄胎，但葡萄胎相对少见，偶尔合并活胎妊娠。多表现为停经后不规则阴道流血或月经过多。妇科检查子宫均匀性或不规则增大。少数患者可发生宫外转移，累及肺、阴道、脑、肝、肾及盆腔、腹主动脉旁淋巴结。

【诊断】

根据病史及临床表现，借助血 β-hCG 测定、HPL 测定、B 超检查、组织学检查进行诊断。

【治疗】

1. 手术　为首选的治疗方法，原则是切除一切病灶，行全子宫及双侧附件切除术。年轻患者若病灶局限于子宫，卵巢外观正常，可考虑保留卵巢。

2. 刮宫加化疗　适用于年轻、需保留生育功能的低危患者。经反复刮宫清除宫腔内病灶后给予化疗。治疗后需严密随访，发现异常及时手术。

【随访】

随访要求及内容同侵蚀性葡萄胎和绒毛膜癌，因胎盘部位滋养细胞肿瘤患者血清或尿 β-hCG 通常不高，应重视临床表现和影像学检查。

（左欣鹭）

扫一扫，测一测

？　复习思考题

1. 简述葡萄胎的临床表现和诊断要点。
2. 试述葡萄胎的治疗方法。
3. 列出侵蚀性葡萄胎和绒毛膜癌病理的不同之处。

第十八章　生殖内分泌疾病

PPT课件

知识导览

学习目标

　　掌握无排卵性异常子宫出血的治疗原则、闭经的定义及多囊卵巢综合征的诊断标准；熟悉继发性闭经的常见原因和诊断步骤、多囊卵巢综合征及绝经期综合征的治疗原则和并发症的预防；了解多囊卵巢综合征的鉴别诊断、原发性闭经及绝经期综合征的原因。具有初步判断几种常见生殖内分泌疾病原因及病位的能力；能与患者及家属良好沟通并指导配合治疗。

第一节　排卵障碍相关异常子宫出血

　　排卵障碍可引起月经周期与月经量异常，导致异常子宫出血（abnormal uterine bleeding，AUB）。2014年中华医学会妇产科学分会妇科内分泌学组将排卵障碍相关异常子宫出血（简称AUB-O）定义为：因稀发排卵、无排卵及黄体功能不足，主要由于下丘脑-垂体-卵巢轴功能异常引起的异常子宫出血。常见于青春期、绝经过渡期，生育期也可因多囊卵巢综合征、肥胖、高催乳素血症、甲状腺疾病等引起。并规范了AUB术语。

　　相关术语：其中，正常子宫出血即月经。月经的临床评价指标至少包括周期频率和规律性、经期长度、经期出血量4个要素，以及经期有无不适，如痛经、腰酸、下坠等，相关术语见表18-1。

表18-1　正常子宫出血（月经）与AUB的术语及范围

月经的临床评价指标	术语	范围
周期频率	闭经	≥6个月月经不来潮
	正常	（28±7）天
	月经频发	<21天
	月经稀发	>35天
周期规律性*	规律月经	<7天
	不规律月经	≥7天
经期长度	正常	≤7天
	经期延长	>7天
经期出血量	月经过多	自觉经量多，影响生活质量
	月经过少	自觉经量较以往减少，点滴状

注：*周期规律性指近1年的周期之间月经的变化范围。

　　子宫内膜不规则脱落所致的经期延长是临床常见病，虽无明确归类，但目前国内多认为与黄体功能异常有关，因我国一直把它与黄体功能不足归为排卵性月经失调，故本节一并介绍。

一、无排卵性异常子宫出血

（一）病因及病理生理

稀发排卵、无排卵常见于青春期、绝经过渡期。主要由下丘脑 - 垂体 - 卵巢轴功能异常引起。育龄期也可因多囊卵巢综合征、肥胖、高催乳素血症、甲状腺疾病等引起。各期发病机制不同。

1. 青春期　青春期女性初潮后大约需要 1.5～6 年（平均 4.2 年）建立稳定的月经周期性调控机制。由于该时期性腺轴尚未成熟，FSH 持续低水平，虽有卵泡生长，但不能成熟，合成、分泌的雌激素量不足，达不到排卵必需的促使 LH 高峰释放所需的阈值，故无排卵。另外，青春期少女正处于生理与心理的急剧变化期，发育不健全的性腺轴更易受内、外环境等多种因素的影响，导致排卵障碍。

2. 绝经过渡期　此期女性卵巢功能日益衰退，卵泡逐渐耗尽，剩余卵泡对垂体促性腺激素反应性降低，卵泡不能发育成熟，雌激素分泌量波动不能形成排卵前高峰，故不排卵。

3. 生育期　生育期妇女既可因内、外环境刺激引起短暂的无排卵，也可因肥胖、多囊卵巢综合征等引起持续无排卵。

无排卵均使子宫内膜受单一雌激素影响，而无孕激素对抗，可发生雌激素突破性出血或雌激素撤退性出血。突破性出血有两种类型：低水平雌激素维持在阈值水平，可发生间断性少量出血，内膜修复慢，出血时间延长；高水平雌激素维持在有效浓度，则引起长时间闭经，因无孕激素参与，内膜增厚但不牢固，易发生急性突破性出血，血量汹涌。也可因单一雌激素刺激内膜持续增生，因多数卵泡退化致雌激素水平突然下降，而发生撤退性出血。

另外，无排卵性 AUB 还与子宫内膜出血自限机制缺陷有关。主要表现为：①组织脆性增加：在单纯雌激素的作用下，子宫内膜间质缺乏孕激素作用而反应不足，致使子宫内膜组织脆弱，容易自发破溃出血；②子宫内膜脱落不完全：由于雌激素波动，子宫内膜脱落不规则、不完整，子宫内膜某一区域在雌激素作用下修复，而另一区域则发生脱落和出血，这种持续性增生的子宫内膜局灶性脱落为非完整脱落，使内膜的再生和修复困难；③血管结构与功能异常：单一雌激素的持续作用使子宫内膜破裂的毛细血管增多，加之缺乏螺旋化，收缩不力，造成流血时间延长，血量增多。多次组织破损活化纤溶酶，使子宫内膜纤溶亢进。另外过度增生的子宫内膜组织中 PGE_2 含量和敏感性更高，使血管易于扩张，出血增加。

（二）子宫内膜病理改变

无排卵性 AUB 时，子宫内膜受雌激素持续影响而无孕激素拮抗，可发生不同程度的增生性改变，少数可呈萎缩性改变。

1. 子宫内膜增生（endometrial hyperplasia）　根据 2014 年世界卫生组织（WHO）女性生殖系统肿瘤学分类，可分为以下两型：

（1）子宫内膜不伴不典型增生（endometrial hyperplasia without atypia）：指子宫内膜腺体过度增生，大小和形态不规则，腺体和间质比例高于增殖期子宫内膜，但无明显的细胞不典型。是长期雌激素作用而无孕激素拮抗所致，发生子宫内膜癌的风险极低。

（2）不典型增生（atypical hyperplasia，AH）/子宫内膜上皮内瘤变：指子宫内膜增生伴有细胞不典型。镜下表现为管状或分支腺体排列拥挤，并伴有细胞不典型（包括细胞核增大、多形性、圆形、极性丧失和核仁），病变区域内腺体比例超过间质，腺体拥挤，仅有少量间质分隔。发生子宫内膜癌的风险较高，属于癌前病变。

2. 增殖期子宫内膜　内膜形态与正常月经周期中的增殖期无区别，只是在月经周期后半期甚至月经期，仍表现为增殖期形态。

3. 萎缩型子宫内膜　子宫内膜萎缩菲薄，腺体少而小，腺管狭而直，腺上皮为单层立方形或低柱状细胞,间质少而致密,胶原纤维相对增多。

(三)临床表现

无排卵性 AUB 患者可有各种不同的临床表现。最常见的症状是子宫不规则出血,特点是月经周期紊乱,经期长短不一,出血量时多时少,甚至大量出血。有时先有数周或数月停经,然后发生阴道不规则流血,血量往往较多,持续 2~3 周或更长时间,不易自止;有时则一开始即为阴道不规则流血,也可表现为类似正常月经的周期性出血。

出血期无下腹疼痛或其他不适,出血多或时间长者常伴贫血。妇科检查子宫大小在正常范围,出血时子宫较软。

(四)诊断

诊断前必须首先除外生殖道或全身器质性病变所致。

1. 详细询问病史 应注意患者的年龄、月经史、婚育史及避孕措施,全身有无慢性病史,如肝病、血液病、糖尿病,以及甲状腺、肾上腺或垂体疾病等,有无精神紧张、情绪打击等影响正常月经的因素。了解病程经过,如发病时间、目前流血情况、流血前有无停经史及以往治疗经过。

2. 体格检查 包括全身检查,看是否有贫血、甲亢、甲减、多囊卵巢综合征及全身出血性疾病的体征。妇科检查以排除阴道、宫颈、子宫等生殖系统器质性病变。

3. 辅助检查 以进一步鉴别诊断,确定疾病严重程度及是否有合并症。

(1)血常规及凝血功能检查:血红细胞计数,血红蛋白,确定患者有无贫血;血小板计数,出、凝血时间,凝血酶原时间,促凝血酶原激酶时间等,排除凝血及出血功能障碍性疾病。

(2)妊娠试验:有性生活者应行妊娠试验或血 hCG 检测,以排除妊娠及相关疾病。

(3)盆腔超声:了解子宫大小、形状,子宫内膜厚度及回声等,以明确有无宫腔占位及其他生殖道器质性病变。

(4)基础体温测定:有助于判断有无排卵。基础体温单相,提示无排卵(图 18-1);基础体温双相,经间期不规则出血时,可了解出血是在卵泡期、排卵期或黄体期;还可以提示黄体功能不健全(体温升高日≤11 日)、子宫内膜不规则脱落(高温相体温下降缓慢伴经前出血)。

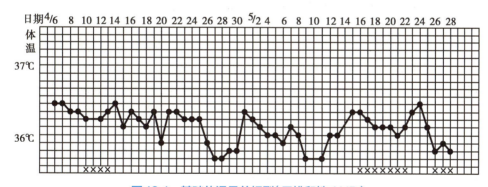

图 18-1 基础体温呈单相型(无排卵性 AUB)

(5)激素测定:测血清孕酮,可了解黄体功能及确定有无排卵,一般于估计下次月经前 7 日(相当于黄体中期)测定。可于早卵泡期(月经 2~4 天)测定血清 FSH、LH、E_2、PRL、T、TSH 水平,以排除其他内分泌疾病。

(6)宫颈黏液结晶检查:经前出现羊齿植物叶状结晶提示无排卵。

(7)宫颈细胞学检查:TBS 报告系统或巴氏分类法,用于排除宫颈癌及其癌前病变。

(8)子宫内膜取样

1)诊断性刮宫:简称诊刮。目的是止血和明确子宫内膜病理学诊断。年龄>35 岁、药物治疗无效,尤其是存在子宫内膜癌高危因素的 AUB 患者,应行分段诊刮,以排除宫颈管病变。拟确定排卵功能或子宫内膜增生程度时,宜在经前期或月经来潮 6 小时内刮宫。不规则阴道流血或大量流血时,可随时刮宫。对未婚患者,若激素治疗无效或疑有器质性病变,也应经患者和家属知情同意后考虑诊刮。刮宫要全面,特别注意两侧宫角,并注意宫腔大小、形态、宫壁是否平滑、刮出物性质和数量等。刮出物应全部送病理。

2)子宫内膜细胞学检查:用子宫内膜细胞刷自宫颈管进入宫腔,刷取子宫内膜细胞进行病理学检查。

3)子宫内膜活组织检查:可用带负压的子宫内膜组织吸管或小刮匙获取组织,创伤小,可获得足够标本用于诊断。

(9)宫腔镜检查:宫腔镜直视下选择病变区活检,可诊断各种子宫内膜病变,如子宫内膜息肉、黏膜下子宫肌瘤、子宫内膜癌等。

(五)鉴别诊断

在诊断无排卵性 AUB 前,必须排除由生殖器官病变或全身性疾病导致的生殖器官出血,需注意鉴别的有以下疾病:

1. 异常妊娠或妊娠并发症　如流产、宫外孕、葡萄胎、子宫复旧不良、胎盘残留、胎盘息肉等。

2. 生殖道肿瘤　如子宫内膜癌、宫颈癌、绒毛膜癌、子宫肌瘤、卵巢肿瘤等。

3. 生殖道感染　如急性或慢性子宫内膜炎、子宫肌炎等。

4. 性激素类药物使用不当或节育器移位。

5. 全身性疾病　如血液病、肝损害、甲状腺功能亢进或低下等。

(六)治疗

无排卵性 AUB 首选药物治疗,分两步,即止血和调整月经周期。青春期及生育期以止血、调整周期为治疗原则,有生育要求者促排卵。绝经过渡期以止血、调整周期、减少经量,防止子宫内膜病变为治疗原则。

1. 止血　根据出血量选择制剂和方法。少量出血者,使用最低有效剂量的激素,以减少副作用。大量出血患者,要求性激素治疗 8 小时见效,24~48 小时基本止血,若 96 小时以上仍不止血,应考虑器质性病变的可能。

(1)性激素治疗:性激素为首选药物,可用雌激素、孕激素或雌、孕激素联合用药。

1)雌、孕激素联合治疗:联合用药止血效果优于单一用药。青春期或生育期常用孕激素占优势的口服避孕药治疗。如复方屈螺酮片、去氧孕烯炔雌醇片、复方孕二烯酮片或复方醋酸环丙孕酮片。每次 1~2 片,6~12 小时 1 次,血止 3 日后按每 3 日减量 1/3,逐渐减量至每日 1 片,维持至出血停止后 21 日周期结束。

2)单纯雌激素:大剂量雌激素可迅速促使子宫内膜生长,修复创面而止血,也称"子宫内膜修复法",适用于急性大出血者。①结合雌激素(片剂)1.25mg/ 次,或戊酸雌二醇 2mg/ 次,4~6 小时 1 次口服,血止 3 日后每 3 日递减 1/3 量。②结合雌激素(针剂):25mg 静脉注射,可 4~6 小时重复 1 次,一般用药 2~3 次,次日给予结合雌激素 3.75~7.5mg/d,口服,每 3 日递减 1/3,逐渐减量。也可在 24~48 小时内用口服避孕药。对血液高凝状态或有血栓病史者禁用大剂量雌激素止血。所有雌激素疗法在血红蛋白增至 90g/L 后均须用孕激素撤退,以利于子宫内膜完全脱落。少量长期出血者,雌激素水平常较低,也可用雌激素治疗,多用生理剂量,如妊马雌酮 1.25mg 或戊酸雌二醇 2mg,每日 1 次,共 21 日,最后 7~10 日加孕激素,如地屈孕酮 10mg,每日 2 次。

3)单纯孕激素:使雌激素作用下持续增生的子宫内膜转化为分泌期,并对抗雌激素,使内膜萎缩,也称"子宫内膜萎缩法""子宫内膜脱落法"或"药物刮宫"。适用于体内已有一定雌激素水平、血红蛋白水平>80g/L,生命体征稳定者。常用地屈孕酮 10mg,6~12 小时 1 次口服,2~3 日血止后每 3 日减量 1/3，直至维持量 10mg，每日 2 次，持续用药至血止后 21 日停药。也可用甲羟孕酮、甲地孕酮、左炔诺孕酮或炔诺酮。

（2）刮宫术：可迅速止血，并做内膜病理排除恶性病变。适用于急性大出血、有内膜癌高危因素、育龄期病程长和绝经过渡期患者。无性生活史的青少年，仅适用于大量出血药物治疗无效、需立即止血或急需除外内膜病变者，应经患者及家属知情同意，一般不轻易采用。

（3）辅助治疗

1）一般止血药物：抗纤溶药和促凝药，均可减少出血量，但不能赖以止血。如氨甲环酸、巴曲酶、酚磺乙胺、维生素 K 等。

2）雄激素：可对抗雌激素，减少盆腔充血，增强子宫平滑肌及子宫血管张力，以协助止血，如丙酸睾酮，适用于绝经过渡期。

3）其他：出血严重时，可补充凝血因子，如纤维蛋白原、血小板、新鲜冻干血浆；中、重度贫血应补充铁剂、叶酸，严重者需输新鲜血；流血时间长、贫血严重者，应预防感染。

2. 调整月经周期　性激素止血后，必须调整月经周期，青春期或生育期患者，需恢复性腺轴功能，建立正常月经周期；绝经过渡期，需控制出血并预防子宫内膜增生症。

（1）雌、孕激素序贯治疗：即人工周期，模拟月经周期中卵巢分泌的内分泌变化，序贯应用雌、孕激素，使子宫内膜发生相应变化。适用于青春期及生育期内源性雌激素较低患者。于撤退性出血第 5 日开始，生理替代戊酸雌二醇 1～2mg 或结合雌激素片 0.625～1.25mg，每晚 1 次，连服 21 日，至服用雌激素第 11～16 日，加用醋酸甲羟孕酮片 10mg/d，或地屈孕酮 10mg，每日 2 次，持续 10～14 日。连续 3 个周期为一疗程。若正常月经仍未建立，应重复上述序贯治疗。若患者体内有一定雌激素水平，雌激素宜选择低剂量（半量或 1/4 量）治疗（图 18-2）。

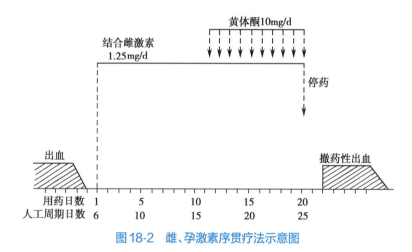

图 18-2　雌、孕激素序贯疗法示意图

（2）雌、孕激素联合治疗：此法开始即用孕激素，以限制雌激素的促内膜生长作用，使撤退性出血逐步减少，其中雌激素可预防治疗过程中孕激素的突破性出血。常用口服避孕药，可以很好地控制周期，尤其适用于有避孕需求的生育期患者。一般自药物撤退性出血第 5 日起，每日 1 片，连服 21 日，1 周为药物撤退性出血间隔，连续 3 个周期为 1 个疗程，病情反复者酌情延至 6 个周期。用药期间应注意口服避孕药的潜在风险，有血栓性疾病、心脑血管疾病高危因素及 40 岁以上吸烟的女性不宜使用。

（3）孕激素后半周期治疗：适用于有内源性雌激素的青春期或组织学检查为子宫内膜增生期患者。于月经周期后半期（撤退性出血的第 16～25 日）口服地屈孕酮 10mg/d，每日 2 次，共 10 日，或微粒化孕酮 200～300mg/d，5～7 日，或醋酸甲羟孕酮 10mg/d，连用 10 日，或肌内注射黄体酮 20mg/d，共 5 日。一般用 3～6 个周期。

（4）宫内孕激素释放系统：宫腔内放置含孕酮或左炔诺孕酮缓释系统的宫内节育器，能在宫腔内局部抑制子宫内膜生长，减少经量80%～90%，甚至出现闭经，有效期4～5年，适用于无生育要求的育龄期患者。

3．手术治疗 适用于药物治疗无效、不愿或不适合子宫切除术、无生育要求的患者，尤其是不易随访的年龄较大者，应考虑手术治疗。若刮宫诊断为癌前病变或癌变者，按相关疾病处理。

二、排卵性异常子宫出血

排卵性异常子宫出血（排卵性月经失调）较无排卵性少见，多发生于生育期女性。患者有周期性排卵，因此临床上有可辨认的月经周期。主要包含黄体功能不足、子宫内膜不规则脱落和子宫内膜局部异常所致的AUB。

（一）黄体功能不足

黄体功能不足（inadequate luteal function）是指月经周期中有卵泡发育及排卵，但黄体期孕激素分泌不足或黄体过早衰退，使子宫内膜分泌反应不良和黄体期缩短。

【发病机制】

黄体发育健全有赖于足够水平的FSH和LH、LH/FSH比值及卵巢对LH良好的反应。黄体功能不足可由多种因素造成：①卵泡发育不良，排卵后颗粒细胞黄素化不良及分泌孕酮不足；神经内分泌功能紊乱可致卵泡期FSH缺乏，卵泡发育缓慢，雌激素分泌减少，对下丘脑及垂体正反馈不足。②卵泡成熟时LH排卵峰分泌量不足，促黄体形成的功能减弱，是黄体功能不足常见的原因；血液雄激素和催乳素升高等都可抑制LH排卵峰。③LH排卵峰后，垂体LH低脉冲分泌是维持卵泡膜黄体细胞功能的重要机制，此机制缺陷将导致黄体功能不足。

【病理】

子宫内膜的形态往往表现为腺体分泌不良，间质水肿不明显，也可观察到腺体与间质发育的不同步现象，或在内膜各个部位显示分泌反应不均。内膜分泌反应至少落后2日。

【临床表现】

一般表现为月经周期缩短，因此月经频发。有时月经周期虽在正常范围，但卵泡期延长，黄体期缩短（<11日），以致不易受孕或易于在孕早期流产。

【诊断】

病史中月经周期缩短，不孕或早孕时流产。妇科检查生殖器官无器质性病变。基础体温双相型，但排卵后体温上升缓慢，上升幅度偏低，升高时间仅维持9～10日即下降（图18-3）。经前内膜活检分泌反应至少落后2日。

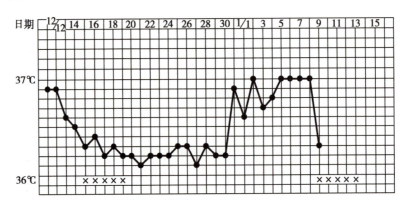

图18-3 基础体温双相型（黄体期短）

【治疗】

1. 促进卵泡发育，首选氯米芬。

2. 黄体功能刺激疗法　监测到卵泡成熟时，用 hCG 5 000～10 000U 肌内注射，以加强月经中期 LH 排卵峰，促进黄体形成。基础体温上升后，隔日肌内注射 hCG 1 000～2 000U，共 5 次，可使血浆孕酮明显上升，延长黄体期。

3. 黄体功能替代疗法　自排卵后开始每日肌内注射黄体酮 10～20mg，共 10～14 日，也可口服天然微粒化孕酮，以补充黄体分泌孕酮的不足。

4. 口服避孕药　尤其适用于有避孕需求的患者。一般周期性使用口服避孕药 3 个周期，病情反复者酌情延至 6 个周期。

（二）子宫内膜不规则脱落

在月经周期中，患者有排卵，黄体发育良好，但萎缩过程延长，导致子宫内膜不规则脱落，引起经期延长。

【发病机制】

黄体一般维持 14 日后萎缩，内膜因缺乏雌、孕激素的支持而脱落行经。子宫内膜不规则脱落是由于下丘脑 - 垂体 - 卵巢轴调节功能紊乱引起黄体萎缩不全，内膜持续受孕激素影响，以致不能如期完整脱落。

【病理】

正常月经第 3～4 日时，分泌期子宫内膜已全部脱落，但在黄体萎缩不全时，于月经期第 5～6 日仍能见到呈分泌反应的子宫内膜。常表现为混合型子宫内膜，即残留的分泌期内膜与出血坏死组织及新增生的内膜混合共存。

【临床表现】

表现为月经周期正常，但经期延长，长达 9～10 日，出血量可多可少。

【诊断】

除典型的临床表现外，基础体温双相型，但下降缓慢（图 18-4）。在月经期第 5～6 日进行诊断性刮宫，内膜切片检查仍能见到呈分泌反应的内膜，且与出血期及增生期内膜并存。

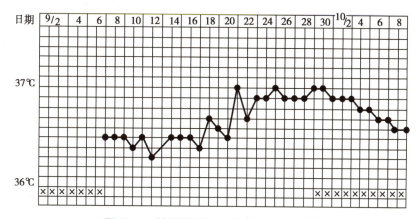

图 18-4　基础体温双相型（黄体萎缩不全）

【治疗】

1. 孕激素　自下次月经前 10～14 日开始，每日口服甲羟孕酮 10mg，有生育要求者肌内注射黄体酮或口服天然微粒化孕酮。其作用是调节下丘脑 - 垂体 - 卵巢轴的反馈功能，使黄体及时萎缩，内膜及时完整脱落。

2. 人绒毛膜促性腺激素　用法同黄体功能不足，hCG 有促进黄体功能的作用。

3. 复方短效口服避孕药　抑制排卵，控制周期。

ER 18-3

子宫内膜局部异
常所致异常子宫
出血（AUB-E）

第二节　闭　经

闭经（amenorrhea）分原发性和继发性两类。原发性闭经指超过 16 岁、虽有第二性征发育但月经还未来潮，或超过 14 岁尚无第二性征发育及月经者。继发性闭经指正常月经建立后停止 6 个月或 3 个周期以上者。青春期前、妊娠期、哺乳期及绝经后的月经不来潮属生理现象，本节不展开讨论。

【病因】

正常月经的建立和维持，有赖于下丘脑 - 垂体 - 卵巢轴的神经内分泌调节，以及靶器官子宫内膜对性激素的周期性反应和下生殖道的通畅性，其中任何一个环节出现障碍均可导致闭经。

1. 原发性闭经　较少见，往往因遗传学原因或先天发育缺陷引起。约 30% 患者伴有生殖道异常。

2. 继发性闭经　所有育龄期妇女的闭经都应考虑妊娠问题，排除后常见原因有甲状腺功能异常和高催乳素血症。此外的主要病因是下丘脑 - 垂体 - 卵巢轴及子宫的病变。以下丘脑性闭经最常见，之后依次为垂体、卵巢及子宫性闭经。

（1）下丘脑性闭经：最常见，以功能性原因为主。

1）精神应激性：突然或长期的精神压抑、情感变化等均可能引起神经内分泌障碍而导致闭经。

2）药物性闭经：长期服用甾体类避孕药及奋乃静、氯丙嗪、利血平等，可引起继发性闭经。药物性闭经通常是可逆的，一般停药 3～6 个月后月经可自然恢复。

3）颅咽管瘤：瘤体增大可压迫下丘脑和垂体柄引起闭经、生殖器萎缩、肥胖、颅内压增高、视力障碍等症状，也称肥胖生殖无能营养不良症。

4）其他：慢性疾病、体重改变、厌食、减肥、剧烈运动等均可抑制 GnRH 分泌，也是该类闭经的常见原因。

5）肥胖：高胰岛素血症、外周转化过多的雌酮、异常增加游离雄激素等干扰 GnRH 脉冲释放，引起无排卵者，可表现为月经稀发或继发闭经。

（2）垂体性闭经：主要病变在垂体。腺垂体器质性病变或功能失调可影响促性腺激素的分泌，继而影响卵巢功能而引起闭经。

1）垂体肿瘤：当位于蝶鞍内的腺垂体各种腺细胞发生催乳素腺瘤、生长激素腺瘤、促甲状腺激素腺瘤、促肾上腺皮质激素腺瘤，以及无功能的垂体腺瘤时，可出现闭经及相应症状，如常见的催乳素细胞肿瘤引起闭经溢乳综合征。

2）垂体梗死：常见的为希恩综合征（Sheehan syndrome）。由于产后大出血休克，导致垂体尤其是腺垂体促性腺激素分泌细胞缺血坏死，引起腺垂体功能低下而出现一系列症状，包括闭经、无乳、性欲减退、毛发脱落等，女性第二性征衰退，生殖器官萎缩，以及肾上腺皮质、甲状腺功能减退，出现如畏寒、嗜睡、低血压等症状及基础代谢率降低。

3）空蝶鞍综合征（empty sella syndrome）：蝶鞍隔因先天性发育不全、肿瘤或手术破坏，使脑脊液流入蝶鞍的垂体窝，使蝶鞍扩大，垂体受压缩小，称空蝶鞍。垂体柄受脑脊液压迫而使下丘脑与垂体间的门脉循环受阻时，出现闭经和高催乳素血症。

（3）卵巢性闭经：闭经的原因在卵巢。卵巢分泌的性激素水平低下，子宫内膜不发生周期性变化而导致闭经。

1）卵巢早衰：女性 40 岁前由于卵巢内卵泡耗竭或因医源性损伤而发生的卵巢功能衰竭，称卵巢早衰。表现为继发性闭经，常伴围绝经期症状。

2）卵巢功能性肿瘤：卵巢支持 - 间质细胞瘤，产生过量的雄激素抑制下丘脑 - 垂体 - 卵巢轴功能而闭经。颗粒 - 卵泡膜细胞瘤，因持续分泌雌激素抑制排卵，使子宫内膜持续增生而闭经。

3）多囊卵巢综合征：以长期无排卵及高雄激素为特征。临床表现为闭经、不孕、多毛和肥胖。

（4）子宫性闭经：闭经的原因在子宫。月经调节功能正常，由于子宫内膜受破坏，对卵巢激素无反应而出现闭经。

1）Asherman 综合征：为子宫性闭经中最常见原因。因人工流产刮宫过度或产后、流产后出血刮宫损伤引起闭经。

2）子宫内膜炎：子宫内膜结核使内膜遭受破坏而导致闭经。流产或产褥感染所致的子宫内膜炎，严重时也可造成闭经。

3）子宫切除后或宫腔放射治疗后：手术切除子宫或放疗破坏子宫内膜而闭经。

（5）其他内分泌功能异常：甲状腺、肾上腺、胰腺等功能紊乱也可引起闭经。如甲状腺功能减退或亢进、肾上腺皮质功能亢进、肾上腺皮质肿瘤等。

【诊断】

闭经只是一种症状，诊断时必须首先寻找闭经原因，确定病变环节，然后再确定是何种疾病所引起。

1. 病史　详细询问月经史，包括初潮年龄、月经周期、经期、经量和闭经期限及伴随症状等。发病前有无任何导致闭经的诱因如精神因素、环境改变、体重增减、剧烈运动、各种疾病及用药情况等。已婚妇女需询问其生育史及产后并发症史。原发性闭经应询问第二性征发育情况，了解生长发育史，有无先天性缺陷或其他疾病及家族史。

2. 体格检查　检查全身发育状况，有无畸形。测量体重、身高，四肢与躯干比例，五官特征。观察精神状态、智力发育、营养和健康情况。妇科检查应注意内外生殖器发育有无先天性缺陷、畸形，女性第二性征如体毛分布、乳房发育，有无乳汁分泌等。性征幼稚者应检查嗅觉有无缺失，头痛或溢乳者行视野测定。

3. 辅助检查　已婚妇女闭经须首先排除妊娠，再通过有选择的辅助检查明确诊断。

（1）药物撤退试验：用于评估体内雌激素水平以确定闭经原因。

1）孕激素试验（progestational challenge）：常用黄体酮、地屈孕酮或醋酸甲羟孕酮，详见表18-2。停药后出现撤药性出血（阳性反应），提示子宫内膜已受一定水平雌激素影响。停药后无撤药性出血（阴性反应），应进一步行雌孕激素序贯试验。

表18-2　孕激素试验用药方法

药物	剂量	用药时间
黄体酮针	每次 20mg，每日 1 次，肌内注射	3～5 日
醋酸甲羟孕酮	每次 10mg，每日 1 次，口服	8～10 日
地屈孕酮	每次 10～20mg，每日 1 次，口服	8～10 日
微粒化黄体酮	每次 100mg，每日 2 次，口服	10 日
黄体酮凝胶	每次 90mg，每日 1 次，阴道局部用药	10 日

2）雌孕激素序贯试验：适用于孕激素试验阴性的闭经患者。每晚睡前用戊酸雌二醇 2mg 或结合雌激素 1.25mg，连服 20 日，最后 10 日加用地屈孕酮或醋酸甲羟孕酮，两药停药后发生撤药性出血者为阳性，提示子宫内膜功能正常，可排除子宫性闭经。无撤药性出血者为阴性，应重复一次试验，若仍无出血，提示子宫内膜有缺陷或被破坏，可诊断为子宫性闭经。

（2）垂体兴奋试验：又称 GnRH 刺激试验，注射 LHRH 后 LH 值升高，说明垂体功能正常，病变在下丘脑；经多次重复试验，LH 值无升高或升高不显著，说明垂体功能减退，如希恩综合征。

（3）激素测定：建议停用雌孕激素药物至少两周后测 FSH、LH、PRL、促甲状腺激素（TSH）等，以协助诊断。

1）PRL 及 TSH：血 PRL>25ng/ml，为高催乳素血症；PRL、TSH 同时升高，提示甲状腺功能减退引起闭经。

2）FSH、LH：血 FSH>40IU/L（相隔 1 个月，两次以上测定），提示卵巢功能衰竭；FSH>20IU/L，提示卵巢功能减退；LH<5IU/L 或正常，提示病变在下丘脑或垂体。

3）其他激素测定：肥胖或有多毛、痤疮等高雄激素体征时需测胰岛素、雄激素（血睾酮、硫酸脱氢表雄酮）、孕酮和 17α- 羟孕酮，以确定有无胰岛素抵抗、高雄激素血症或先天性肾上腺皮质增生等。

（4）染色体检查：高促性腺激素性闭经及性分化异常者应做染色体检查。

（5）其他检查

1）超声：看盆腔内有无占位，子宫大小、内膜厚度，卵巢大小、卵泡数目、有无肿瘤及多囊改变。

2）基础体温测定：了解卵巢排卵功能。

3）影像学检查：头痛、溢乳或高催乳素血症应行 MRI 或 CT 检查排除颅内肿瘤及空蝶鞍综合征等；有明显男性化体征应排除卵巢和肾上腺肿瘤。

4）宫腔镜检查：能精确诊断宫腔粘连等。

4. 闭经的诊断步骤　首先区分是原发性闭经抑或继发性闭经。若为原发性闭经，首先检查乳房及第二性征、子宫的发育情况，然后按图 18-5 的诊断步骤进行；若为继发性闭经，按图 18-6 的诊断步骤进行。

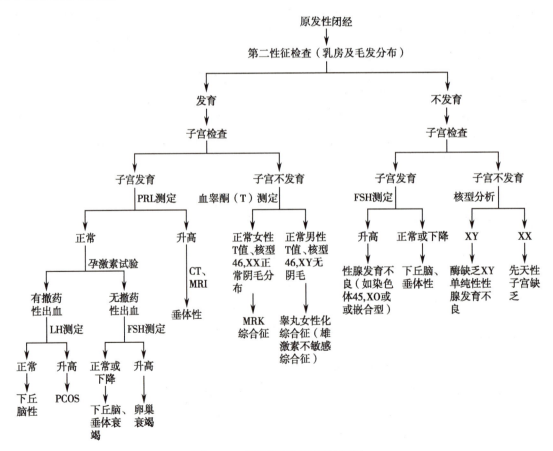

图 18-5　原发性闭经的诊断步骤

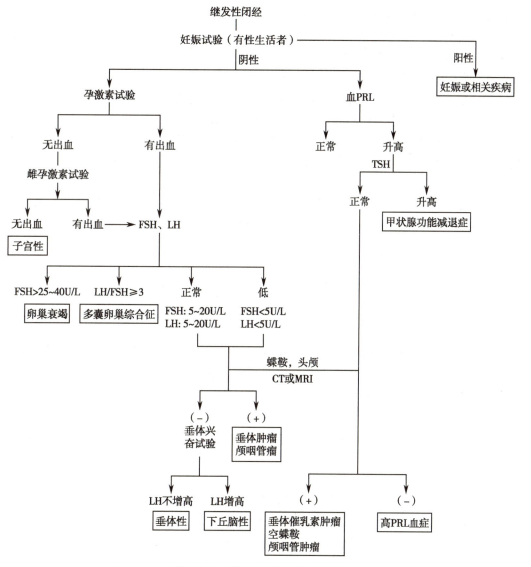

图 18-6　继发性闭经的诊断步骤

【治疗】

1. 全身治疗　积极治疗全身性疾病,提高机体体质,供给足够营养,保持标准体重。因应激或精神因素所致者,应进行耐心的心理治疗,消除精神紧张和焦虑。

2. 激素治疗　明确病变环节及病因后,可给予相应激素治疗以补充机体激素不足或拮抗其过多,达到治疗目的。

(1)性激素替代治疗

1)目的:①维持女性全身健康及生殖健康,包括心血管系统、骨骼、神经系统等。②维持性征和月经。

2)主要治疗方法:①雌激素替代治疗:适用于无子宫者。妊马雌酮 0.625mg/d 或微粒化 17-β雌二醇 1mg/d,连用 21 日,停药 1 周后重复给药。②雌、孕激素人工周期疗法:适用于低雌激素性腺功能减退患者,上述雌激素连服 21 日,最后 10 日同时给予甲羟孕酮 6~10mg/d。③孕激素疗法:适合于体内有一定内源性雌激素水平的 Ⅰ 度闭经患者,可每隔 1~2 个月于月经周期后半期每日口服甲羟孕酮 10mg,共 12 日。

(2)促排卵:适用于有生育要求的患者。

1)氯米芬(CC):是最常用的促排卵药物。适用于有一定内源性雌激素水平的无排卵者。给药方法为月经第 5 日始，每日 50～100mg，连用 5 日。

2）促性腺激素：适用于低促性腺激素闭经及氯米芬排卵失败者。促卵泡发育的制剂有：人类绝经期促性腺激素（hMG）、人绒毛膜促性腺激素（hCG）。常用 hMG/hCG 联合用药促排卵。并发症为多胎和卵巢过度刺激综合征（OHSS）。

3）促性腺激素释放激素（GnRH）：GnRH 是天然十肽，适用于下丘脑性闭经。

（3）溴隐亭：为多巴胺受体激动剂。适用于单纯高催乳素血症患者，每日 2.5～5mg。

（4）其他激素治疗：泼尼松或地塞米松等肾上腺皮质激素适用于先天性肾上腺皮质增生所致的闭经；甲状腺素适用于甲状腺功能减退引起的闭经。

3．辅助生育技术。

4．手术治疗　针对各种器质性病因，采用相应的手术治疗。如生殖器畸形可手术切开或成形术，使经血流畅。Asherman 综合征多采用宫腔镜直视下分离粘连，后加用大剂量雌激素和放置宫腔内支撑的治疗方法。卵巢肿瘤一经确诊应予手术治疗。

第三节　多囊卵巢综合征

多囊卵巢综合征（polycystic ovarian syndrome，PCOS）是一种以雄激素过高的临床或生化表现、稀发排卵或无排卵、卵巢多囊改变为特征的病变。其发病具有多因性，可能由多基因异常和一些环境因素所致。主要为常染色体显性遗传，与孕期母体高雄激素环境和肥胖等有关。

【病理生理】

主要为内分泌和代谢的异常。内分泌异常包括 LH/FSH 比值增大，雄激素过高、雌酮过多。代谢异常主要是胰岛素抵抗和胰岛素高值。不同个体、不同年龄，病理生理差异较大。

1．内分泌异常

（1）LH 高值、FSH 低值：约 2/3PCOS 患者 LH 高值、LH/FSH≥2～3。过量的 LH 可影响卵泡发育，导致排卵障碍，并与胰岛素共同作用促进雄激素合成。

（2）雄激素过高：详细机制尚未明了。过量的 LH 与过多的胰岛素共同作用，促进卵巢间质、卵泡细胞合成过多的雄激素；卵巢间质和卵泡细胞也可因数量增多、LH 受体过度表达增加雄激素的合成。PCOS 患者甾体激素合成酶系统存在某种缺陷，也可能使雄激素合成增加。另外，患者肝脏性激素结合球蛋白合成减少，导致游离雄激素增加。源自肾上腺的雄激素是雄烯二酮、脱氢表雄酮（DHEA）和脱氢表雄酮硫酸盐（DHEAS），可在外周转换成睾酮，参与 PCOS 的病理生理变化。高雄激素可导致多毛、痤疮等临床表现，雄烯二酮可在外周组织（如脂肪、肌肉等）芳香化酶的作用下转换成雌酮，参与 FSH 分泌的反馈抑制。卵巢局部高雄激素可转换成活性较强的双氢睾酮，抑制颗粒细胞芳香化酶活性和 FSH 诱导 LH 受体合成，而阻止卵泡发育，形成多发小卵泡（直径 2～10mm）。卵巢打孔可降低雄激素水平、恢复排卵。

2．代谢异常　胰岛素抵抗（IR）：指外周组织对胰岛素敏感性降低，使胰岛素的生物效能低于正常。40%～60% 的 PCOS 患者存在胰岛素抵抗，IR 可致机体代偿性高胰岛素血症、细胞内胰岛素 / 类胰岛素样生长因子的促分裂作用放大；胰岛素与 LH 共同作用可致卵泡膜细胞和间质细胞过度增殖，生成更多的雄激素；高胰岛素血症还可抑制肝脏性激素结合球蛋白（SHBG）合成，使游离性激素增加，加重高雄激素血症。

【病理】

1．卵巢变化　大体检查：双侧卵巢均匀性增大，为正常妇女的 2～5 倍，呈灰白色，包膜增厚、坚韧。切面见卵巢白膜均匀性增厚，较正常厚 2～4 倍，白膜下可见大小不等、多个囊性卵泡，直径在 2～9mm。镜下见白膜增厚、硬化，皮质表层纤维化，细胞少，血管显著存在。白膜下见多个不成熟阶段呈囊性扩张的卵泡及闭锁卵泡，无成熟卵泡生成及排卵迹象。

2．子宫内膜变化　因无排卵，子宫内膜长期受雌激素刺激，呈现不同程度的增生性改变，甚至呈不典型增生。长期持续无排卵增加子宫内膜癌的发生概率。

【临床表现】

PCOS 常发病于青春期、生育期，以无排卵、不孕、肥胖、多毛等典型表现为主；中老年则因长期代谢障碍导致高血压、糖尿病、心血管疾病等。

1．月经失调　为 PCOS 患者的主要症状，常表现为闭经或月经稀发，闭经多为继发性，闭经前常有月经稀发或过少。也有少数患者表现为月经过多或不规则出血。

2．不孕　因排卵障碍及月经失调而导致不孕。异常的激素环境可影响卵子质量、内膜容受性和胚胎发育，妊娠后易流产。

3．多毛、痤疮　由高雄激素引起，可出现不同程度的多毛，表现为体毛丰盛，尤其是阴毛，分布常呈男性型。油脂性皮肤及痤疮也常见，与体内雄激素积聚刺激皮脂腺分泌有关。还可有阴蒂肥大、乳腺萎缩等。极少数有男性化征象。

4．肥胖　50% 左右的 PCOS 患者肥胖（体重指数≥25），且常呈腹部肥胖型（腰围 / 臀围≥0.80）。腹部肥胖型内脏器官间也出现脂肪堆积，易导致代谢异常、心血管疾病等远期合并症。

5．黑棘皮症　由雄激素过多引起，常在阴唇、颈背部、腋下、乳房下和腹股沟等皮肤皱褶处出现灰褐色色素沉着，呈对称性，皮肤增厚，质地柔软。

6．其他健康风险

（1）妊娠期：肥胖者流产率较高，妊娠糖尿病和高血压疾病发病风险增高，围生期其他并发症风险也升高。

（2）生活质量：心理障碍患病率较高，疾病本身或其临床表现（如肥胖、多毛、月经不调、不孕不育）可能增加焦虑、抑郁等。

7．远期合并症

（1）糖尿病：胰岛素抵抗和高胰岛素血症、肥胖，易发展为糖耐量异常或糖尿病。

（2）心血管疾病：血脂代谢紊乱易引起动脉硬化，导致冠心病、高血压等。

（3）肿瘤：持续、无周期、相对偏高的雌激素和升高的 E_1 与 E_1/E_2，作用于子宫内膜，又无孕激素拮抗，增加了子宫内膜癌的发病率。

【辅助检查】

1．体格检查　测血压、确定 BMI、腰围、臀围，了解有无高血压和肥胖，确定肥胖类型。

2．基础体温测定　多表现为单相。

3．盆腔及超声检查　妇科检查有时可触及一侧或双侧增大的卵巢。超声可见包膜回声增强，轮廓较光滑，间质回声增强，一侧或双侧卵巢见直径 2～9mm 的卵泡≥12 个，和 / 或卵巢体积≥10ml。卵泡围绕卵巢边缘，呈车轮状排列，称"项链征"（图 18-7）。连续监测不见优势卵泡发育及排卵。阴道超声较准确，无性生活者应经直肠超声检查。

4．激素测定

（1）雄激素：血清睾酮 T、雄烯二酮 A 水平升高，少数患者 DHEA 和 DHEAS 升高，SHBG 水平降低。

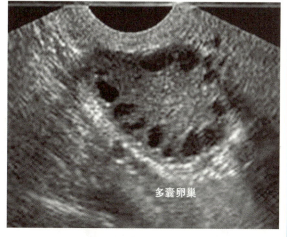

多囊卵巢

图 18-7　PCOS 的超声图像（项链征）

（2）血清 FSH、LH：LH 升高，较恒定地维持在中卵泡期上下，无周期性排卵前峰值出现。FSH 则相当于早卵泡期水平，LH/FSH 多升高，常≥2～3。

（3）雌激素：E_1 明显增多，E_2 相当于早、中卵泡期水平，其水平恒定，缺乏周期性变化，$E_1/E_2>1$。总体雌激素处于较高水平。

（4）胰岛素：年轻、接受促排卵治疗，以及有 IR 或高雄激素特征者应测空腹胰岛素。50%～60% 的患者有高胰岛素血症和 IR，有糖耐量受损和 2 型糖尿病的风险。

（5）血脂：肥胖的 PCOS 妇女常伴高血脂，应测胆固醇及甘油三酯。

（6）血清催乳素（PRL）：10%～15% 患者血清 PRL 轻度增高，可能为雌激素持续刺激所致。

（7）促甲状腺激素（TSH）：以排除甲状腺功能异常引起的高雄激素血症。

（8）尿 17- 酮类固醇：正常或轻度升高。正常时提示雄激素来源于卵巢，升高时提示肾上腺功能亢进。

（9）抗米勒管激素（anti-Müllerian hormone，AMH）：血清 AMH 多为正常人的 2～4 倍。

（10）其他：腹部肥胖型患者，应检测空腹血糖及口服葡萄糖耐量试验（OGTT），还应检测空腹胰岛素及葡萄糖负荷后血清胰岛素。肥胖型患者可有甘油三酯增高。

【诊断】

目前我国诊断 PCOS 的标准：月经稀发、闭经或不规则子宫出血是诊断的必须条件；同时符合下列 2 项中的一项，并排除其他可能引起高雄激素和排卵异常的疾病：①高雄激素的临床表现或高雄激素血症；②超声表现为 PCO。国际标准主要为：①稀发排卵或持续无排卵；②高雄激素血症或临床特征；③卵巢多囊改变。3 项符合 2 项并排除其他高雄激素病因。

【鉴别诊断】

1. 卵泡膜细胞增殖症　临床表现及内分泌检查与 PCOS 相仿但更严重，血睾酮高值，血硫酸脱氢表雄酮正常，LH/FSH 比值可正常。卵巢活组织检查，镜下见卵巢皮质黄素化的卵泡膜细胞群，皮质下无类似 PCOS 的多个小卵泡。

2. 肾上腺皮质增生或肿瘤　血清硫酸脱氢表雄酮值超过正常范围上限的 2 倍时，应与肾上腺皮质增生或肿瘤相鉴别。肾上腺皮质增生患者的血 17α- 羟孕酮明显增高，促肾上腺皮质激素兴奋试验反应亢进，地塞米松抑制试验抑制率≤0.70。肾上腺皮质肿瘤患者对上述两项试验均无明显反应。

3. 分泌雄激素的卵巢肿瘤　卵巢支持 - 间质细胞肿瘤、卵巢门细胞瘤等均可产生大量雄激素。多为单侧、实性肿瘤。超声、CT 或磁共振可协助诊断。

4. 其他　催乳素水平升高明显，应排除垂体催乳素腺瘤。

【治疗】

1. 改善生活方式　通过加强锻炼、饮食控制、服用降代谢的减肥药等以减轻体重，有利于降低胰岛素、睾酮及性激素结合球蛋白（SHBG）水平，并有可能恢复排卵及生育功能。减重 5%～10% 有一定临床意义。

2. 调整月经周期　可口服避孕药或孕激素后半周期疗法，以调整月经周期、纠正高雄激素血症。周期性撤退性出血可改善子宫内膜状态，预防内膜癌。

（1）口服避孕药：需用孕激素为主的口服避孕药，孕激素可对抗雌激素促内膜生长的作用，很好地控制周期，尤其适用于有避孕需求者。应注意其潜在风险，有血栓性疾病、心脑血管疾病高危因素及 40 岁以上吸烟的女性不宜应用，并需监测血糖、血脂变化。青春期女孩应用前，应充分知情同意。

（2）孕激素后半周期疗法：可调节月经并保护子宫内膜。对 LH 过高分泌同样有抑制作用。亦可达到恢复排卵效果。

3. 降低雄激素　多毛、痤疮及高雄激素血症可用短效口服避孕药，首选复方醋酸环丙孕酮。

它含有炔雌醇，可升高 SHBG，降低游离睾酮水平；可减少雄激素合成，阻断雄激素的外周作用；可抑制卵泡膜细胞高雄激素生成。痤疮需用药 3 个月，多毛需用 6 个月，于出血第 1 日起，每日 1 片，连续 21 日，停药 7 日后重复，但停服后高雄激素症状将恢复。

4. 胰岛素抵抗的治疗　肥胖或 IR 者，可用二甲双胍。用法：250mg，每日 2～3 次。2～3 周后调整至每次 500mg，3～6 个月复诊，了解月经、排卵和不良反应，复查胰岛素。可餐中用药，以减轻胃肠道反应。因有肾功能损害和乳酸性酸中毒的严重副作用，须定期复查肾功能。

5. 促排卵　适用于有生育要求者。

（1）氯米芬（CC）：CC 有弱的抗雌激素作用，可与下丘脑、垂体的内源性雌激素受体竞争，解除对垂体促性腺激素的抑制，促进 FSH、LH 的分泌，从而诱发排卵。CC 也能影响宫颈黏液，使精子不宜生存与穿透；影响输卵管蠕动及子宫内膜发育，不利于胚胎着床。应用 CC 时，也可于近排卵期适量加用戊酸雌二醇等天然雌激素，以减少其抗雌激素作用。用法：自然或人工周期的第 5 日起，50～150mg/d，共 5 日。

（2）来曲唑（LE）：已有大量研究证实 LE 与 CC 有相同或更好的促排卵效果及临床妊娠结局。常用剂量 2.5mg，月经第 3 日起，连续 5 天。因来曲唑适应证上尚无促排卵治疗，故使用应慎重，充分知情同意。

（3）促性腺激素：促卵泡激素（FSH）或人类绝经期促性腺激素（hMG），通常于月经或黄体酮撤退性出血第 5 日，每日肌内注射 75IU，根据监测卵泡情况增减，优势卵泡达 18mm 时，肌内注射 hCG5 000～10 000IU，以诱发排卵。若有 3 个卵泡同时发育或卵巢直径>6cm 时，不加用 hCG，以防卵巢过度刺激综合征。hMG 也可与 CC、LE 联合应用。

6. 腹腔镜下卵巢打孔术　适用于严重 PCOS（游离睾酮高，LH>10mIU/ml，BMI≤34）和促排卵药物治疗无效者。每侧卵巢打孔 4 个为宜，可获得 90% 的排卵率和 70% 的妊娠率，同时又能减少粘连形成。

7. 体外受精 - 胚胎移植（IVF-ET）　难治性 PCOS 患者，可采用 IVF-ET 助孕。

8. 其他　在 PCOS 患者辅助生殖治疗中，推荐使用胰岛素增敏剂二甲双胍，未成熟卵母细胞体外成熟培养（in vitro maturation，IVM）的应用仍有争议。

第四节　绝经综合征

绝经综合征指妇女绝经前后出现性激素波动或减少所致的一系列躯体及精神心理症状。绝经分为自然绝经和人工绝经。自然绝经指卵巢内卵泡生理性耗竭所致的绝经；人工绝经指两侧卵巢经手术切除或放射线照射等所致的绝经。人工绝经者更易发生绝经综合征。

【发病机制】

病因不十分明确。多认为卵巢衰退、雌激素分泌减少是导致绝经期综合征的主要原因。因卵巢功能逐渐衰退，排卵次数、雌激素产生和分泌减少，对垂体和下丘脑的反馈调节作用减弱，导致内分泌功能失调、代谢障碍，以及自主神经功能紊乱等一系列问题。

【内分泌变化】

1. 雌激素　卵巢功能衰退的最早征象是卵泡对 FSH 敏感性降低，FSH 水平升高，对卵泡过度刺激，引起雌二醇分泌过多，甚至可高于正常卵泡期水平。因此，整个绝经过渡期雌激素水平并非逐渐下降，只是在卵泡完全停止生长发育后，雌激素水平才迅速下降。绝经后妇女卵巢极少分泌雌激素，但循环中仍有低水平的雌激素，主要来自肾上腺皮质，以及卵巢的雄烯二酮经周围组织中芳香化酶转化的雌酮。

2. 孕酮　绝经过渡期卵巢尚有排卵功能，但因卵泡发育质量下降，黄体功能不良，导致孕酮分泌减少。绝经后无孕酮分泌。

3.雄激素　绝经后雄激素来源于卵巢间质细胞及肾上腺，总体雄激素水平下降。其中雄烯二酮主要来源于肾上腺，量约为绝经前的一半。卵巢主要产生睾酮，由于升高的 LH 对卵巢间质细胞的刺激增加，使睾酮水平较绝经前增高。

4.促性腺激素　绝经过渡期 FSH 水平升高，呈波动型，LH 仍在正常范围，FSH/LH 仍<1。绝经后雌激素水平降低，诱导下丘脑释放促性腺激素释放激素增加，刺激垂体释放 FSH 和 LH 增加，其中 FSH 升高较 LH 更显著，FSH/LH>1。卵泡闭锁导致雌激素和抑制素水平降低及 FSH 水平升高是绝经的主要信号。

5.促性腺激素释放激素（GnRH）　绝经后 GnRH 分泌增加，并与 LH 相平衡。

6.抑制素（inhibin）　绝经后妇女血抑制素水平下降，较雌二醇下降早且明显，可能成为反映卵巢功能衰退更敏感的指标。

7.抗米勒管激素（AMH）　绝经后抗米勒管激素水平下降，较 FSH 升高、雌二醇下降早，能较早反映卵巢功能衰退。

【临床表现】

1.近期症状

（1）月经紊乱：月经紊乱是绝经过渡期的常见症状，由于稀发排卵或无排卵，表现为月经周期不规则、经期持续时间长及经量增多或减少。此期症状的出现取决于卵巢功能状态的波动性变化。

（2）血管舒缩症状：主要表现为潮热，为血管舒缩功能不稳定所致，是雌激素降低的特征性症状。其特点是反复出现短暂的面部和颈部及胸部皮肤阵阵发红，伴有烘热，继之出汗，一般持续 1～3 分钟。症状轻者每日发作数次，严重者十余次或更多，夜间或应激状态易促发。该症状可持续 1～2 年，有时长达 5 年或更长。是绝经后期妇女需要性激素治疗的主要原因。

（3）自主神经失调症状：常出现如心悸、眩晕、头痛、失眠、耳鸣等自主神经失调症状。

（4）精神神经症状：围绝经期妇女常表现为注意力不易集中，并且情绪波动大，如激动易怒、焦虑不安或情绪低落、抑郁、不能自我控制等情绪症状。记忆力减退也较常见。

2.远期症状

（1）泌尿生殖器绝经后综合征：>50% 的绝经期女性会出现该综合征，主要表现为泌尿生殖道萎缩症状，出现阴道干燥、性交困难及反复阴道感染，排尿困难、尿痛、尿急等反复发生的尿路感染。

（2）骨质疏松：绝经后妇女雌激素缺乏使骨质吸收增加，导致骨量快速丢失，从而出现骨质疏松。50 岁以上妇女半数以上会发生绝经后骨质疏松，一般发生在绝经后 5～10 年内，最常发生在椎体。

（3）阿尔茨海默病：绝经后期妇女比老年男性患病风险高，可能与绝经后内源性雌激素水平降低有关。

（4）心血管病变：绝经后妇女糖脂代谢异常增加，动脉硬化、冠心病的发病风险较绝经前明显增加，可能与雌激素低下有关。

知识链接

绝经的分期

绝经指妇女一生中的最后一次月经，是一个回顾性概念，一般需要在最后一次月经12 个月之后方能确认。绝经的真正含义并非指月经的有无，而是指卵巢功能的衰竭。①绝经过渡期是指从绝经前生育期走向绝经的一段过渡时期，是从临床特征、内分泌学及生物学上开始出现绝经趋势的迹象直至最后一次月经的时期。进入绝经过渡期的标志是 40 岁以上的妇女在 10 个月之内发生两次相邻月经周期长度的变化≥7 天。②绝经后期是指从绝经后一直到生命终止的这段时期。③围绝经期是指妇女绝经前后的一段时期，包括从接近绝经出现与绝经有关的内分泌学、生物学和临床特征起至最后一次月经的后 1 年。

【诊断】

根据病史及临床表现不难诊断。但需注意除外相关症状的器质性病变及精神疾病，卵巢功能评价等实验室检查有助于诊断。

1. 血清 FSH 及 E_2 值测定　检查血清 FSH 及 E_2 值了解卵巢功能。绝经过渡期血清 FSH>10U/L，提示卵巢储备功能下降。闭经、FSH>40U/L 且 E_2<10～20pg/ml，提示卵巢功能衰竭。

2. 抗米勒管激素（AMH）测定　AMH 低至 1.1ng/ 时提示卵巢储备下降；若低于 0.2ng/ml 提示即将绝经；绝经后 AMH 一般测不出。

【治疗】

治疗目标：应能缓解近期症状，并能早期发现、有效预防骨质疏松症、动脉硬化等老年性疾病。

（一）一般治疗

通过心理疏导，使绝经过渡期妇女了解绝经过渡期的生理过程，并以乐观的心态相适应。必要时选用适量镇静药以助睡眠，如睡前服用艾司唑仑 2.5mg。谷维素有助于调节自主神经功能，口服 20mg，每日 3 次。鼓励建立健康生活方式，包括坚持身体锻炼，健康饮食，增加日晒时间，摄入足量蛋白质及含钙丰富食物，预防骨质疏松。

（二）激素补充治疗

有适应证且无禁忌证时选用，是针对绝经相关健康问题而采取的一种医疗措施，可有效缓解绝经相关症状，从而改善生活质量。

1. 适应证

（1）绝经相关症状：潮热、盗汗、睡眠障碍、疲倦，情绪障碍如易激动、烦躁、焦虑、紧张或情绪低落等。

（2）泌尿生殖道萎缩相关问题：阴道干涩、疼痛、排尿困难、性交痛、反复发作的阴道炎、反复泌尿系统感染、夜尿多、尿频和尿急。

（3）低骨量及骨质疏松症：有骨质疏松症的危险因素（如低骨量）及绝经后期骨质疏松症。

2. 禁忌证　已知或可疑妊娠、原因不明的阴道流血、已知或可疑患有乳腺癌、已知或可疑患有性激素依赖性恶性肿瘤、最近 6 个月内患有活动性静脉或动脉血栓栓塞性疾病、严重肝及肾功能障碍、血卟啉症、耳硬化症、脑膜瘤（禁用孕激素）等。

3. 慎用情况　子宫肌瘤、子宫内膜异位症、子宫内膜增生史、尚未控制的糖尿病及严重高血压、有血栓形成倾向、胆囊疾病、癫痫、偏头痛、哮喘、高催乳素血症、系统性红斑狼疮、乳腺良性疾病、乳腺癌家族史，及已完全缓解的部分性激素依赖性妇科恶性肿瘤，如子宫内膜癌、卵巢上皮性癌等。

4. 制剂及剂量选择　主要药物为雌激素，辅以孕激素。单用雌激素治疗仅适用于子宫已切除者，单用孕激素适用于绝经过渡期功能失调性子宫出血。剂量和用药方案应个体化，以最小剂量且有效为佳。

（1）雌激素制剂：①戊酸雌二醇：每日口服 0.5～2mg；②结合雌激素：每日口服 0.3～0.625mg；③17β- 雌二醇经皮贴膜：有每周更换两次和每周更换一次的剂型；④尼尔雌醇：为合成长效雌三醇衍生物，每 2 周服 1～2mg。

（2）组织选择性雌激素活性调节剂：替勃龙，每日口服 1.25～2.5mg。口服后在体内代谢后产生较弱的雌激素、孕激素和雄激素活性，对情绪低落和性欲低下有较好效果，不增加乳腺密度。

（3）孕激素制剂：醋酸甲羟孕酮，每日口服 2～6mg。

5. 用药途径及方案

（1）口服

1）雌、孕激素序贯方案：①连续序贯：雌激素于周期第 1～28 日应用，孕激素于周期第 19～28 日应用，治疗过程中每天均用药。②周期序贯：雌激素于周期第 1～25 日应用，孕激素于周期第 16～25 日应用，每周期停用 3～5 日。

2）雌、孕激素连续联合方案：雌、孕激素每日给予。不发生撤退性出血，但可发生不规则淋漓出血。适用于有子宫、绝经后不希望有月经样出血的妇女。

3）单用孕激素：孕激素于月经或撤退性出血的第 14 天起，使用 10～14 日。适用于绝经过渡期早期，调整卵巢功能衰退过程中的月经问题。

4）单用雌激素：连续应用，适用于子宫切除术后妇女。

（2）胃肠道外途径

1）经阴道给药：常用药物有雌三醇乳膏。主要用于治疗下泌尿生殖道局部低雌激素症状。

2）经皮肤给药：包括皮肤贴膜及涂胶，主要药物为 17β- 雌二醇，每周使用 1～2 次。可使雌激素水平恒定，方法简便。

3）经子宫内膜给药：左炔诺孕酮宫内系统，含左炔诺孕酮 52mg，每日向宫腔释放 20μg，可用于激素治疗时的子宫内膜保护。

6. 副作用及危险性

（1）子宫出血：性激素补充治疗时的子宫异常出血，多为突破性出血，必须高度重视，查明原因，必要时行诊断性刮宫，排除子宫内膜病变。

（2）性激素副作用

1）雌激素：剂量过大可引起乳房胀、白带多、头痛、水肿、色素沉着等，应酌情减量，或改用雌三醇。

2）孕激素：副作用包括抑郁、易怒、乳房痛和水肿，患者常不易耐受。

3）雄激素：有发生高血脂、动脉粥样硬化、血栓栓塞性疾病危险，大量应用出现体重增加、多毛及痤疮，口服时影响肝功能。

（3）子宫内膜癌：长期单用雌激素，可使子宫内膜异常增生和子宫内膜癌危险性增加，所以对有子宫者，已不再单用雌激素。联合应用雌孕激素，不增加子宫内膜癌发病风险。

（4）卵巢癌：长期应用激素，卵巢癌的发病风险可能轻度增加。

（5）乳腺癌：应用天然或接近天然的雌孕激素可使增加乳腺癌的发病风险减小，但患有乳腺癌仍是激素治疗的禁忌证。

（6）心血管疾病及血栓性疾病：绝经对心血管疾病的发生有负面影响，激素治疗对降低心血管疾病发生有益，但一般不主张激素治疗作为心血管疾病的二级预防。没有证据证明天然雌孕激素会增加血栓风险，但对于有血栓疾病者尽量选择经皮给药。

（7）糖尿病：激素能通过改善胰岛素抵抗而明显降低糖尿病风险。

（三）非激素类药物

1. 选择性 5- 羟色胺再摄取抑制剂　盐酸帕罗西汀 20mg，每日 1 次，早晨口服，可有效改善血管舒缩症状及精神神经症状。

2. 钙剂　氨基酸螯合钙胶囊，每日口服 1 粒（含 1g），可减缓骨质丢失。

3. 维生素 D　适用于围绝经期妇女缺少户外活动者，每日口服 400～500U，与钙剂合用有利于钙的吸收完全。

第五节　痛　经

痛经为最常见的妇科症状之一，指行经前后或月经期出现下腹部疼痛、坠胀，伴有腰酸或其他不适。症状严重者影响生活和工作。痛经分为原发性和继发性两类，原发性痛经指生殖器无器质性病变的痛经，占痛经 90% 以上；继发性痛经指由盆腔器质性疾病引起的痛经。本节仅叙述原发性痛经。

【病因】

原发性痛经的发生主要与月经来潮时子宫内膜前列腺素（prostaglandin, PG）含量增高有关。研究表明，痛经患者子宫内膜和月经血中 $PGF_{2\alpha}$ 和 PGE_2 含量均较正常妇女明显升高，$PGF_{2\alpha}$ 含量升高是造成痛经的主要原因。

$PGF_{2\alpha}$ 和 PGE_2 是花生四烯酸脂肪酸的衍生物，在月经周期中，分泌期子宫内膜前列腺素浓度较增殖期子宫内膜高。月经期因溶酶体酶溶解子宫内膜细胞而大量释放，使 $PGF_{2\alpha}$ 及 PGE_2 含量增高。$PGF_{2\alpha}$ 含量高可引起子宫平滑肌过强收缩，血管痉挛，造成子宫缺血、乏氧状态而出现痛经。增多的前列腺素进入血液循环，还可引起心血管和消化道等症状。血管升压素、内源性缩宫素，以及 β- 内啡肽等物质的增加也与原发性痛经有关。此外，原发性痛经还受精神、神经因素影响，疼痛的主观感受也与个体痛阈有关。无排卵的增殖期子宫内膜因无孕酮刺激，所含前列腺素浓度很低，通常不发生痛经。

【临床表现】

主要特点：①原发性痛经在青春期多见，常在初潮后 1～2 年内发病；②疼痛多自月经来潮后开始，最早出现在经前 12 小时，以行经第 1 日疼痛最剧烈，持续 2～3 日后缓解，疼痛常呈痉挛性，通常位于下腹部耻骨上，可放射至腰骶部和大腿内侧；③可伴有恶心、呕吐、腹泻、头晕、乏力等症状，严重时面色发白、出冷汗；④妇科检查无异常发现。

【诊断与鉴别诊断】

根据月经期下腹坠痛，妇科检查无阳性体征，临床即可诊断。诊断时需与子宫内膜异位症、子宫腺肌病、盆腔炎性疾病引起的继发性痛经相鉴别。继发性痛经常在初潮后数年方出现症状，多有妇科器质性疾病史或宫内节育器放置史，妇科检查有异常发现，必要时可行腹腔镜检查加以鉴别。

【治疗】

1. 一般治疗　应重视心理治疗，说明月经时的轻度不适是生理反应，消除紧张和顾虑可缓解疼痛。足够的休息和睡眠、规律而适度的锻炼、戒烟均对缓解疼痛有一定帮助。疼痛不能忍受时可辅以药物治疗。

2. 药物治疗

（1）前列腺素合成酶抑制剂：通过抑制前列腺素合成酶的活性，减少前列腺素产生，防止过强子宫收缩和痉挛，从而减轻或消除痛经。该类药物治疗有效率可达 80%。月经来潮即开始服用药物效果佳，连服 2～3 日。常用药物有布洛芬、酮洛芬、甲氯芬那酸、双氯芬酸、甲芬那酸、萘普生等。布洛芬 200～400mg，每日 3～4 次，或酮洛芬 50mg，每日 3 次。

（2）口服避孕药：通过抑制排卵减少月经血前列腺素含量。适用于要求避孕的痛经妇女，疗效可达 90% 以上。

（张　丽）

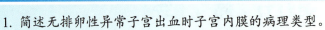 复习思考题

1. 简述无排卵性异常子宫出血时子宫内膜的病理类型。

2. 排卵障碍相关异常子宫出血的定义是什么？不同年龄段的无排卵性异常子宫出血的治疗原则有何不同？

3. 闭经的常见原因按病变部位区分主要有哪几种？

4. 我国多囊卵巢综合征的诊断标准是什么？需要预防哪些远期并发症？

5. 简述痛经的定义及鉴别诊断。

第十九章　子宫内膜异位症和子宫腺肌病

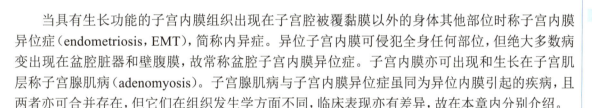

　　掌握子宫内膜异位症及子宫腺肌病的定义、临床表现及诊断；熟悉子宫内膜异位症及子宫腺肌病的病理、鉴别诊断及治疗原则；了解子宫内膜异位症及子宫腺肌病的病因及常用的辅助检查。具有诊断子宫内膜异位症及子宫腺肌病的能力；能与患者及家属良好沟通，指导患者正确认识子宫内膜异位症并配合治疗。

　　当具有生长功能的子宫内膜组织出现在子宫腔被覆黏膜以外的身体其他部位时称子宫内膜异位症（endometriosis，EMT），简称内异症。异位子宫内膜可侵犯全身任何部位，但绝大多数病变出现在盆腔脏器和壁腹膜，故常称盆腔子宫内膜异位症。子宫内膜亦可出现和生长在子宫肌层称子宫腺肌病（adenomyosis）。子宫腺肌病与子宫内膜异位症虽同为异位内膜引起的疾病，且两者亦可合并存在，但它们在组织发生学方面不同，临床表现亦有差异，故在本章内分别介绍。

第一节　子宫内膜异位症

　　子宫内膜异位症是目前常见妇科疾病之一。在妇科手术中，约 5%～15% 患者发现有此病；在不孕症患者行腹腔镜检中，25%～35% 有内膜异位症存在。此病一般见于生育年龄妇女，以 25～45 岁妇女居多。

　　异位子宫内膜可出现在身体不同部位，但绝大多数位于盆腔内，其中以卵巢、子宫骶韧带最常见（图 19-1）。

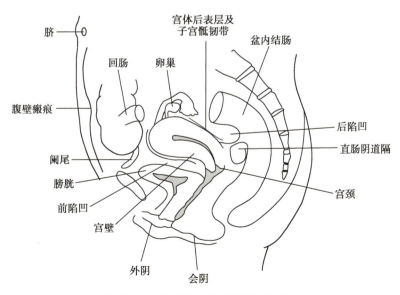

图 19-1　子宫内膜异位症的发生部位

【发病机制】

初潮前无发病者，绝经后或切除卵巢后异位内膜组织可逐渐萎缩吸收，妊娠或使用性激素抑制卵巢功能可暂时阻止此病的发展，故子宫内膜异位症的发病与卵巢的周期性变化有关。子宫内膜异位症为良性病变，但行为学上具有类似恶性肿瘤的远处转移和种植生长能力的特点。其发病机制尚未完全阐明，目前有下列几种学说。

1. 种植学说   1921 年 Sampson 最早提出，经期时经血中所含内膜腺上皮和间质细胞可随经血逆流，经输卵管进入腹腔，种植于卵巢和邻近的盆腔腹膜，并在该处继续生长和蔓延，以致形成盆腔子宫内膜异位症。临床上，先天性阴道闭锁或宫颈狭窄等经血潴留患者常并发子宫内膜异位症，说明经血逆流可导致内膜种植。剖宫取胎术后继发腹壁切口子宫内膜异位症或分娩后会阴切口出现子宫内膜异位症，无疑都是术时将子宫内膜带至切口直接种植所致。此外，猕猴实验亦证实其经血直接流入腹腔可在盆腔内形成典型的子宫内膜异位症。故目前内膜种植学说已为人们所公认，但无法解释盆腔外的子宫内膜异位症。

2. 淋巴及静脉播散   子宫内膜也可经淋巴及静脉向远处传播，发生异位种植，是子宫内膜种植学说的组成部分。不少学者通过光镜检查在盆腔淋巴管和淋巴结中发现有子宫内膜组织，有学者在盆腔静脉中也发现有子宫内膜组织，因而提出子宫内膜可通过淋巴或静脉播散，并认为远离盆腔部位的器官，如肺、手或大腿的皮肤和肌肉发生的子宫内膜异位症可能是通过淋巴或静脉播散的结果。

3. 体腔上皮化生学说   Mayer 提出卵巢表面上皮、盆腔腹膜都是由胚胎期具有高度化生潜能的体腔上皮分化而来，上述由体腔上皮分化而来的组织，在反复受到经血、慢性炎症或持续卵巢激素刺激后，均可被激活而衍化为子宫内膜样组织，以致形成子宫内膜异位症。但迄今为止，此学说尚无充分的临床或实验依据。

4. 免疫与炎症学说   越来越多的证据表明免疫调节异常在内异症的发生、发展各环节中起重要作用，表现为免疫监视功能、免疫杀伤细胞的细胞毒作用减弱而不能有效清除异位内膜。研究还发现内异症与系统性红斑狼疮、黑色素瘤及某些 HLA 抗原有关，患者的 IgG 及抗子宫内膜抗体明显增加，表明其具有自身免疫性疾病的特征。还有证据表明，内异症与亚临床腹膜炎有关，表现为腹腔积液中巨噬细胞、炎症细胞因子、生长因子、促血管生成物质增加，从而促进异位内膜存活、增殖并导致局部纤维增生、粘连。

5. 诱导学说   未分化的腹膜组织在内源性生物化学因素诱导下可发展成为子宫内膜组织。在兔的实验中支持这一理论，但在人类中未得到证实。该学说实际上是体腔上皮化生学说的延伸。

目前有关子宫内膜异位症发病机制的学说甚多，但尚无一种可以解释全部内膜异位症的发生，因而有可能不同部位的内膜异位症有不同的发病机制，各种学说可以相互补充。

【病理】

主要病理变化为异位内膜随卵巢激素的变化而发生周期性出血，伴有周围纤维组织增生和囊肿、粘连形成，在病变区出现紫褐色斑点或小泡，最后发展为大小不等的紫蓝色实质结节或包块。

卵巢子宫内膜异位症最多见，约 80% 患者病变累及一侧卵巢，双侧卵巢同时累及者约为 50%。病变早期在卵巢表面上皮及皮层中可见紫褐色斑点或小泡，随着病变发展，卵巢内的异位内膜可因反复出血而形成单个或多个囊肿，但以单个为多见，称为卵巢子宫内膜异位囊肿。囊肿内含暗褐色糊状陈旧血，状似巧克力液体，故又称为"卵巢巧克力囊肿"。囊肿大小不一，一般直径多在 5cm 左右，但最大者直径可达 25cm 左右。

在子宫骶韧带、直肠子宫陷凹和子宫后壁下段的病灶往往表现为有散在紫褐色出血点或颗粒状散在结节。由于出血及纤维化，可以使病灶部位与子宫和周围器官产生严重粘连。

当肉眼观察正常的盆腔腹膜,在镜下发现子宫内膜的腺体和间质时称镜下内异症。镜下内异症可能在内异症的组织发生和治疗后复发方面起重要作用。有报道称在正常腹膜活检中,有10%~15%妇女有镜下内异症。内异症一般极少发生恶变。

【临床表现】

1. 症状　约25%患者无明显不适。

(1)痛经和下腹痛:疼痛是内异症的主要症状,典型症状为继发性痛经、进行性加重。疼痛多位于下腹部及腰骶部,可放射至阴道、会阴、肛门或大腿,常于月经来潮前1~2日开始,经期第一日最剧,以后逐渐减轻,至月经干净时消失。疼痛的程度与病灶大小并不一定成正比。如较大的卵巢子宫内膜异位囊肿可能疼痛较轻,而散在的盆腔腹膜小结节病灶反可导致剧烈痛经。少数患者诉长期下腹痛,至经期更剧。也有27%~40%患者无痛经,因此痛经不是内异症诊断的必需症状。

(2)月经失调:15%~30%患者有经量增多、经期延长或经前点滴出血。月经失调可能与卵巢无排卵、黄体功能不足或同时合并有子宫腺肌病或子宫肌瘤有关。

(3)不孕:内膜异位症患者不孕率可高达40%。不孕的原因可能与盆腔内器官和组织广泛粘连和输卵管蠕动减弱,以致影响卵子的排出、摄取和受精卵的运行有关。盆腔解剖无明显异常的轻症患者导致的不孕还可能与黄体期功能不足、未破卵泡黄素化综合征及自身免疫反应等因素有关。

(4)性交痛:性交时由于宫颈受到碰撞及子宫的收缩和向上提升,可引起疼痛,一般表现为深部性交痛,多见于直肠子宫陷凹有异位病灶或因病变导致子宫后倾固定的患者,且以月经来潮前性交痛更为明显。

(5)其他特殊症状:肠道子宫内膜异位症患者可出现腹痛、腹泻或便秘,甚至有周期性少量便血。严重的肠道内膜异位症可因直肠或乙状结肠肠腔受压而出现肠梗阻症状。异位内膜侵犯膀胱肌壁可在经期引起尿痛和尿频,但多因严重的痛经症状所掩盖而被忽略。异位内膜侵犯和压迫输尿管时,可出现一侧腰痛和血尿,但极罕见。此外,身体其他任何部位有内膜异位种植和生长时,均可在病变部位出现周期性疼痛、出血或块物增大,典型病例如剖宫取胎术后的腹壁瘢痕子宫内膜异位,术后每当经期时出现腹部瘢痕疼痛,并可在瘢痕深部扪到剧痛的包块,月经净后疼痛缓解,但下次经期时又复发,且随时日延长,包块逐渐增大,腹痛亦多加剧。

除上述各种特殊症状外,卵巢子宫内膜异位囊肿破裂时,陈旧的暗黑色黏稠血液流入腹腔可引起突发性剧烈腹痛,伴恶心、呕吐和肛门坠胀。疼痛多发生在经期前后或性交后,其症状类似输卵管妊娠破裂,但无腹腔内出血。

2. 体征　除巨大的卵巢子宫内膜异位囊肿可在腹部扪及囊块和囊肿破裂时可出现腹膜刺激征外,一般腹部检查均无明显异常。典型的盆腔子宫内膜异位症在盆腔检查时,可发现子宫多后倾固定,直肠子宫陷凹、子宫骶韧带或子宫后壁下段等部位扪及触痛性结节,在子宫的一侧或双侧附件处扪到与子宫相连的囊性偏实不活动包块,往往有轻压痛。若病变累及直肠阴道隔,可在阴道后穹隆部扪及,甚至可看到隆起的紫蓝色斑点、小结节或包块。

【诊断】

凡育龄妇女有继发性痛经进行性加重、不孕史或慢性盆腔痛,盆腔检查时扪及盆腔内有触痛性结节或子宫旁有不活动的囊性包块,即可初步诊断为子宫内膜异位症。但临床上尚需借助下列辅助检查,腹腔镜检查盆腔可见病灶和病灶的活组织病理检查是确诊依据,但病理检查结果阴性并不能排除内异症的诊断。

1. 影像学检查　B超检查常用,是诊断卵巢异位囊肿和直肠阴道隔内异症的重要手段。其诊断敏感和特异性达96%以上。囊肿呈圆形或椭圆形,与周围组织特别是子宫粘连,囊壁厚而粗糙,囊内有细小的絮状光点。由于囊肿的回声图像并无特异性,故不能单纯根据B超图像确诊。此外,盆腔 CT 及 MRI 对盆腔内异症有诊断价值,但检查费用较高。

2. CA125 值测定 子宫内膜异位症患者血清 CA125 值可能升高,重症患者更为明显。还可用于监测内膜异位症病变活动情况,若药物或手术治疗有效时,CA125 值下降,复发时又升高。

3. 腹腔镜检查 是目前国际公认的子宫内膜异位症诊断的最佳方法,除了阴道或其他部位的直视可见的病变之外,腹腔镜检查是确诊盆腔内异症的标准方法。腹痛患者更是唯一手段,往往在腹腔镜下对可疑病变进行活检可确诊。此外,子宫内膜异位症的临床分期也只有在腹腔镜检或剖腹探查直视下才能确定。

【鉴别诊断】

1. 卵巢恶性肿瘤 患者一般情况差,病情发展迅速,腹痛、腹胀为持续性。检查除扪及盆腔内包块外,常伴有腹水。B 超图像显示肿瘤包块以实性或混合性居多,形态多不规则。凡诊断不明确时,应尽早剖腹探查。

2. 盆腔炎性包块 既往多有急性盆腔感染和反复感染发作史,疼痛不仅限于经期,平时亦有腹部隐痛,且可伴有发热。抗生素治疗有效。

3. 子宫腺肌病 痛经症状与子宫内膜异位症相似,甚至更剧烈。子宫多呈均匀性增大,且质地较正常子宫硬。经期检查时,子宫压痛明显。应注意此病亦可与子宫内膜异位症合并存在。

【治疗】

治疗内异症的根本目的是"缩减和去除病灶,减轻和控制疼痛,治疗和促进生育,预防和减少复发"。可分为手术治疗和非手术治疗。根据患者年龄、症状、病变部位、对生育的要求、随访及诊治条件等全面考虑,强调治疗个体化。常用方法:

1. 期待疗法 适用于病变轻微、无症状或症状轻微患者,一般可数月定期随访一次。若经期有轻微疼痛时,可对症治疗,如吲哚美辛、布洛芬等。希望生育者一般不用期待治疗,应促使其妊娠。一旦妊娠,病变组织多坏死、萎缩,分娩后症状可缓解,甚至消失。期待疗法期间,若患者临床表现加剧,应改用其他治疗方法。

2. 药物治疗 对症处理、抑制雌激素合成使异位内膜萎缩退化、以阻断下丘脑 - 垂体 - 卵巢轴的刺激和周期性出血为目的的性激素治疗。适用于慢性盆腔痛、经期痛经明显、有生育要求及无卵巢囊肿或囊肿较小者。也可作为手术的辅助治疗等。常用药物如下:

(1)口服避孕药:目的是降低垂体促性腺激素水平,并直接作用于子宫内膜和异位内膜,导致内膜萎缩和经量减少。长期连续服用避孕药造成类似妊娠的人工闭经,称"假孕疗法"。临床上常用低剂量高效孕激素和炔雌醇复合制剂,用法为每日 1 片,连续用 6～9 个月。

(2)高效孕激素:单纯大剂量高效孕激素连续服药,抑制垂体促性腺激素的释放,并直接作用于子宫内膜和异位内膜,导致内膜萎缩和闭经。常用:甲羟孕酮 30mg/d,连续 6 个月;炔诺酮 5mg/d,连续 6 个月等。副反应有不规则点滴出血、乳房胀、体重增加等,若有点滴出血时,可每日加服妊马雌酮 0.625mg 以抑制突破性出血。一般停药数月后,月经恢复正常。

(3)达那唑:适用于轻度或中度子宫内膜异位症但痛经明显或要求生育的患者。抑制 FSH、LH 高峰;抑制卵巢甾体激素的合成;使子宫内膜萎缩导致患者短暂闭经,故称"假绝经疗法"。用法为 200mg,每日 2～3 次,从月经第一日开始,持续用药 6 个月。由于达那唑大部分在肝内代谢,有肝功能损害者不宜服用。用药期间,转氨酶显著升高时应停药,停药后即可迅速恢复正常。

(4)孕三烯酮:是 19- 去甲睾酮甾类药物,有抗孕激素、抗雌激素和抗性腺作用,治疗内膜异位症的疗效和副反应与达那唑相同,但副反应远较达那唑低,对肝功能影响较小。注意孕妇忌服。由于此药在血浆内半衰期长达 28 小时,每周仅需用药两次,每次 2.5mg,于月经第一日开始服药,连续用药 6 个月。

（5）促性腺激素释放激素激动剂：抑制垂体分泌促性腺激素，导致卵巢分泌的激素显著下降，出现暂时性闭经，故称为"药物性卵巢切除"。临床多用亮丙瑞林缓释剂或戈舍瑞林缓释剂。用法为月经第一日皮下注射亮丙瑞林 3.75mg 或皮下注射戈舍瑞林 3.6mg，以后每隔 28 日再注射一次，共 3～6 次。

3．手术治疗　适用于：①药物治疗后症状不缓解，局部病变加剧或生育功能仍未恢复者。②卵巢内膜异位囊肿直径>5～6cm，特别是迫切希望生育者。根据手术范围的不同，可分为保留生育功能、保留卵巢功能和根治性手术 3 类。

（1）保留生育功能手术：适用于年轻有生育要求的患者，特别是药物治疗无效者。手术范围为尽量切净或灼除内膜异位灶，保留子宫和双侧、一侧或至少部分卵巢组织。术后复发率约 40%，应指导患者尽快妊娠或给予药物治疗以减少复发。手术可经腹腔镜或剖腹直视下进行。

（2）保留卵巢功能手术：适用于年龄在 45 岁以下，且无生育要求的重症患者。手术范围将盆腔内病灶及子宫予以切除，保留至少一侧卵巢或部分卵巢，以维持患者卵巢功能。少数患者在术后仍有复发。

（3）根治性手术：适用于 45 岁以上近绝经期的重症患者。手术范围将子宫、双侧附件及盆腔内所有内膜异位病灶予以切除。因卵巢切除，体内残留病灶也将逐渐自行萎缩退化以致消失，术后几乎不复发。

4．药物与手术联合治疗　手术治疗前可先用药物治疗 3～6 个月以使内膜异位灶缩小、软化，缩小手术范围和利于手术操作。术后给予药物治疗 6 个月以便残留的内膜异位灶萎缩退化，降低术后复发率。

知识链接

预防医源性异位内膜种植

1．尽量避免多次的宫腔手术操作。进入宫腔内的手术，缝合子宫壁时避免缝线穿过子宫内膜层，手术结束后应冲洗腹壁切口。

2．月经前禁输卵管通畅试验，以免将内膜碎屑推入腹腔。

3．宫颈及阴道手术不宜在经前进行，以避免经血中内膜碎片种植于手术创面。

4．人工流产吸宫术时，宫腔内负压不宜过高，避免突然将吸管拔出。

第二节　子宫腺肌病

当子宫内膜腺体及间质侵入子宫肌层时，称为子宫腺肌病。此病多发生于 30～50 岁经产妇，约有半数患者同时合并子宫肌瘤，约 15% 患者合并子宫内膜异位症。虽然对尸检及因病切除子宫的标本做连续切片检查，发现 10%～47% 的子宫肌层中有子宫内膜组织，但其中仅 65% 有临床症状。

【病因】

多次妊娠和分娩时子宫壁的创伤和慢性子宫内膜炎等造成的子宫内膜基底层损伤可能是导致此病的主要原因。此外，由于子宫内膜基底膜下缺乏黏膜下层，且子宫腺肌病常合并子宫肌瘤和子宫内膜增生，故有人认为基底层子宫内膜侵入肌层可能与高雌激素的刺激有关。

【病理】

病灶一般为弥漫性，且多累及后壁，故后壁常较前壁厚。子宫常呈均匀性增大，一般不超过3 个月妊娠子宫大小，剖面无旋涡状结构，仅在肌壁中见到粗厚的肌纤维带和微囊腔，腔中偶可见陈旧血液。少数子宫内膜也可能局限于肌层形成结节或团块,类似肌壁间肌瘤,称子宫腺肌瘤。腺肌瘤不同于肌瘤,其周围无包膜存在,因而难以将其自肌层剥出。镜检见肌层内有呈岛状分布的异位内膜腺体与间质。

【临床表现及诊断】

1. 临床表现　约35%患者无典型症状。凡30岁以上经产妇,出现下列典型病例三联征:经量增多、经期延长及逐年加剧的进行性痛经,检查时子宫呈均匀性增大或有局限性结节隆起,质硬有压痛,经期压痛尤为显著时,应首先考虑子宫腺肌病。B超检查可在肌层中见到种植内膜引起的不规则强回声。

2. 诊断　本病的诊断为临床诊断,要认真询问病史和妇科检查。影像学检查虽有帮助但非特异性,可选择B超、MRI等辅助检查。确诊取决于术后的病理学检查。

【治疗】

治疗应视患者症状、年龄和对生育的要求而定。若在给予达那唑、孕三烯酮或促性腺激素释放激素激动剂治疗后症状可缓解,或患者已近绝经期时,可采用保守治疗。若患者长期剧烈痛经而无生育要求的则应行全子宫切除术,卵巢是否保留取决于患者年龄和卵巢有无病变。

(李改娟)

? 复习思考题

1. 子宫内膜异位症的主要症状有哪些?
2. 如何诊断子宫内膜异位症?
3. 子宫内膜异位症目前的治疗方法有哪些?

ER 19-3

扫一扫,测一测

第二十章　女性生殖器官发育异常

PPT 课件

知识导览

学习目标

掌握处女膜闭锁临床表现、诊断及治疗；熟悉两性畸形常见类型的特点；了解阴道发育异常、子宫发育异常、输卵管及卵巢发育异常。

第一节　处女膜闭锁

处女膜闭锁(imperforate hymen)又称无孔处女膜，系发育过程中，阴道末端的泌尿生殖窦组织未能贯穿前庭部所致，较常见。

【临床表现与诊断】

女性青春期前无特殊临床表现，由于处女膜无孔，故阴道分泌物或月经初潮的经血排出受阻，积聚在阴道内，导致处女膜向外膨出而确诊（图 20-1）。绝大多数患者至青春期因原发性闭经且出现逐渐加剧的周期性下腹痛就诊，反复多次的月经来潮使积血增多，发展为子宫腔、输卵管和盆腔积血，输卵管可因积血粘连而致伞端闭锁，经血逆流至盆腔易发生子宫内膜异位症，严重时出现便秘、肛门坠胀、尿频或尿潴留等。妇科检查时见处女膜向外膨隆，呈紫蓝色，无阴道开口。直肠指诊可扪及阴道内有球状包块向直肠前壁突出，直肠 - 腹部诊扪及位于阴道包块上方另一较小包块（即经血潴留的子宫），压痛明显，下按此包块见处女膜向外膨隆更明显。盆腔 B 超见子宫及阴道内有积液。

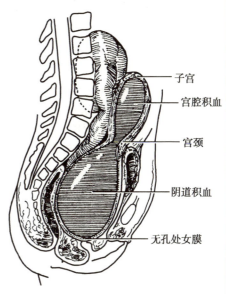

图 20-1　处女膜闭锁并阴道、宫腔积血

【治疗】

确诊后手术治疗。将处女膜做 X 形切开，引流积血。切除多余的处女膜瓣，缝合切口边缘黏膜，保持引流通畅和防创缘粘连。注意外阴清洁，给予抗生素。

第二节　阴道发育异常

阴道发育异常系因副中肾管的形成和融合过程异常，以及其他致畸因素所致。

1. 先天性无阴道　为双侧副中肾管发育不全所致，包括子宫、阴道未发育（MRKH 综合征），个别患者仍有发育正常的子宫，卵巢正常。因原发性闭经，或婚后性交困难就诊。个别患者至青春期出现周期性腹痛。检查第二性征及外阴正常，无阴道口或仅见浅凹陷，或约 2cm 短浅盲端；

子宫正常者,可扪及增大有压痛的子宫。直肠-腹部诊和盆腔B超检查无子宫,约15%合并泌尿道畸形。

对准备有性生活的患者,有短浅阴道者采用阴道模型机械扩张法。对不适宜扩张或扩张失败者,行人工阴道成形术。对子宫发育正常的患者,在初潮时行人工阴道成形术,并与子宫连接,保存子宫生育功能。无法保留子宫者,应予切除。

知识链接

MRKH综合征,即先天性子宫阴道缺如综合征(Mayer-Rokitansky-Kuster-Hauser syndrome)系双侧副中肾管发育不全或双侧副中肾管尾端发育不良所致。表现为先天性无阴道,发生率约为1/5 000～1/4 000,几乎均合并无子宫或仅有始基子宫,卵巢功能多为正常。症状为原发性闭经及性生活困难。因子宫为始基状况而无周期性腹痛。检查见患者体格、第二性征以及外阴发育正常,但无阴道口,或仅在前庭后部见一浅凹,偶见短浅阴道盲端。可伴有泌尿道发育异常,个别伴有脊椎异常。染色体核型为46,XX,血内分泌检查为正常女性水平。

2. 阴道闭锁　为尿生殖窦未参与形成阴道下段所致。根据阴道闭锁的解剖学特点可将其分为:①阴道下段闭锁,也称为Ⅰ型阴道闭锁,阴道上段及宫颈、子宫体均正常;②阴道完全闭锁,也称为Ⅱ型阴道闭锁,多合并宫颈发育不良,子宫体发育不良或子宫畸形。临床症状与处女膜闭锁相似,无阴道开口,闭锁部位黏膜色泽正常,不向外膨隆,直肠指诊扪及向直肠凸出的阴道积血包块,位置较高。应尽早手术治疗。

3. 阴道横隔　为两侧副中肾管会合后尾端与尿生殖窦相接处未贯通或部分贯通所致。横隔位于阴道上、中段交界处为多见。阴道横隔无孔称完全性横隔,隔上有小孔称不完全性横隔。不完全性横隔位于阴道上段者多无症状,位置偏低者可影响性生活,阴道分娩时影响胎先露部下降。完全性横隔有原发性闭经伴周期性腹痛,并呈进行性加剧。治疗为手术切开横隔,缝合止血,术后定期放置模型防挛缩。

4. 阴道纵隔　为双侧副中肾管会合后,其中隔未消失或未完全消失所致。可分为完全和不完全纵隔。绝大多数阴道纵隔患者无症状,少数可因性生活不满意或不孕就诊,应在未孕前切除纵隔。

第三节　子宫发育异常

1. 子宫发育不全

(1)先天性无子宫:为两侧副中肾管中段及尾段未发育和融合所致,常合并先天性无阴道,卵巢发育及第二性征正常。临床表现为原发性闭经。直肠-腹部诊触不到子宫,盆腔B超无子宫影像。

(2)始基子宫:又称痕迹子宫,为两侧副中肾管会合不久即停止发育所引起。子宫仅长约1～3cm,多数合并无阴道。因无宫腔无内膜,无月经。

(3)子宫发育不良:亦称幼稚子宫,为副中肾管会合后短时间内即停止发育所致。子宫小,有时极度前屈或后屈。宫颈圆锥形,宫体:宫颈为1:1或2:3。临床表现为月经过少、痛经、不孕。直肠-腹部诊可扪及小而活动的子宫。激素序贯用药促子宫发育。

2. 子宫发育畸形(图20-2)

(1)双子宫:为两侧副中肾管完全未融合,各自发育形成两个子宫体和两个子宫颈,阴道完

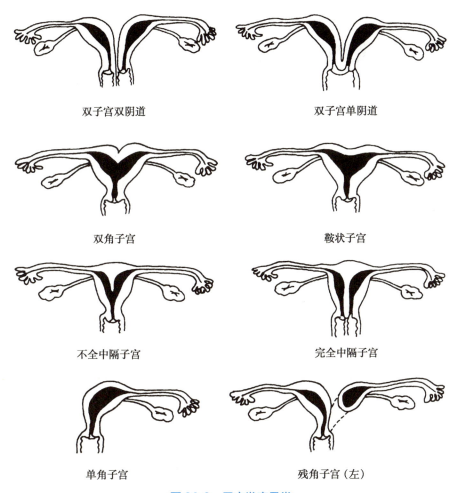

双子宫双阴道　　　　　　　　　　　　双子宫单阴道

双角子宫　　　　　　　　　　　　　　鞍状子宫

不全中隔子宫　　　　　　　　　　　　完全中隔子宫

单角子宫　　　　　　　　　　　　　　残角子宫（左）

图 20-2　子宫发育异常

全分开，左右侧子宫各有单一的输卵管和卵巢。患者多无症状，于产前检查、人工流产、分娩时被发现。双子宫人流可在 B 超下进行，以免误吸、漏吸。

（2）双角子宫和鞍状子宫：因宫底部融合不全呈双角者称双角子宫；宫底部稍下陷而呈鞍状称鞍状子宫。一般无症状，双角子宫偶有月经量较多伴痛经。

（3）中隔子宫：两侧副中肾管融合不全在宫腔内形成中隔，较常见。分为完全和不完全中隔子宫。易发生不孕、流产、早产和胎位异常；若胎盘粘连在隔上，可出现产后胎盘滞留。中隔子宫外形正常，经超声、子宫输卵管碘油造影或宫腔镜检查确诊。对不孕和有反复流产患者，切除中隔并在宫腔放置节育器，防创面粘连。

（4）单角子宫：仅一侧副中肾管发育而成。未发育侧卵巢、输卵管、肾缺如。若妊娠，流产、早产多见。

（5）残角子宫：一侧副中肾管发育正常，另一侧发育不全形成残角子宫，常伴该侧泌尿系统畸形。检查时易将残角子宫误诊为卵巢肿瘤。多数残角子宫与对侧正常宫腔不相通。若残角子宫内膜无功能，一般无症状，不需治疗。一旦妊娠，人工流产时难探及，妊娠 16～20 周时破裂出现输卵管妊娠破裂表现，若不及时处理，患者可因大出血死亡。

　　　　　　　　　　　　　　课堂互动

哪些子宫发育畸形不可能怀孕？

第四节　输卵管、卵巢发育异常

1．输卵管发育异常　较少见。是副中肾管头端发育受阻所致，常与子宫发育异常同时存在，为输卵管妊娠、不孕的原因之一。包括：单侧缺失、双侧缺失或单侧（偶尔双侧）副输卵管、输卵管发育不全、闭塞或中断缺失等。

2．卵巢发育异常　少见，有单侧卵巢缺失、双侧卵巢缺失，以及卵巢分裂为几个部分等。包括：①卵巢未发育或发育不良，其中卵巢发育不良又称条索状卵巢；②异位卵巢，卵巢形成后仍停留在原生殖嵴部位，未下降至盆腔内；③副卵巢。

第五节　两　性　畸　形

两性畸形指患者同时具有某些男女两性器官。

1．女性假两性畸形　即女性男性化。染色体核型为46，XX，性腺为卵巢，输卵管、子宫、阴道均存在，外生殖器部分男性化。常因先天性肾上腺皮质增生症或其他来源的雄激素过高所致。青春期乳房不发育，内生殖器发育受抑制，无月经，成年时身材矮小。口服肾上腺皮质激素控制雄激素水平。

2．男性假两性畸形　即男性女性化。多见于雄激素不敏感综合征，患者染色体核型为46，XY，生殖腺为睾丸且分泌雄激素，机体对雄激素不敏感。系X连锁隐性遗传，有家族史。分完全型及不完全型雄激素不敏感综合征。均按女性抚养。完全型患者至青春期发育成熟后切除双侧睾丸，术后长期补充雌激素维持第二性征。不完全型可行外生殖器矫形术。

3．生殖腺发育异常

（1）真两性畸形：也称性分化异常，患者体内同时具有睾丸和卵巢，可位于左右；也可每侧同时具有卵巢与睾丸，称卵睾。染色体核型多为46，XX，其次为46，XX/46，XY嵌合型，46，XY较少见。内外生殖器可能具有男女两性特征，同时分泌雌激素及雄激素，以其中一种占优势。根据其社会性别、个人及家属志愿，切除不需要的性腺。术后激素替代治疗。

（2）混合型性腺发育不全：染色体以45，X/46，XY多见。一侧性腺为异常睾丸，多为隐睾，另一侧为未分化生殖腺、生殖腺呈索条状或缺如。60%呈女性体型，身材矮小、盾形胸。手术切除未分化的生殖腺。

（3）单纯型性腺发育不全：染色体核型为46，XY，但生殖腺未能分化为睾丸呈索条状，无雄激素分泌。患者表型为女性，身材较高大，有发育不良的子宫、输卵管，青春期乳房及毛发发育差，无月经。手术切除未分化的生殖腺。

（孙晓盈）

? 复习思考题

1．简述两性畸形的概念。

2．如何诊断处女膜闭锁？

3．常见阴道发育异常有哪些？

第二十一章　女性生殖器官损伤性疾病

PPT 课件

知识导览

学习目标

掌握阴道前后壁膨出、子宫脱垂、压力性尿失禁的临床分度、临床表现和处理；熟悉生殖道瘘的临床表现、诊断和处理，女性生殖器官损伤性疾病的预防；了解女性生殖器官损伤性疾病的病因。能对盆腔器官脱垂的患者进行准确分度，能指导患者盆底肌肉锻炼的方法；关爱患者，能与患者及家属良好沟通，开展预防子宫脱垂的健康指导工作。

盆底肌肉群、筋膜、韧带及其神经构成复杂的盆底支持系统，其互相作用和支持以维持盆腔器官的正常位置。当子宫周围的支持组织受到损伤或功能异常时，可造成生殖器官和相邻脏器向下移位，称为盆腔器官脱垂（pelvic organ prolapse，POP），包括阴道前壁膨出、阴道后壁膨出和子宫脱垂。

女性生殖道因损伤与其相邻的泌尿道或肠道相通时，则形成尿瘘或粪瘘。

第一节　阴道壁膨出

一、阴道前壁膨出

阴道前壁膨出多因膀胱膨出和尿道膨出，以膀胱膨出居多。阴道前壁膨出可以单独存在，也常与阴道后壁膨出并存。

【病因】

阴道前壁主要由耻骨宫颈韧带、膀胱宫颈筋膜及泌尿生殖膈的深筋膜支持。若分娩时上述筋膜、韧带过度伸展或撕裂，产褥期又过早参加体力劳动，致使阴道支持组织不能恢复正常，膀胱及与其紧邻的阴道前壁即可向下膨出，在阴道口或阴道口外可见，称膀胱膨出（图 21-1）。若支持尿道的膀胱宫颈筋膜受损严重，尿道紧连的阴道前壁以尿道外口向下 3～4cm 膨出，称尿道膨出。

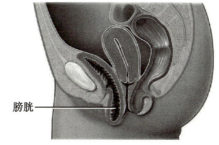

膀胱

图 21-1　阴道前壁膨出（膀胱膨出）

【临床分度】

临床上将阴道前壁膨出分为 3 度，以屏气下膨出最大限度判定：

Ⅰ度：阴道前壁形成球状物，向下突出，达处女膜缘，但仍位于阴道内。

Ⅱ度：阴道壁展平或消失，部分阴道前壁突出至阴道口外。

Ⅲ度：阴道前壁全部突出至阴道口外。

【临床表现】

轻者无明显症状。重者自觉有块状物自阴道脱出，伴有下坠感、腰酸。长久站立、激烈活动后或腹压增加时块状物增大，下坠感更明显。若仅有阴道前壁合并膀胱膨出，尿道膀胱后角变锐，常导致排尿困难而有尿潴留，可继发尿路感染。若膀胱膨出合并尿道膨出，尿道膀胱后角消失，当腹压增加时有尿液溢出，称张力性尿失禁。

【诊断】

根据病史和临床表现不难诊断。检查可见阴道前壁呈球形隆起，触之柔软，该处黏膜变薄透亮，皱襞消失。当患者用力屏气时，可明显见到膨出的阴道前壁，若同时见尿液溢出，表明合并膀胱膨出及尿道膨出。

【治疗】

无症状的轻度患者不需治疗。有症状但有其他慢性疾病不宜手术者，可置子宫托缓解症状。症状明显的重度患者应行阴道前壁修补术。

【预防】

根据病因采取预防措施。预防和治疗腹压增高的疾病，避免重体力劳动。正确处理产程，避免困难阴道助娩。

二、阴道后壁膨出

阴道后壁膨出也称直肠膨出。阴道后壁膨出可以单独存在，也常合并阴道前壁膨出。

【病因】

阴道后壁膨出较阴道前壁膨出少见。常由于阴道分娩时损伤，直肠阴道间筋膜及耻尾肌纤维长时间受压而过度伸展或撕裂，导致直肠向阴道后壁中段膨出，在阴道口能见到膨出的阴道后壁黏膜，称为直肠膨出（图21-2）。年迈体弱，以及长期便秘、排便时用力向下屏气可加剧其膨出程度。阴道穹隆处支持组织薄弱可引起直肠子宫陷凹疝，阴道后穹隆向阴道内脱出，甚至脱出于阴道口外，疝囊内往往有肠管，称肠膨出。

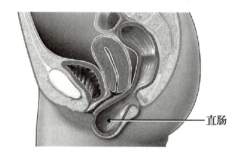

图21-2　直肠膨出

【临床表现】

轻者多无明显不适症状，重者自觉下坠感、腰痛及排便困难，有时需用手指推压膨出的阴道后壁方能排出粪便。

【诊断】

检查时可见阴道后壁呈球状物膨出，患者多伴有陈旧性会阴裂伤。

【治疗】

轻者不需治疗，因重者多伴有阴道前壁膨出，故应行阴道前后壁修补术及会阴修补术。

【预防】

同阴道前壁膨出。

第二节　子　宫　脱　垂

子宫从正常位置沿阴道下降，宫颈外口达坐骨棘水平以下，甚至子宫全部脱出于阴道口以外，称子宫脱垂，子宫脱垂常伴有阴道前壁和后壁膨出。

【病因】

1．分娩损伤　为子宫脱垂最主要的病因。分娩过程中，特别是产钳或胎吸困难的阴道分娩，由于盆底肌、筋膜，以及子宫韧带过度伸展，甚至出现撕裂可导致子宫脱垂。或产妇过早参加重体力劳动，使得尚未修复的组织再次受压，过高的腹压将未复旧后倾的子宫推向阴道而发生脱垂。

2．长期腹压增加　长期慢性咳嗽、排便困难、经常超重负荷（肩挑、举重、蹲位、长期站立）等，均可使腹腔内压力增加，促成子宫脱垂的发生。

3．医源性原因　包括没有充分纠正的手术所造成的盆腔支持结构缺损。

【临床分度】

以患者平卧用力向下屏气时子宫下降的最低点为分度标准。将子宫脱垂分为3度（图21-3）：

Ⅰ度：①轻型：宫颈外口距处女膜缘<4cm，未达处女膜缘；②重型：宫颈外口已达处女膜缘，在阴道口可见到宫颈。

Ⅱ度：①轻型：宫颈已脱出阴道口外，宫体仍在阴道内；②重型：宫颈及部分宫体已脱出于阴道口外。

Ⅲ度：宫颈及宫体全部脱出至阴道口外。

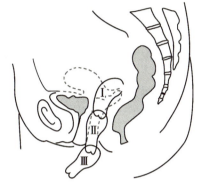

图21-3　子宫脱垂的分度

【临床表现】

（一）症状

Ⅰ度患者多无自觉症状。Ⅱ、Ⅲ度患者常有以下表现：

1．有肿物自阴道脱出　Ⅱ度患者在行走、劳动或排便等增加腹压的活动时，有块状物自阴道口脱出，开始时脱出物在平卧休息时可变小或消失，严重者即使用手协助也难以还纳，长期脱出在外，患者行动极不方便，长期摩擦可导致宫颈溃疡，继发感染时，有脓血分泌物渗出。

2．下腹及腰骶部坠痛　由脱垂子宫的韧带牵拉引起，行走、劳累时加重。

3．Ⅲ度子宫脱垂患者多伴有重度阴道前壁膨出，容易出现尿潴留，还可发生压力性尿失禁。

4．其他　子宫脱垂很少引起月经失调。子宫若能还纳通常不影响受孕，受孕后随妊娠发展，子宫可逐渐上升至腹腔不再脱垂，多数能经阴道分娩。

（二）体征

Ⅱ、Ⅲ度子宫脱垂患者的宫颈及阴道黏膜多明显增厚角化，宫颈肥大并延长。

【诊断】

根据病史和临床表现诊断不难。除诊断子宫脱垂外，还需分度，同时了解有无合并阴道前、后壁膨出，还应判断患者有无压力性尿失禁。

【鉴别诊断】

1．阴道壁囊肿　壁薄，囊性，界限清楚，位置固定不变。

2．子宫黏膜下肌瘤或宫颈肌瘤　为鲜红色球状块物，质硬，表面找不到宫颈口，但在其周围可扪及宫颈。

【治疗】

无症状的子宫脱垂患者可进行盆底肌肉锻炼。有症状者可采用保守治疗或手术治疗，合并压力性尿失禁者需进行手术矫治。根据患者年龄、生育要求及全身健康状况，采取个体化治疗。

1．盆底肌肉锻炼　可用于所有程度的子宫脱垂患者，重度患者作为辅助疗法。嘱患者做收缩肛门运动，用力收缩盆底肌肉3秒以上后放松，每次10～15分钟，每天2～3次。

2．子宫托　子宫托是一种支持子宫和阴道壁使其维持在阴道内不脱出的工具。子宫托分为支撑型和填充型,前者适用于轻度患者,后者适用于重度患者。

3. 手术治疗　目的是缓解症状,修复缺陷的盆底支持组织,有满意的性功能并能维持效果。

(1)曼氏手术:包括阴道前后壁修补术、主韧带缩短及宫颈部分切除术,适用于年龄较轻、宫颈延长患者。

(2)经阴道子宫全切除及阴道前后壁修补术:适用于年龄较大、不需保留子宫的患者。

(3)阴道封闭术:分阴道半封闭术和阴道全封闭术。该手术将阴道前后壁各切除相等大小的黏膜瓣,然后将阴道前后壁剥离创面相对缝合以封闭部分或全部阴道,术后失去性交功能。适用于年老体弱不能耐受较大手术、不需保留性交功能者。

(4)盆底重建手术:通过吊带、网片和缝线将阴道穹隆或子宫骶韧带悬吊固定于骶骨前或骶棘韧带等可承力的部位,缓解临床症状,提高生活质量。可予腹腔镜经腹或经阴道完成。

知识链接

放置子宫托的注意事项

绝经后妇女一般在使用子宫托前4～6周开始应用阴道雌激素霜剂,最好在放托的过程中长期使用。子宫托的大小因人而异,以放置后不脱出又无不适感为宜。子宫托应在每天晨起后放入,每晚睡前取出,并洗净放置于清洁杯内备用。久置不取可发生子宫托嵌顿,甚至引起压迫坏死性尿瘘和粪瘘。放托后应每3～6个月复查一次。

【预防】

同阴道前壁膨出。

第三节　压力性尿失禁

压力性尿失禁(stress incontinence)指腹压突然增加导致的尿液不自主流出,但不是由逼尿肌收缩压或膀胱壁对尿液的张力压所引起。其特点是正常状态下无遗尿,而腹压突然增高时尿液自动流出。又称应力性尿失禁。

【病因】

压力性尿失禁分为两型。90%以上为解剖型压力性尿失禁,为盆底组织松弛引起。盆底组织松弛的原因主要有妊娠与阴道分娩损伤、绝经后雌激素水平降低等。最为广泛接受的压力传导理论认为压力性尿失禁的病因在于盆底支持结构缺损而使膀胱颈/近端尿道脱出于盆底外。因此,咳嗽时腹腔内压力不能被平均地传递到膀胱和近端的尿道,导致增加的膀胱内压力大于尿道内压力而出现漏尿。不足10%的患者为尿道内括约肌障碍型,为先天发育异常所致。

【临床表现】

几乎所有的下尿路症状及许多阴道症状都可见于压力性尿失禁。腹压增加下不自主溢尿是最典型的症状,而尿急、尿频,急迫性尿失禁和排尿后膀胱区胀满感亦是常见症状。80%的压力性尿失禁患者伴有阴道膨出。

【分度】

有主观分度和客观分度。客观分度主要基于尿垫试验,临床常用简单的主观分度。

Ⅰ级尿失禁:只有发生在剧烈压力下,如咳嗽、打喷嚏或慢跑。

Ⅱ级尿失禁:发生在中度压力下,如快速运动或上下楼梯。

Ⅲ级尿失禁：发生在轻度压力下，如站立时，但患者在仰卧位时可控制尿液。

【诊断】

无单一的压力性尿失禁的诊断性试验。以患者的症状为主要依据，压力性尿失禁除常规体格检查、妇科检查及相关的神经系统检查外，还需相关压力试验、指压试验、棉签试验和尿动力学检查等辅助检查，排除急迫性尿失禁、充盈性尿失禁及感染等情况。

压力试验：患者膀胱充盈时，取截石位检查。嘱患者咳嗽的同时，医师观察尿道口。如果每次咳嗽时均伴随尿液的不自主溢出，则可提示压力性尿失禁。延迟溢尿，或有大量尿液溢出提示非抑制性的膀胱收缩。如果截石位状态下没有尿液溢出，应让患者站立位时重复压力试验。

指压试验：检查者把中、示指放入阴道前壁的尿道两侧，指尖位于膀胱与尿道交界处，向前上抬高膀胱颈，再行诱发压力试验，如压力性尿失禁现象消失，则为阳性（图21-4）。

棉签试验：患者仰卧位，将涂有利多卡因凝胶的棉签置于尿道，使棉签头处于尿道膀胱交界处，分别测量患者在静息时及Valsalva动作（紧闭声门）时棉签棒与地面之间形成的角度。若角度差小于15°为良好结果，说明有良好的解剖学支持；如角度差大于30°，说明解剖学支持薄弱；15°～30°时，结果不能确定（图21-5）。

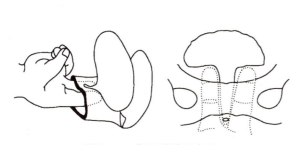

图21-4　指压试验示意图

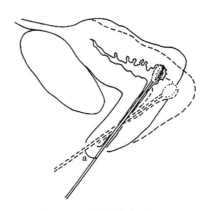

图21-5　棉签试验示意图

尿动力学检查：包括膀胱内压测定和尿流率测定，膀胱内压测定主要观察逼尿肌的反射，以及患者控制或抑制这种反射的能力，膀胱内压力的测定可以区别患者是因为非抑制性逼尿肌收缩还是本病引起的尿失禁。尿流率测定可以了解膀胱排尿速度和排空能力。

尿道膀胱镜检查和超声检查可辅助诊断。

【鉴别诊断】

急迫性尿失禁在症状和体征上最易与压力性尿失禁混淆，可通过尿动力学检查来明确诊断。

【治疗】

1. 非手术治疗　用于轻、中度压力性尿失禁和手术治疗前后的辅助治疗。非手术治疗包括盆底肌肉锻炼、盆底电刺激、膀胱训练、α-肾上腺素能激动剂和阴道局部雌激素治疗。30%～60%的患者经非手术治疗能改善症状，并治愈轻度的压力性尿失禁。产后进行Kegel锻炼，对产后尿失禁的妇女有所帮助。

2. 手术治疗　压力性尿失禁的手术方法有很多，目前公认的"金标准"术式为耻骨后膀胱尿道悬吊术和阴道无张力尿道中段悬吊带术。因阴道无张力尿道中段悬吊带术更为微创，现已成为一线手术治疗方法。一般在患者完成生育后进行。

【预防】

同阴道前壁膨出。

附：生殖道瘘

生殖道瘘是指生殖道与其邻近器官间有异常通道。主要有尿瘘和粪瘘（图21-6）。

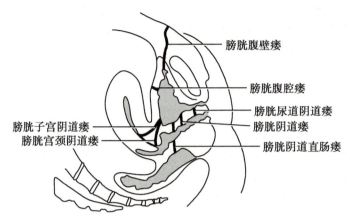

膀胱腹壁瘘
膀胱腹腔瘘
膀胱尿道阴道瘘
膀胱阴道瘘
膀胱阴道直肠瘘
膀胱子宫阴道瘘
膀胱宫颈阴道瘘

图21-6　尿瘘和粪瘘

（一）尿瘘

尿瘘是指生殖道与泌尿道之间形成的异常通道。尿液自阴道排出，不能控制。根据泌尿生殖瘘的发生部位，可分为膀胱阴道瘘、尿道阴道瘘、膀胱尿道阴道瘘、膀胱宫颈瘘、膀胱宫颈阴道瘘及输尿管阴道瘘等。临床上以膀胱阴道瘘最多见。

【病因】

产伤因素占首位，以往在我国农村常见。产科助产手术引起创伤型尿瘘较多见。妇科手术损伤、生殖器放射治疗后、膀胱结核、晚期生殖道或泌尿癌肿、子宫托放置不当等也可导致尿瘘。

【临床表现】

1. 漏尿　产后或盆腔手术后出现阴道无痛性持续性流液是最常见、最典型的临床症状。根据瘘孔的位置，可表现为持续漏尿、体位性漏尿、压力性尿失禁或膀胱充盈性漏尿等。漏尿出现的时间迟早与病因相关。坏死型尿瘘多在产后及手术后3～7日开始漏尿；手术直接损伤者术后立即开始漏尿；放射损伤所致漏尿发生时间晚且常合并粪瘘。

2. 外阴瘙痒和疼痛　尿液刺激、浸渍，可引起外阴瘙痒和烧灼痛，外阴呈皮炎改变。

3. 尿路感染　合并尿路感染者有尿频、尿急、尿痛及下腹部不适等症状。

【诊断】

询问病史、手术史、漏尿发生时间和漏尿表现。首先明确漏出的液体是否为尿液，可通过生化检查来明确。仔细进行妇科检查以明确瘘孔的部位、大小及其周围瘢痕情况。大瘘孔时阴道检查即可发现，小瘘孔则通过触摸瘘孔边缘的瘢痕组织也可初步诊断。疑难者需辅助以亚甲蓝试验、靛胭脂试验、膀胱镜、输尿管镜、输尿管肾盂造影等检查手段帮助确诊。

【治疗】

以手术修补为主。非手术治疗仅限于分娩或手术后1周内发生的膀胱阴道瘘和输尿管小瘘孔，留置导尿管于膀胱内或在膀胱镜下插入输尿管导管，4周至3个月有愈合可能。结核、癌肿所致尿瘘者，术前应先针对病因进行治疗。手术治疗要注意时间的选择。直接损伤的尿瘘应尽早手术修补；其他原因所致尿瘘应等待3个月，待组织水肿消退、局部血液供应恢复正常再行手术；瘘修补失败后至少应等待3个月后再次手术。放疗所致的尿瘘可能需要更长的时间形成结痂，因此有学者推荐12个月后再修补。

【预防】

绝大多数尿瘘均可预防，其中预防产科因素所致的尿瘘是关键。要认真进行产前检查，严密观察产程进程，正确处理异常分娩，防止第二产程延长和滞产。

（二）粪瘘

粪瘘是指肠道与生殖道之间有异常通道，致使粪便由阴道排出，以直肠阴道瘘最常见。本病大多由产伤引起，因胎头在阴道内停滞过久，直肠受压坏死而形成粪瘘。也可以因粗暴的难产手术操作、会阴切开缝合时肠线穿透直肠黏膜、长期放置子宫托不取出、生殖道恶性肿瘤晚期放疗不当等所致。

【临床表现与诊断】

阴道内排出粪便为主要症状。瘘孔大者，成形粪便可经阴道排出，稀便时呈持续外流。瘘孔小者，阴道内可无粪便，但肠内气体可自瘘孔经阴道排出，稀便时则从阴道流出。检查时，可发现阴道后壁与直肠之间存在瘘孔。大的粪瘘显而易见，小的粪瘘在阴道后壁可见瘘孔处有鲜红的肉芽组织，用示指行直肠指诊，可以触及瘘孔，如瘘孔极小，用一探针从阴道肉芽样处向直肠方向探查，直肠内手指可触及探针。阴道穹隆处小的瘘孔、小肠和结肠阴道瘘需行钡剂灌肠检查方能确诊，必要时行消化道内镜检查。如果诊断成立，可针对病因采取相应的内科或外科处理措施。一旦疾病得到控制，瘘孔会自行愈合。

【治疗】

手术修补为主要治疗方法。手术或产伤引起的粪瘘应及时修补，手术方式可以经阴道、经直肠或经开腹途径完成瘘的修补。手术方式的选择主要根据形成瘘管的位置、大小与原因，是否存在多个瘘管，以及医师的手术经验和技巧。瘘修补术主要是切除瘘管，游离周围组织后进行多层缝合。

（张　争）

❓ 复习思考题

1. 简述阴道前壁膨出的分类。
2. 如何判断子宫脱垂的程度？
3. 简述压力性尿失禁的分度。

扫一扫，测一测

第二十二章　不孕症与辅助生殖技术

　　掌握不孕症的诊断及治疗，输卵管炎症及阻塞的治疗，女性诱发排卵的方法；熟悉不孕症病因的分类，女性不孕特殊检查；了解辅助生殖技术的常见并发症及治疗。能对女性不孕症患者进行检查，知道其治疗程序；能开展生育健康教育，与不孕症患者及家属进行沟通。

第一节　不　孕　症

　　女性无避孕性生活至少 12 个月未孕者称不孕症，对男性则称为不育症。未避孕且从未妊娠者称原发性不孕；曾有过妊娠而后未避孕连续 12 个月不孕者称继发性不孕。我国不孕症发病率为 7%～10%。

【原因】

　　导致不孕的因素可能在女方、男方或不明原因。

　　1. 女性不孕因素　以排卵障碍和输卵管因素居多。

　　(1) 排卵障碍：占 25%～35%。以下因素均可引起卵巢功能紊乱，导致无排卵。①下丘脑 - 垂体 - 卵巢轴功能紊乱：包括下丘脑、垂体器质性病变或功能障碍；②卵巢病变：如先天性卵巢发育异常、卵巢早衰、多囊卵巢综合征、卵巢功能性肿瘤、卵巢对促性腺激素不敏感综合征等；③甲状腺及肾上腺功能异常，均可影响卵巢功能导致不孕。

　　(2) 输卵管因素：是不孕症最常见的因素。输卵管阻塞或输卵管通而不畅约占女性不孕因素的 50%。慢性输卵管炎引起伞端闭锁或输卵管黏膜破坏，可使输卵管闭塞，导致不孕。此外，子宫内膜异位症、输卵管发育不良、盆腔炎后遗症也可影响输卵管蠕动而致不孕。

　　(3) 子宫因素：子宫畸形、子宫内膜炎、子宫内膜息肉、子宫内膜结核、子宫黏膜下肌瘤、宫腔粘连或子宫内膜分泌不良等均可影响受精卵着床而致不孕。

　　(4) 宫颈因素：子宫颈炎症、肿瘤、宫颈黏液分泌异常、宫颈黏液免疫环境异常，均影响精子穿过，造成不孕。

　　2. 男性不育因素　以生精障碍与输精障碍居多。

　　(1) 精液异常：性功能正常，先天或后天原因所致精液异常，主要表现为无精、弱精、少精、精子发育停滞、畸精症或精液液化不全等。

　　(2) 精子运送障碍：输精管阻塞，妨碍精子通过。外生殖器发育不良或勃起障碍、早泄、不射精、逆行射精等使精子不能正常射入阴道内，造成男性不育症。

　　(3) 免疫因素：在男性生殖道免疫屏障被破坏的条件下，精子及精浆在体内产生抗精子抗体，使射出的精子凝集而不能穿过宫颈黏液。

　　3. 男女双方因素及不明原因

　　(1) 性生活不能或不正常。

（2）免疫因素：①同种免疫：精子、精浆或受精卵抗原物质经被破坏的天然屏障进入血液循环，产生抗体，使精子和卵子不能结合或受精卵不能着床；②自身免疫：某些不孕妇女血液中存在多种自身抗体，可能阻止精子和卵子结合而影响受孕。

（3）不明原因不孕症：经临床系统检查仍不能确认不孕原因。

【检查步骤与诊断】

不孕是由男女双方诸多因素综合影响的结果。通过双方全面检查，找出不孕原因，是诊断不孕症的关键。

1. 男方检查

（1）病史询问：既往有无慢性疾病史，如结核、腮腺炎、睾丸炎等；有无吸烟、酗酒不良嗜好；性生活是否正常。

（2）体格检查：除全身检查外，注意检查第二性征及外生殖器的发育情况，有无畸形或病变。

（3）实验室检查：重点是精液常规检查。初诊时一般要对男方进行 2～3 次精液检查，以获取基线数据。

（4）其他：激素检测、生殖系统超声、遗传筛查等。

2. 女方检查

（1）询问病史：初诊时应详细询问与不孕有关的病史。

（2）体格检查：除全身检查外，注意检查第二性征及内外生殖器的发育情况，有无畸形、炎症、包块、触痛及乳房泌乳等。

（3）女性不孕特殊检查

1）卵巢功能检查：包括排卵监测及黄体功能检查。常用的方法有：B 超连续监测卵泡发育及排卵情况；基础体温（BBT）测定；宫颈黏液检查；黄体期子宫内膜活组织检查；排卵障碍和年龄≥35 岁者测定女性激素，如促卵泡激素（FSH）、黄体生成素（LH）、雌二醇（E_2）、催乳素（PRL）、睾酮（T）、孕酮（P）测定等。测定孕酮应在黄体中期进行，反映是否排卵和黄体功能；其余五项应在月经周期第 2～4 天进行，反映卵巢基础状态。

2）输卵管通畅试验：女方有排卵者可行此项试验（详见第二十五章第四节）。

3）宫腔镜检查：观察子宫腔内情况，能发现子宫内膜息肉、黏膜下肌瘤、宫腔粘连、子宫畸形等病变。

4）腹腔镜检查：对盆腔内病变可给予更详细的资料。直接观察子宫、输卵管、卵巢有无病变；并可行输卵管通亚甲蓝液，直视下确定输卵管是否通畅或阻塞部位。

【女性不孕的治疗】

1. 一般治疗　引起不孕症的原因很多，首先应改善全身状况，对体重超重者减轻体重至少 5%～10%；增强体质，纠正营养不良和贫血；戒烟、戒毒、不酗酒；解除焦虑；掌握性知识，学会预测排卵期，在排卵前 2～3 天至排卵后 24 小时内进行性生活，性交频率适中，以增加受孕机会。

2. 生殖器器质性病变治疗

（1）慢性输卵管炎及阻塞的治疗

1）一般疗法：对卵巢功能良好、不孕年限不长、生育要求不迫切的年轻患者先给予中药活血化瘀，口服或保留灌肠，同时配合超短波、离子透入等促进局部血液循环，有利于炎症消除。

2）输卵管成形术：对以上治疗无效者，可行输卵管吻合、造口等手术来达到再通目的，手术效果取决于伞端组织保留和完整程度。对较大积水，主张近端结扎远端造口，阻断积水对子宫内膜环境的干扰，为辅助生殖技术创造条件。

（2）卵巢肿瘤：有内分泌功能的卵巢肿瘤可影响排卵；较大卵巢肿瘤可造成输卵管扭曲，导致不孕。对性质不明的卵巢肿瘤倾向于手术探查，明确性质后进行不孕治疗。

（3）子宫病变：子宫内膜息肉、黏膜下肌瘤、宫腔粘连、子宫纵隔等影响宫腔环境，造成不孕，可在宫腔镜下进行切除、分离粘连或矫形手术。

（4）子宫内膜异位症：常致盆腔粘连、输卵管不通畅、子宫内膜对胚胎容受性下降及明显免疫性反应。应先进行腹腔镜诊断和治疗，中、重度者术后辅以抗雌激素药物治疗，重症和复发者给予辅助生殖技术帮助妊娠。

（5）阴道炎：严重的阴道炎应先对病原菌进行治疗。

（6）生殖系统结核：活动期应行抗结核治疗，并严格避孕。常需借助辅助生殖技术妊娠。

3. 诱发排卵　对于无排卵者，可采用药物诱发排卵。

（1）氯米芬：为首选促排卵药。适用于体内有一定雌激素水平和下丘脑 - 垂体反馈机制健全的患者。于月经周期第 3～5 天起，每日口服 50mg（最大剂量 150mg/d），连用 5 天。3 个周期为一疗程，排卵率高达 70%～80%。每周期的妊娠率约为 20%～30%。用药后应行超声监测排卵，卵泡成熟后用人绒毛膜促性腺激素（hCG）5 000U 一次肌内注射，36～40 小时后自发排卵。排卵后加用黄体酮 20～40mg/d 肌内注射，或微粒化黄体酮 200mg，每日 2 次口服，或地屈孕酮片 20mg/d 口服，或 hCG 2 000U，隔 3 日一次肌内注射，共 12～14 日，给予黄体功能支持。

（2）人绒毛膜促性腺激素（hCG）：具有类似 LH 的作用，当卵泡发育到接近成熟时一次注射 hCG 4 000～10 000U，模拟内源性 LH 峰值作用，诱导排卵发生。

（3）人类绝经期促性腺激素（hMG）：系从绝经后妇女尿中提取，又称绝经促性素，每安瓿含 FSH 和 LH 各 75U，能促使卵泡生长发育成熟。从月经周期第 2～3 天起，每日或隔日肌内注射 hMG 75～150U，用药期间需经阴道超声监测卵泡发育和血雌激素水平，一旦卵泡发育成熟即停用 hMG，给予 hCG 4 000～10 000U 一次肌内注射，促进排卵及黄体形成。

（4）促黄体素释放激素（LHRH）：LHRH 是下丘脑分泌的激素，适用于下丘脑性无排卵。采用微泵脉冲式静脉注射，脉冲间隔 90 分钟，连续脉冲用药 17～20 天，可获得较好的排卵率和妊娠率。

（5）溴隐亭：为多巴胺受体激动剂，能抑制垂体分泌催乳素。适用于高催乳素血症导致的排卵障碍。从小剂量（1.25mg/d）开始，如无反应，一周后改为 2.5mg/d，分两次口服，一般用药直至血催乳素降至正常水平后继续用药 1～2 年，每 3～6 个月复查血清（PRL）水平。恢复排卵率为 75%～80%，妊娠率为 60%。

4. 黄体功能不全　于月经期第 20 天开始，每日肌内注射黄体酮 10～20mg，连用 10 天。促进或补充黄体分泌功能。

5. 免疫性不孕的治疗　对抗精子抗体阳性者，目前缺乏有效的治疗方法及疗效指标。对抗磷脂抗体综合征阳性者，确诊后，采用泼尼松加阿司匹林治疗。

6. 不明原因不孕的治疗　因病因尚不确定，目前缺乏肯定有效的治疗方法和疗效指标，一般对年轻、卵巢功能良好的夫妇，可行期待治疗，一般不超过 3 年。对卵巢功能减退和年龄大于 30 岁的夫妇，一般慎选期待，可行宫腔内夫精人工授精 3～6 个周期诊断性治疗。

7. 辅助生殖技术　包括人工授精、体外受精 - 胚胎移植及其衍生技术等（见下节）。

第二节　辅助生殖技术

辅助生殖技术（assisted reproductive technology，ART）是指在体外对配子和胚胎采用显微操作技术，帮助不孕夫妇受孕的一组方法，包括人工授精、体外受精 - 胚胎移植、卵质内单精子注射及其他衍生技术等。

【人工授精】

人工授精（artificial insemination，AI）是指通过非性交的方式将精子放入女性生殖道内使其受孕的一种方法。包括使用丈夫精液人工授精和用供精者精液人工授精。按国家法规，目前人工授精的精子来源一律由国家卫生主管部门认定的人类精子库提供和管理。

目前临床上常用的人工授精方法为宫腔内人工授精（IUI）：将精液洗涤处理后去除精浆，取0.3～0.5ml精子悬浮液，在女方排卵期间，用导管将精液经过宫颈管注入宫腔内授精。人工授精可在自然周期和促排卵周期进行。

需要注意的是精液处理不当可导致盆腔感染，促排卵有可能发生多胎妊娠和卵巢过度刺激综合征。

【体外受精-胚胎移植】

体外受精-胚胎移植（in vitro fertilization - embryo transfer，IVF-ET）技术是指从妇女卵巢内取出卵子，在体外与精子受精后，培养一段时间，再将发育到一定程度的胚胎移植到宫腔内，使其着床发育成胎儿的全过程，通常被称为"试管婴儿"。

1．适应证　输卵管性不孕症、原因不明的不孕症、排卵异常、子宫内膜异位症、宫颈因素、男性因素不孕。

2．具体步骤　①药物促排卵；②监测卵泡发育；③经阴道超声介导下取卵；④配子体外受精及胚胎体外培养；⑤胚胎移植和黄体支持；⑥移植2周后确定妊娠；⑦移植4～5周后阴道超声确定宫内临床妊娠。

3．常见并发症

（1）多胎妊娠：在IVF-ET中，多胎率可达30%以上，主要是由于促排卵药物的应用及多个胚胎移植所致（在IVF-ET中为了增加妊娠成功率，每次移植2～3个胚胎），多胎妊娠对母儿都不利，可增加流产、早产、母体孕产期各种并发症的发生率，围生儿死亡率增高，目前国内规范已限制移植的胚胎数目在2～3个以内，若三胎及三胎以上妊娠，可在孕早期施行选择性胚胎减灭术。

（2）卵巢过度刺激综合征：在接受促排卵药的患者中约20%发生不同程度的卵巢过度刺激综合征，重症者约1%～4%。其原因与多个卵泡发育、血清雌二醇过高有关，可导致血管通透性增加和血流动力学的病理生理改变，hCG应用可能加重病情。轻者表现为腹部胀满、少量腹水、卵巢增大；重者表现为腹部胀痛、大量腹水、胸腔积液、呼吸困难、全身水肿、血液浓缩、重要脏器血栓形成、低蛋白血症、肝肾功能损害、电解质紊乱等。

【卵质内单精子注射】

卵质内单精子注射（intracytoplasmic sperm injection，ICSI）是将精子直接注射到卵细胞胞质内，获得正常卵子受精和卵裂过程的一种方法。主要用于治疗男性不育症，多次IVF-ET周期失败的患者也是该方法的适应证。主要操作步骤：药物促排卵和卵泡监测，经阴道超声介导下取卵，去除卵丘颗粒细胞，高倍倒置显微镜下行卵母细胞胞质内单精子显微注射受精，胚胎体外培养，胚胎移植和黄体支持。

【胚胎植入前遗传学诊断】

胚胎植入前遗传学诊断（preimplantation genetic diagnosis，PGD），是从体外受精第3日的胚胎或第5日的囊胚取1～2个卵裂球或部分滋养细胞进行细胞和分子遗传学检测，检出带致病基因和异常核型胚胎，将正常基因和核型胚胎移植，得到健康下一代的技术。主要解决有严重遗传性疾病风险和染色体异常夫妇的生育问题。

辅助生殖技术因涉及大量伦理、法规和法律问题，需要严格管理和规范。同时新技术蓬勃发展，必将面临许多伦理和社会问题的约束和挑战。

（李改娟）

扫一扫，测一测

? 复习思考题

1. 简述不孕症的原因。
2. 简述女性不孕症的特殊检查。
3. 常用的促排卵药物有哪些？
4. 简述人工授精及体外受精-胚胎移植的概念。
5. 简述卵巢过度刺激综合征的原因及临床表现。

第二十三章 计划生育

PPT 课件

掌握宫内节育器放置与取出的适应证、禁忌证、操作方法，人工流产的适应证、禁忌证、并发症及其处理；熟悉终止妊娠的方法；了解目前计划生育工作的常用措施及方法。具备计划生育手术操作基本技能，能演示放置（取出）宫内节育器、吸宫术。

知识导览

计划生育（family planning）是妇女生殖健康的重要内容。2021 年 8 月 20 日，第二次修正的《中华人民共和国人口与计划生育法》第三章第十八条规定："国家提倡适龄婚育、优生优育。一对夫妻可以生育三个子女。"计划生育服务应做好避孕方法的知情选择，减少非计划怀孕和非治疗性人工流产。

第一节 避 孕

利用工具改变宫腔内环境或阻止精子进入阴道，从而达到避孕目的，称工具避孕。

一、宫内节育器

宫内节育器（intrauterine device，IUD）是一种安全、有效、简便、经济、可逆的避孕工具，为我国生育期妇女的主要避孕措施。

（一）种类

1. 惰性宫内节育器（第一代 IUD） 由惰性原料如金属、硅胶、塑料等制成。国内主要为不锈钢单环。因带器妊娠率和脱落率高，我国已于 1993 年淘汰。

2. 活性宫内节育器（第二代 IUD） 节育器内含有活性物质如铜离子、激素及药物等，以提高避孕效果，减少副反应。

（1）含铜宫内节育器

1）T 形带铜宫内节育器（TCu-IUD）：目前临床常用。用聚乙烯为材料做成 T 形支架，用细铜丝缠绕在其纵臂或横臂上，或在纵杆或横臂套以铜管。铜在宫腔内释放铜离子，避孕效果与含铜表面积成正比，有效率在 90% 以上。放置年限：带铜丝的一般放置 5～7 年，含铜套的可放置 10～15 年。TCu-IUD 带有尾丝，便于检查及取出。其优点是带器妊娠率和脱落率均较低。

2）V 形带铜宫内节育器（VCu-IUD）：用不锈钢做成 V 形支架，套以硅橡胶管，其斜臂或横臂缠绕铜丝或套铜管。分为大、中、小号三种规格。其优点是形态适应宫腔，带器妊娠率和脱落率均较低。放置年限为 5～7 年。子宫出血等发生率较高，因症取出率也较高。

3）宫铜 IUD：形态如宫腔形状，分大、中、小号。放置 20 年左右。

4）母体乐铜 375 宫内节育器：以聚乙烯为材料做成伞形支架，两边的弧形臂上各有 5 个小齿。铜丝表面积为375mm²,可放置5～8年。

5)含铜无支架 IUD:将 6 个铜套串联在一根尼龙线上,两端的铜套与尼龙线固定,铜的表面积为 330mm²,有尾丝。放器时使用特制的放置器,其上部为不锈钢针,顶端呈 Y 字形。节育器被固定和悬吊在宫腔内,可防止其脱落。放置 10 年。

6)爱母功能型宫内节育器:呈 V 形,镍钛合金支架,V 字末端压有铜粒,其表面积为115mm²。

(2)含药宫内节育器:将药物储存在节育器内,通过每日微量释放提高避孕效果,降低副作用。

1)左炔诺孕酮宫内节育器(LNG-IUD):以聚乙烯作为 T 形支架,纵管储存人工合成的孕激素——左炔诺孕酮,纵管外包有含聚二甲基硅氧烷的膜控制药物释放。主要副作用是月经变化,表现为点滴出血,经量减少甚至闭经。取器后恢复正常。

2)活性 γ 型宫内节育器:以镍钛记忆合金或不锈钢丝为支架,绕有 200mm² 的铜丝,吲哚美辛的硅胶珠咬合在 γ 形横臂的两末端,含吲哚美辛 25mg。

3)宫型和元宫型药铜宫内节育器:指含吲哚美辛的宫内节育器,如宫药 Cu200、元宫药铜 220。

(二)避孕原理

宫内节育器的避孕机制复杂,至今尚未完全明了。大量研究表明,宫内节育器的抗生育作用,主要是局部组织对异物的组织反应而影响受精卵着床。活性宫内节育器的避孕机制还与活性物质有关。

1.对精子和胚胎的毒性作用 宫内节育器由于压迫局部发生炎症反应,炎症细胞对胚胎有毒性作用。同时产生大量巨噬细胞覆盖于子宫内膜,影响受精卵着床,并能吞噬精子及影响胚胎发育;铜离子具有使精子头尾分离的毒性作用,使精子不能获能。

2.干扰着床 ①异物刺激子宫内膜产生前列腺素,能增强宫缩及输卵管蠕动,使受精卵提前 1～2 天进入宫腔,与内膜发育不同步,影响着床。②子宫内膜受压缺血及吞噬细胞的作用,激活纤溶酶原,局部纤溶酶活性增强,致使囊胚溶解吸收。③铜离子进入细胞,影响锌酶系统,阻碍受精卵着床及胚胎发育;并影响糖原代谢、雌激素摄入及 DNA 合成,使内膜细胞代谢受到干扰,受精卵着床及囊胚发育受到影响。

3.左炔诺孕酮宫内节育器的避孕作用 可使部分妇女抑制排卵。主要是孕激素对子宫内膜的局部作用:①使腺体萎缩,间质蜕膜化,间质炎症细胞浸润,不利于受精卵着床;②改变宫颈黏液性状,使宫颈黏液稠厚,不利于精子穿透。

4.含吲哚美辛宫内节育器的作用 吲哚美辛抑制前列腺素合成,减少前列腺素对子宫的收缩作用,从而减少放置宫内节育器后出现的出血反应。

(三)节育器放置术

1.适应证 育龄期妇女无禁忌证,要求放置节育器者,均可采取此种方法避孕。

2.禁忌证

(1)生殖器官炎症:如阴道炎、急性盆腔炎等。

(2)生殖器官肿瘤:宫颈肌瘤、子宫肌瘤、卵巢囊肿等。

(3)宫腔大小异常:子宫大于9cm 或小于5.5cm 者。

(4)严重全身性疾病:如心衰、重度贫血、出血性疾病或各种疾病急性期。

(5)宫颈内口过松或严重子宫脱垂者。

(6)子宫畸形:如双角子宫、双子宫双阴道等。

(7)出血感染者:人工流产术、中期妊娠引产术、分娩后、剖宫产术后有出血和潜在感染可能者。

(8)妊娠和妊娠可疑者。

(9) 铜过敏史者。

(10) 近 3 个月内有月经失调、阴道不规则流血。

3. 术前检查　详细询问病史,全面体格检查,特别是妇科检查,如发现禁忌证,应治愈后再放置。经检查不适合放置者,应指导使用其他避孕方法。

4. 放置时间　月经干净后 3～7 日内无性交者;人工流产后立即放置;产后 42 天恶露已净,会阴伤口愈合,子宫恢复正常;含孕激素宫内节育器在月经第 4～7 日放置;自然流产于转经后放置,药物流产 2 次正常月经后放置;哺乳期放置应先排除早孕;性交后 5 日内放置为紧急避孕方法之一。

5. 放置方法

(1) 排空膀胱,取膀胱截石位。

(2) 消毒外阴、阴道;铺无菌巾。

(3) 双合诊确定子宫大小及位置。

(4) 阴道扩张器暴露宫颈,消毒宫颈及阴道穹隆。

(5) 钳夹宫颈并向外稍牵拉,探测宫腔方向和深度,选择合适的节育器。

(6) 放入节育器:如宫颈管过紧,可用扩宫器扩张至 4～5 号后再放置。用放置器将其送入宫腔,IUD 的上缘必须抵达宫底部。待尼龙尾丝节育器放置后,可在距宫颈口 2cm 处将过长的尼龙尾丝剪断。

(7) 取出器械:节育器放置成功后,观察无出血和其他异常,即可取下宫颈钳和阴道扩张器。

6. 注意事项

(1) 术前查清子宫位置和大小。

(2) 术中必须无菌操作,节育器勿接触外阴和阴道。术中操作要轻柔,以免造成损伤及节育器异位。

(3) 术后休息 3 天;1 周内避免重体力劳动;2 周内禁盆浴和性交。若有少量阴道流血或轻微腰酸腹胀,数日内多自然消失,不需处理。若出血多且有腹痛,应查明原因后处理。术后第一年 1、3、6、12 个月随访,以后每年复查一次直至停用,特殊情况随诊。

(四)宫内节育器取出术

1. 适应证　放置期限已满,要求更换新节育器者;计划再生育或已无性生活不再需避孕者;绝经过渡期停经 1 年内者;要求改换其他避孕方法或绝育者;有不规则阴道流血或其他症状经治疗无效者;带器妊娠者;有并发症及副作用,经治疗无效者。

2. 禁忌证　生殖道炎症,经治愈后方可取出;疾病急性期,待病情好转后再取出。

3. 取出时间　月经干净后 3～7 天取出。子宫不规则出血者,可随时取出,取 IUD 的同时需行诊断性刮宫,刮出物送病理检查,排除子宫内膜病变。带器妊娠者,可在人工流产时取出。取出前应先检查节育器是否存在及其位置。

4. 取出方法　术前准备同放置术。若为环形节育器,可用取环钩沿子宫后壁缓缓进入,接触到环后有金属感时,稍抬起钩柄,再向前进入,然后放下钩柄,钩住环缘后,缓缓向后拉出;若为带有尼龙尾丝的节育器,牵拉留置于阴道内的尼龙尾丝即可取出。取器困难者可在超声引导下或宫腔镜监视下取出。

5. 注意事项　取器前应做 B 超检查或 X 线检查确定节育器位置及类型。使用取环钩取 IUD 时,应十分小心,不能盲目钩取,避免向宫壁钩取,以免损伤子宫壁;取器后两周内禁止性交与盆浴,以免感染;取出 IUD 后应嘱咐采取其他避孕措施。

(五)副作用及并发症防治

1. 阴道出血　常发生于放置节育器后 1 年内,尤其是最初 3 个月内。表现为经量增多、经期延长或周期中点滴出血。无须治疗,3～6 个月后逐渐恢复;流血量多者,可予药物止血。经治疗无效者,取出节育器;出血时间较长者,需抗感染。

2．腰酸、腹坠　因节育器过大或位置偏低,致宫缩造成。可先用解痉药,如无效取出另换其他节育器。

3．感染　节育器放置前可能有生殖道感染,术中无菌操作不严或节育器尾丝余留阴道均可导致上行性感染。一旦发生感染,应取出节育器,并给予抗感染治疗。

4．节育器嵌顿　放置时损伤宫壁引起,一经诊断应及时取出。术前注意选择与宫腔大小相适应的节育器,放置时提高操作技能。

5．节育器异位　多因操作不当,或哺乳期子宫较柔软,使节育器在放置时超越了正常位置。一经确诊,应根据其所在部位,经腹(包括腹腔镜)或经阴道将节育器取出。

6．节育器脱落　多发生于放置节育器后第一年内,尤其是前三个月的月经期间。故在放置后第一年应随访观察。

7．带器妊娠　IUD 没有放入宫腔的正常位置、型号偏小、IUD 位置下移、IUD 脱落,余下的宫腔可供囊胚着床而妊娠。一旦确诊,应于人工流产的同时取出 IUD,另换其他节育器。

二、药 物 避 孕

药物避孕是通过药物抑制排卵,干扰孕卵着床的避孕方法。避孕药是应用人工合成的甾体激素。甾体避孕药的激素成分主要是雌激素和孕激素。

(一)短效口服避孕药

【种类及成分】

1．复方炔诺酮(口服避孕片 1 号)　每片含炔诺酮 0.6mg,炔雌醇 0.035mg。

2．复方甲地孕酮(口服避孕片 2 号)　每片含甲地孕酮 1mg,炔雌醇 0.035mg。

3．复方避孕片(口服避孕片 0 号)　每片含炔诺酮 0.3mg,炔雌醇 0.035mg。

4．复方去氧孕烯片　每片含去氧孕烯 0.15mg,炔雌醇 0.03mg。

5．复方孕二烯酮片　每片含孕二烯酮 0.075mg,炔雌醇 0.03mg。

6．炔雌醇环丙孕酮片　每片含环丙孕酮 2.0mg,炔雌醇 0.035mg。

7．屈螺酮炔雌醇片　每片含屈螺酮 3.0mg,炔雌醇 0.03mg。

8．左炔诺孕酮/炔雌醇三相片　第一相(1~6 片),每片含炔雌醇 0.03mg,左炔诺孕酮 0.05mg;第二相(7~11 片),每片含炔雌醇 0.04mg,左炔诺孕酮 0.075mg;第三相(12~21 片),每片含炔雌醇 0.03mg,左炔诺孕酮 0.125mg。

【作用机制】

1．抑制排卵　干扰丘脑下部与垂体系统,抑制垂体分泌 FSH 和 LH,影响垂体对 GnRH 的反应,不出现排卵前 LH 高峰而抑制排卵。

2．改变宫颈黏液　使宫颈黏液变浓稠,不利于精子穿透,阻止精卵相遇。

3．干扰着床　使子宫内膜提前出现分泌反应,与孕卵的发育不同步,从而影响孕卵着床。

4．改变输卵管的功能　干扰输卵管分泌和纤毛上皮功能及肌肉节段运动,改变受精卵在输卵管内的运动,不利于孕卵着床。

【适应证及禁忌证】

1．适应证　育龄期健康妇女要求避孕者均可使用。

2．禁忌证　①严重心血管疾病、血栓性疾病不宜应用,如高血压、冠心病、静脉栓塞等;②急、慢性肝炎或肾炎;③部分恶性肿瘤、癌前病变;④内分泌疾病,如糖尿病、甲状腺功能亢进症;⑤哺乳期不宜使用复方口服避孕药;⑥年龄>35 岁的吸烟妇女服用避孕药后会增加心血管的发病率,不宜长期服用;⑦精神病长期服药者;⑧有严重偏头疼,反复发作者。

【用法及注意事项】

从月经来潮的第五天开始服药,每晚1片,连服22天,不得间断。如漏服,应在12小时内补服一片,以免发生不规则阴道流血或避孕失败。一般在停药后3天左右月经来潮。若停药7日尚无月经来潮,应于当天晚上开始口服下一个周期的药物。若再次无月经,宜停药检查原因。

【副作用及处理】

1. 类早孕反应 由于避孕药的成分主要是孕激素,服药后可能出现类早孕反应,如头昏、疲倦、恶心、呕吐等,有些人可能还会少量阴道出血。一段时间后会减轻或消失。若反应较重,可服用维生素 B₆ 10~30mg,每日3次,连续1周。

2. 阴道出血 多发生在漏服药之后,或因体内雌激素不足所致。如出血量少,可每晚加服炔雌醇0.05mg,或加倍服用避孕药,直至服至22天为止;若出血量多于月经,应停药,待出血第5天开始口服下一个周期的药物或更换避孕药。

3. 闭经 应停用避孕药,改用雌激素替代治疗或加用促排卵药物,仍无效者应进一步检查闭经原因。停药后月经仍然不来潮者应排除妊娠。

4. 体重变化 有些妇女服药后体重增加。与孕激素成分的弱雄激素活性促进体内合成代谢、雌激素使水及钠潴留有关。可更换第三代口服避孕药。

5. 色素沉着 极少数妇女颜面部皮肤出现淡褐色色素沉着,停药后多能自然消退。第三代口服避孕药能改善原有的皮肤痤疮。

(二)长效口服避孕药

服药一次避孕1个月,有效率>98%。由长效雌激素和人工合成的孕激素配伍制成,长效雌激素被胃肠道吸收后储存于脂肪组织内,缓慢释放起到长效避孕作用。主要抑制性腺功能从而抑制排卵。

1. 制剂 复方左旋18甲长效避孕片,三合一炔雌醚片等。

2. 用法 在月经来潮的第5天服第一片药,5天后加服一片药,以后按第一次服药日期每月服1片。

3. 副作用 服药后可出现类早孕反应,白带增多,经量增多,经期延长或服药期停经等,少数感头痛、乳房胀痛及腰酸腹痛等。如欲停药,应在下一个月经周期第5天开始,口服短效避孕药,连续3个周期,作为过渡,以免发生撤药性不规则出血。

(三)注射用长效避孕药

为长效雌、孕激素复方制剂,肌内注射一次可避孕1个月,有效率98%。作用机制与短效避孕药相同。制剂如复方己酸孕酮注射液(避孕针1号),每支含己酸孕酮250mg,戊酸雌酮5mg。用法:第一个月经周期第5天和第12天各肌内注射1支,以后在每次月经周期第10~12天肌内注射1支。用药后3个月内可能出现月经周期不规则、经量增多,对症处理可缓解,或用短效避孕药调整。若注射后28天不来月经,应注射第2针。对月经频发和月经过多者不宜使用长效避孕针。

(四)探亲避孕药

适用于夫妇分居两地探亲期间短期使用的避孕药。不受经期限制,探亲当日开始服用,每日一次,至探亲结束。其作用机制主要是抑制排卵、改变子宫内膜的形态和功能、宫颈黏液变稠等,不利于孕卵着床,从而阻止受孕。

(五)其他类型避孕药

1. 皮下埋植剂 皮下埋植剂于1987年引入我国,是一种缓释系统避孕剂,避孕效果达99%以上。国产皮下埋植剂为左炔诺孕酮硅胶棒Ⅰ型和Ⅱ型。于月经周期7天内植入左上臂内侧皮下。副作用:个别妇女使用后有不规则阴道出血或闭经,随放置时间延长逐渐减轻或消失。症状严重者,可用止血药或雌激素止血。

2. 缓释阴道避孕环　为近几年发展起来的一种新型阴道避孕工具,是由医用硅胶管制成的圆形环,环内放入甲地孕酮,称为甲硅环。环内含有甲地孕酮 250mg,一次放置,避孕 1 年,经期不需取出。

三、其他避孕法

(一)自然避孕法
错开排卵前后一段时间,有性生活而未妊娠者,称为自然避孕法,又称安全期避孕法。对于不宜使用避孕药和工具避孕者可酌情选用。排卵前后 4～5 天为易孕期,其余时间为相对安全期。因排卵时间不能准确测到,且排卵时间易受外界多种因素的影响而提前或推后,故此法失败率较高,不宜提倡。

(二)紧急避孕
为阻止非意愿性妊娠,未避孕而有性生活或避孕失败后几小时或几日内应用药物和工具避孕的方法,称紧急避孕。

1. 放置宫内节育器　在无保护性性生活后 5 天内,放置节育器于子宫腔内,有效率可达 95% 以上。此法特别适合要求长期工具避孕而又无禁忌证者。

2. 口服紧急避孕药

(1)激素类药物:在无保护性性生活后 3 天内,口服复方左炔诺孕酮片(含炔雌醇 30μg、左炔诺孕酮 150μg),首剂 4 片,12 小时后再服 4 片;也可服用左炔诺孕酮片(含左炔诺孕酮 0.75mg),在无保护性性生活后 3 天内,首剂 1 片,12 小时后再服 1 片。适用于临时避孕者,正确使用的避孕有效率为 96%。

(2)非激素类药物:米非司酮为抗孕激素制剂。服用方法:在无保护性性生活后 5 天内,口服米非司酮 10mg 或 25mg,1 片即可。避孕效果可达 85% 以上,妊娠率 2%。

(3)副反应:激素类药物服药后可能出现恶心、呕吐、不规则阴道流血,而非激素类药物副反应少且轻。紧急避孕药物的孕激素用量大,副作用也大,不能作为常规避孕方法使用。

(三)阴茎套
1. 避孕作用　射精时精液排在套内,阻止精子进入阴道,达到避孕目的,又称安全套。是目前世界上最常用、最无害的男用避孕法。可避孕、防止性病传播。

2. 使用方法　使用者根据自己情况选择合适的型号。阴茎套由优质乳胶制成,薄型筒状,顶端有小囊可储存精液约 1.8ml。使用前应充气检查其有无破损,将阴茎套前端小囊捏扁,以备贮放精液,然后套在阴茎上。射精后,在阴茎未全软缩前,捏住套口,连同阴茎一起抽出,防精液外流或阴茎套滑脱在阴道内。避孕可靠性在 93%～95%。

(四)免疫避孕
有计划地利用机体自身的免疫防御机制来阻止非计划妊娠的生育调节方法,称为免疫避孕。目前正在研究黄体生成素释放激素类似物避孕、免疫避孕法的导向药物避孕和抗生育疫苗等。

第二节　避孕失败的补救措施

人工流产是指因意外妊娠、疾病等原因而采用人工方法终止妊娠,是避孕失败的补救措施。人工流产对妇女的生殖健康有一定影响,做好避孕工作,避免或减少意外妊娠是计划生育工作的真正目的。终止早期妊娠的人工流产方法包括药物流产与手术流产两种。

一、药 物 流 产

应用药物促胚胎排出的方法称为药物流产。适用于停经49日以内的孕妇，完全流产率可达90%左右，目前最常用的药物是米非司酮和米索前列醇。

1. 适应证

（1）停经49日内，确诊宫内早孕，本人自愿，<40岁的健康妇女。

（2）不宜行手术流产的高危妊娠，如产后、近期剖宫产后、近期人工流产术后、连续多次人工流产术、子宫位置不正常、生殖道畸形、有子宫穿孔史、有盆腔脊柱肢体畸形而不能采取膀胱截石位者。

（3）对手术流产有恐惧心理的妇女。

（4）尿hCG阳性，B超确诊为宫内妊娠。

2. 禁忌证

（1）肾上腺疾病及其他内分泌疾病、血液病、血管栓塞性疾病、青光眼、哮喘、癫痫、结肠炎等。

（2）过敏体质、妊娠期皮肤瘙痒史者。

（3）带器妊娠者。

（4）宫外孕、妊娠剧吐者。

（5）长期服用抗结核、抗癫痫、抗抑郁、抗前列腺素药物等。

3. 服用方法 米非司酮分顿服法和分服法。顿服法：用药第1日顿服米非司酮200mg；服药的第3日早上口服米索前列醇0.6mg，前后空腹1小时。分服法：米非司酮用药第1日晨服50mg，8～12小时再服25mg；用药第2日早晚各口服25mg；第3日上午7时再服25mg；服米非司酮1小时后服米索前列醇0.6mg；每次服药前后至少空腹1小时。最大的副反应是流产后出血时间过长和出血量增多。且药物治疗效果较差，极少数人因大量出血需刮宫终止妊娠。故药物流产必须在有抢救条件的正规医疗机构进行。

二、手 术 流 产

以手术方法终止妊娠，包括负压吸引术和钳刮术两种方法。

（一）负压吸引术

负压吸引术是利用负压将宫腔内的妊娠物吸出。

【适应证】

1. 妊娠10周以内要求终止妊娠而无禁忌证者。

2. 因各种疾病不宜继续妊娠者。

【禁忌证】

1. 各种疾病的急性期。

2. 急、慢性生殖系统炎症。

3. 全身情况不良，不能耐受手术。

4. 术前两次体温在37.5℃以上者。

【术前准备】

询问病史，常规体检、妇科检查，尿hCG测定，超声检查确诊。血、尿、阴道分泌物常规及凝血方面检查。术前测体温、脉搏、血压正常，排空膀胱，解除患者思想顾虑。

【手术步骤】

1. 体位 取膀胱截石位。

2. 消毒铺巾　消毒外阴及阴道,铺无菌巾。

3. 妇科检查　双合诊明确子宫大小及位置,检查附件有无异常。

4. 暴露宫颈　用阴道扩张器扩张阴道,暴露宫颈,消毒阴道及宫颈管,宫颈钳夹持宫颈前唇。

5. 探测宫腔　用子宫探针顺子宫方向轻轻探测宫腔深度。

6. 扩张宫口　用扩宫器由小到大逐号扩张宫颈管至比选用的吸管大半号或 1 号,便于吸宫器吸刮时顺利通过宫颈管。如行钳刮术,应扩大至 8～10 号,使中号刮匙及小卵圆钳能进入宫腔。扩张器要顺宫腔曲度徐徐伸入,通过宫颈内口后即不再前进,切忌强行伸入,以免造成子宫穿孔。

7. 吸刮宫腔　将橡皮管一端接上吸管,一端连接到负压吸引器上,然后将吸管顺宫腔方向轻轻伸入直至宫底,注意吸管不应超过探针所测得的深度。按孕周大小适当调整负压,一般控制在负压 400～500mmHg,顺时针方向由宫底到宫颈内口处吸刮宫腔 1～2 圈,吸刮时吸管应来回移动,当吸到胚胎组织时,橡皮管内有振动感,负压瓶内可见组织物。胚胎组织吸刮干净后,子宫明显缩小,宫腔四壁有粗糙感,表示宫腔内组织已吸刮干净。可折叠捏紧橡皮管,从宫腔慢慢抽出吸管。为避免胚胎组织残留,最后再用小刮匙轻轻搔刮子宫双角及宫腔四壁。必要时重新放入吸管,再次用低负压吸宫腔 1 圈。

8. 取出器具　用棉球或纱布擦净宫颈口和阴道,取下器具,术毕。

【术中注意事项及特殊情况处理】

1. 正确判别子宫大小及方向,动作轻柔,减少损伤。

2. 扩张宫颈管时用力均匀,以防宫颈内口撕裂。

3. 严格无菌操作。

4. 吸宫术中或吸宫术后,阴道出血较多者,可肌内注射缩宫素 10U 或麦角新碱 0.2～0.4mg 以止血。

5. 如受术者要求同时放置宫内节育器,吸宫术结束时,宫腔深度小于 10cm 以内者,可按常规操作放置。

6. 哺乳期子宫壁薄而柔软,吸宫时要特别小心,以防子宫穿孔。扩张宫口后,可肌内注射或宫颈注射缩宫素 10U,促使子宫壁收缩变厚。

7. 剖宫产后的子宫壁留下瘢痕,其伸缩性较差,吸宫时应动作轻柔以防瘢痕裂开。负压不宜过大,器械进出子宫腔次数不宜过多。必要时可在超声或宫腔镜监视下操作。

8. 过度前屈或后屈子宫妊娠,钳夹宫颈后尽量向外牵拉,使之拉直变成平位,有利于操作。术中应注意宫底部和宫角处的组织是否吸净,以防漏吸。

9. 术后仔细检查吸出物有无绒毛,吸出物的多少是否与停经周数相符。

10. 孕周≥10 周的早期妊娠应采用钳刮术。

【术后处理】

1. 术后观察 1～2 小时,若无异常方可让受术者离去。

2. 术后回家休息半个月,2 周内禁盆浴,1 个月内禁房事。

3. 嘱术后若有腹痛、发热、阴道出血量多者,随时就诊。

4. 指导避孕方法。

（二）钳刮术

适用于妊娠 10～14 周。一般在手术前 12 小时,宫颈管内插放无菌导管,使其自动缓慢扩张,便于吸管和卵圆钳的通过。手术步骤前 6 项同负压吸引术,钳刮时应充分扩张宫颈至卵圆钳能通过为止。先用卵圆钳夹破胎膜让羊水流尽,以防发生羊水栓塞。再钳夹胎儿、胎盘,夹出的胎儿部分应放在无菌巾上,以便检查胎儿整体是否完全夹出,术中可辅助吸刮,方法同前。至四壁出现粗糙感，此时可换用小刮匙轻刮子宫两角，以防胚胎组织残留。子宫较大或出血较多者，可于宫颈注射缩宫素 10～20U。术后应检查刮出物是否与妊娠周数相符。术后处理同负压吸引术。

（三）人工流产并发症及处理

1. 人工流产综合反应　手术过程中，受术者突感头晕、恶心、呕吐、面色苍白、出冷汗、脉搏细弱缓慢、血压下降、心动过缓或心律失常，重者可晕厥或抽搐，为宫颈、子宫受机械性刺激后，迷走神经兴奋所致。停止手术后多能恢复。处理：术前给予精神安慰，消除紧张恐惧心理；术中操作应轻柔，扩张宫颈时不可过快和过猛，吸宫时负压要适当，吸净后不要再吸刮。症状出现后，立即停止手术，给氧。严重者静脉注射阿托品 0.5～1mg，可有效缓解。

2. 术中出血　因子宫收缩不良或胚胎组织未吸净时发生出血，或因妊娠月份较大行钳刮术发生出血。处理：宫颈注射缩宫素，迅速清除宫腔内组织，必要时补液、输血等。

3. 子宫穿孔　手术时突然感到无宫底感觉，或手术器械进入深度超过原来所测得深度。提示子宫穿孔，应立即停止手术。处理：若穿孔小，胚胎组织已清除又无明显内出血者，可于宫颈注射缩宫素，促进子宫收缩以止血，并使用抗生素预防感染，严密观察有无腹痛、阴道流血及血压脉搏变化。若胚胎组织尚未吸净者，可在 B 超或腹腔镜监测下，由有经验的医师避开穿孔部位行清宫术；尚未进行吸宫操作者，则可等待 1 周后再清除宫腔内容物；内出血增多或疑有脏器损伤者，应立即剖腹探查。根据情况做相应处理。

4. 术后感染　可发生急性子宫内膜炎、盆腔炎等，予抗生素治疗，口服或静脉给药。

5. 吸宫不全　人工流产术后部分妊娠组织物残留宫腔。因术中未注意吸刮子宫角部，子宫体过度屈曲者吸管未达到宫底部，或手术者技术不熟练导致部分妊娠组织物残留。若术后流血时间长、血量多、无明显感染征象者，应尽早行清宫术，术后给予抗生素预防感染；若同时伴有严重感染者，应控制感染后再行清宫。

6. 漏吸或空吸　术时胚胎组织未从宫腔内吸出，术后妊娠继续者，称为漏吸。多见于子宫位置异常或畸形子宫，早期妊娠胚胎组织过小等容易发生漏吸。处理：术毕应常规检查吸出物是否有绒毛或胚胎组织，否则应查找原因，并重新探查宫腔，必要时再次行负压吸引术。空吸：误诊为宫内妊娠行人工流产术者。吸出物肉眼未见绒毛或胚胎组织，应将吸出物送病理检查，排除宫外孕。

7. 羊水栓塞　少见。因宫颈损伤、胎盘剥离处创面血窦开放，羊水进入血液循环导致。即使并发羊水栓塞，其症状及严重程度不如晚期妊娠发病凶猛。治疗包括抗过敏及抗休克等。

8. 远期并发症　宫颈粘连、宫腔粘连、慢性盆腔炎、月经失调、继发性不孕等。

附：引产

引产为避孕失败后的一种补救措施。中期妊娠引产并发症多且危险性较大，应尽可能避免。分为药物引产和手术引产。药物引产如依沙吖啶、前列腺素、芫花、天花粉等引产；手术引产如水囊引产等。

目前临床应用较多的是依沙吖啶引产。

【适应证】

妊娠 14～24 周要求终止妊娠而无禁忌证者，因疾病或特殊情况不宜妊娠者。

【禁忌证】

有活动性肝、肾疾病伴功能不全者禁用；子宫有瘢痕者禁用。

【制剂与配制】

依沙吖啶为黄色结晶粉末，可直接刺激宫缩作用，引产成功率为 98%，且药物有较强的杀菌作用。将依沙吖啶 100mg 装入安瓿密封高压消毒。引产时用 100ml 无菌蒸馏水使其溶解成为溶液后备用。

【操作步骤】

1. 选择穿刺点　孕妇排空膀胱，平卧，查清宫底和囊性感较强的羊水部位，困难时，借助于 B 超定位，或超声引导下进行则更安全可靠。

2. 消毒铺巾　消毒腹部皮肤，铺无菌孔巾。

3. 穿刺注药　在定位好的穿刺点做局麻，用 20～21 号穿刺针垂直快速刺入羊膜腔，抽出羊水后，换上已抽好依沙吖啶药物的针筒，将药液缓慢注入羊膜腔。然后快速退针，用无菌纱布压迫穿刺点 2～3 分钟，胶布固定。术毕。

【注意事项】

1. 依沙吖啶的有效量不因妊娠周数的增加而增加。每次注入量为 0.1％溶液 100ml（含依沙吖啶 100mg）。超过 200mg 者，可引起急性肾功能衰竭。

2. 生理盐水溶解依沙吖啶会出现沉淀，故只能用蒸馏水溶解。

3. 术中术后，注意孕妇有无呼吸困难、发绀等异常征象，以防羊水栓塞。

【观察及处理】

1. 羊膜腔注药后，孕妇应留在病房观察，定时测量体温、脉搏，观察阴道有无流血、流液及宫缩等情况。

2. 个别孕妇注药后 24 小时左右可出现体温轻度上升和白细胞计数增多现象。胎儿排出后，体温和白细胞可自行恢复。如体温超过 38℃，应给予抗生素。

3. 羊膜腔注药后，出现强烈宫缩，孕妇难以忍受，烦躁不安，可肌内注射哌替啶 50～100mg 或阿托品 0.5mg，或地西泮 10mg 静脉注射。

4. 胎儿及胎盘在注药后 24～48 小时排出。娩出后仔细检查胎儿胎盘是否完整，否则应予清宫。对妊娠小于 20 周者，常规清宫减少出血，有助于子宫复旧。

5. 常规检查宫颈与阴道壁有无撕裂伤，如有撕裂及时予以缝合。

第三节　输卵管绝育术

通过手术将输卵管结扎或用药物使输卵管腔粘连堵塞，阻断精子与卵子相遇而达到绝育，是一种安全、永久性的节育措施。绝育方式有经腹、经腹腔镜或经阴道手术。

一、经腹输卵管结扎术

【适应证】

已婚妇女，自愿要求做绝育手术而无禁忌证者；因病不宜再妊娠者。

【禁忌证】

1. 各种疾病的急性期。

2. 有感染者，如皮肤感染、盆腔炎等。

3. 24 小时内两次体温在 37.5℃或以上者。

4. 严重的神经官能症。

5. 全身状况不佳，如心力衰竭、血液病等不能耐受手术者。

【手术时间】

非孕妇女，月经干净后 3～4 日；人工流产或分娩后 48 小时内施术；哺乳期或闭经妇女，在排除早孕后再行手术。

【术前准备】

详细询问病史,行全身及妇科检查,血、尿常规和肝、肾功能等检查,准备腹部及会阴皮肤。解除受术者的思想顾虑和紧张情绪。

【手术步骤】

受术者排空膀胱后取平卧位,留置导尿管,常规消毒腹部皮肤。

1. 切口位置　耻骨联合上3~4cm做纵切口或横切口,长约2cm。产后在宫底下2cm处做切口。逐层切开腹壁。

2. 寻找输卵管

(1)钳取法:将卵圆钳伸入至子宫角处,再向子宫侧壁外张开卵圆钳,轻夹输卵管,逐渐将输卵管提至切口处。见到输卵管伞端后才能证实输卵管。

(2)钩取法:子宫后位时多用。将输卵管钩移到子宫底部,再转向一侧子宫角后下方,钩端朝前方上提出输卵管。

(3)指板法:摸清子宫位置,子宫后位者应扶成前位,示指置于输卵管峡部,另一手执指板贴,示指进入盆腔,板尖与指尖夹住输卵管,示指与指板同时一起移至输卵管壶腹部,取出输卵管。

3. 结扎输卵管　多采用抽心包埋法。用两把组织钳钳夹输卵管中段约3cm长的一段浆膜,注意避开血管,在此段浆膜下注入0.5%利多卡因1ml使之鼓起,在鼓起的浆膜上做一切口,用蚊式止血钳游离出输卵管,以细丝线结扎后剪去1cm,再以4号细丝分别结扎输卵管两侧断端,用1号丝线连续缝合浆膜层,将输卵管近侧包埋于浆膜内,远端留置浆膜外,检查无出血后送回腹腔。同法处理对侧。

【术后处理】

术后注意观察生命体征。局部浸润麻醉不需禁食,鼓励尽早下床活动避免肠粘连。术后2周内禁止性生活。

【并发症的防治】

1. 近期并发症

(1)感染:因消毒不严、止血不全、操作粗暴造成组织损伤出现感染,或原有感染尚未控制,应对因治疗。

(2)损伤:切开腹膜时误伤膀胱、肠管。手术时应熟悉解剖层次,仔细检查,如发生应及时处理。

(3)出血及血肿:止血不彻底,多因过度牵拉损伤输卵管或输卵管系膜血管所致。术中应严格止血,术后注意观察。

2. 远期并发症

(1)输卵管再通:再通率1%~2%。多因手术时误扎或漏扎输卵管所致。

(2)肠粘连:多因术中反复寻找输卵管,致肠管、大网膜损伤。

二、腹腔镜下输卵管绝育术

【禁忌证】

1. 主要为腹腔粘连、心肺功能不全、膈疝等;

2. 其余同经腹输卵管结扎术。

【手术步骤】

受术者排空膀胱后取头低臀高仰卧位,按妇科腹腔镜术式消毒铺巾。

1. 脐孔下缘做 1cm 小切口，先用气腹针插入腹腔，充 CO_2 2~3L，然后插入套管针放置腹腔镜。

2. 腹腔镜直视下可采用双极电凝法烧灼输卵管峡部 1~2cm，也可将弹簧夹或硅胶环放置于输卵管峡部，以阻断输卵管通道。

【术后处理】

静卧 4~6 小时后可下床活动；观察生命体征有无改变。

第四节　避孕方法的知情选择

避孕方法知情选择是计划生育优质服务的重要内容，指通过广泛深入宣传、教育、培训和咨询，生育期妇女根据自身特点（包括家庭、身体、婚姻状况等），选择合适的安全有效的避孕方法。以下介绍生育年龄各期避孕方法的选择。

一、新　婚　期

1. 原则　新婚夫妇年轻，尚未生育，应选择使用方便、不影响生育的避孕方法。

2. 选用方法　复方短效口服避孕药使用方便，避孕效果好，不影响性生活，列为首选。男用阴茎套也是较理想的避孕方法，性生活适应后可选用阴茎套。还可选用外用避孕栓、薄膜等。尚未生育或未曾有人工流产手术者，宫内节育器不作为首选。不适宜用安全期、体外排精及长效避孕药。

二、哺　乳　期

1. 原则　不影响乳汁质量及婴儿健康。

2. 选用方法　阴茎套是哺乳期选用的最佳避孕方式。也可选用皮下埋植剂，使用方便，不影响乳汁质量。哺乳期放置宫内节育器，操作要轻柔，防止子宫损伤。由于哺乳期阴道干燥，不适用避孕药膜。哺乳期不宜使用雌、孕激素复合避孕药或避孕针，以及自然避孕。

三、生　育　后　期

1. 原则　选择长效、可逆、安全、可靠的避孕方法，减少非意愿妊娠进行手术带来的痛苦及并发症。

2. 选用方法　各种避孕方法（宫内节育器、皮下埋植剂、复方口服避孕药、避孕针、阴茎套等）均适用，根据个人身体状况进行选择。对某种避孕方法有禁忌证者，则不宜使用此种方法。已生育两孩或以上妇女、无生育意愿者，可采用绝育术。

四、绝经过渡期

1. 原则　此期仍有排卵可能，应坚持避孕，选择外用避孕为主的避孕方法。

2. 选用方法　可采用阴茎套。原来使用宫内节育器无不良反应可继续使用，至绝经后半年内取出。绝经过渡期阴道分泌物较少，不宜选择避孕药膜，可选用避孕栓、凝胶剂。也不宜选用复方避孕药及自然避孕。

（张　争）

扫一扫，测一测

?　**复习思考题**

1. 宫内节育器的种类有哪些？
2. 药物避孕的副作用有哪些？
3. 人工流产的禁忌证有哪些？
4. 人工流产的并发症有哪些？

第二十四章 妇 女 保 健

PPT 课件

ER 24-2
知识导览

　　掌握妇女保健工作的任务、青春期保健;熟悉妇女各期保健内容;了解妇女保健统计指标。具备针对妇女各阶段特点开展保健指导工作的能力。

第一节　妇女保健的工作任务

　　1. 针对妇女一生不同阶段,开展妇女各期保健工作。
　　2. 定期进行妇女常见病和恶性肿瘤的普查普治。
　　3. 开展计划生育技术及其指导工作。
　　4. 做好妇女劳动保护,维护妇女权益。
　　5. 进行健康教育与健康促进。
　　6. 注重女性心理保健,保障身心健康。
　　7. 加强有关妇女保健的资料统计分析和各项科研工作。

第二节　妇女各期保健

一、青春期保健

　　1. 一级预防　是重点。①自我保健:加强健康教育,使青少年了解自己生理、心理上的特点,懂得自爱,学会保护自己,培养良好的个人生活习惯,合理安排生活和学习,有适当的运动与正常的娱乐,注意劳逸结合;②营养指导:注意营养成分的搭配,提供足够的热量,定时定量,三餐有度;③体育锻炼:对身体健康成长十分重要;④健康教育:青春期是形成良好行为习惯和心理健康的重要时期,如正确保护皮肤,防止痤疮,保护大脑,开发智力,远离烟酒等;⑤性知识教育:通过性教育使少女了解基本性生理和性心理卫生知识,注意经期卫生,正确对待和处理性发育过程中的各种问题,以减少非意愿妊娠率,预防性传播疾病。
　　2. 二级预防　包括小儿、妇科常见病的筛查和防治,通过学校保健,定期体格检查,早期发现各种疾病和行为异常,减少危险因素对身心的伤害。
　　3. 三级预防　对青年女性疾病的治疗与康复。

二、婚 前 保 健

　　为即将婚配的男女双方在结婚登记前所提供的保健服务,包括婚前医学检查、婚前卫生咨询、婚前卫生指导。发现可能影响结婚和生育的疾病,给予及时治疗,并提出有利于健康和出生子代素质的医学意见;掌握性保健、生育保健和新婚避孕知识,做到优生优育;开展婚前卫生咨询。

课堂互动

你对青春期保健内容了解多少?有哪些合理有效的方法对青春期少女进行心理卫生指导和性教育?

三、生育期保健

通过三级预防,维护生殖功能正常,保证母婴安全,降低孕产妇及围生儿死亡率。

一级预防:是重点,普及孕产期保健知识,开展计划生育技术指导。

二级预防:预防孕育或节育导致的疾病,能做到早发现、早防治,提高防治质量。

三级预防:加强高危孕产妇的管理,降低孕产妇及围生儿死亡率。

四、围生期保健

指一次妊娠从妊娠前开始,历经妊娠期、分娩期、产褥期、哺乳期,为孕产妇和胎儿及早期新生儿健康开展全方位保健措施。

1. 孕前期保健　选择最佳受孕时机,有计划妊娠,建议在受孕前 3～6 个月进行孕前健康检查,目的是在受孕前进入最佳的健康状态,以减少许多危险因素和高危妊娠。女性<18 岁或>35 岁妊娠,易造成难产、产科并发症及胎儿染色体病。孕前评估既往史、家族族、遗传史、心理状况及社会环境。治疗影响妊娠的疾病,如病毒性肝炎、心脏病等,选择适宜时间受孕,告知两次妊娠间隔时间最好在 2～5 年,不宜妊娠者应及时告知。孕前健康的心理和社会环境也很重要,戒烟酒,避免接触有毒有害物质和放射线。采用长效避孕药避孕者须停药半年后再妊娠。孕前三个月补充叶酸,预防神经管畸形、先天性心脏病等。

2. 孕早期保健　重点是防病防畸。①尽早确诊早孕。排除异位妊娠,建立孕期保健手册,进行高危妊娠初筛并及时处理,注意营养。②预防出生缺陷。评估孕前保健情况,避免接触有害化学物质和放射线,避免密切接触患病宠物,避免接触病毒等有害物质。③做好预防流产相关知识宣教,指导妊娠早期营养和生活方式,保证充足睡眠,保持愉快心情,适当活动。④进行高危妊娠初筛,对于不宜继续妊娠者应告知并建议及时终止妊娠;高危妊娠继续妊娠者,严密观察。⑤出生缺陷的妊娠早期筛查,在妊娠 10～14 周可以进行早孕期唐氏综合征血清学筛查和胎儿严重畸形的早孕期筛查。无创产前筛查(NIPT)技术在妊娠 12～22^{+6} 周之间进行。

3. 孕中期保健　加强产前诊断及胎儿宫内生长发育监测,积极防治各种并发症,加强营养,适当补充铁剂与钙剂。开展妊娠糖尿病、胎儿畸形筛查,对疑有畸形或遗传病及高龄孕妇的胎儿做产前诊断和治疗。

4. 孕晚期保健　均衡营养,定期开展产前检查,监测胎儿宫内安危,监测胎盘功能,防治妊娠并发症,及时发现并矫正胎位异常,指导孕妇做好分娩前各项准备,做好乳房护理,为母乳喂养做准备。

5. 分娩期保健　是整个妊娠安全的关键。提倡住院分娩,高危妊娠者应提前入院。做到"五防、一加强"即:防出血,防感染,防滞产,防止窒息,防产伤,加强产时监护和产程处理。

6. 产褥期保健　在初级保健机构进行。

7. 哺乳期保健　指产后产妇用自己的乳汁喂养婴儿的时期,通常为 10～12 个月。保护、促进和支持母乳喂养是此时的重点。宣传母乳喂养的优点,指导母乳喂养方法,产后提倡早期哺乳。指导产妇采取避孕措施,哺乳期最好采取工具避孕,用药要慎重。

五、绝经过渡期保健

妇女在 40 岁左右开始进入围绝经期,随着生活条件的改善,绝经相关的生理变化可以延缓到 50 岁以后。有部分妇女在此期前后出现因性激素减少所引发的一系列躯体和精神心理症状,这个时期以提高自我保健意识和生活质量为目的。①了解此期生理变化、心理特点及常见症状。②学会自我调整,保持心情愉悦。③提倡科学和健康的生活方式,重视营养摄入和合理膳食,适度运动。④保持外阴清洁,加强肛提肌锻炼,提高盆底组织支持力,防止子宫脱垂及压力性尿失禁。⑤定期体检,行妇科常见病及肿瘤普查。⑥在医师指导下,必要时应用激素替代疗法、补充钙剂。⑦指导避孕至停经 12 个月以后。

六、老年期保健

国际老年学会规定 65 岁以上为老年期,是人一生中生理和心理改变较为明显的时期,易患各种身心疾病,如老年性阴道炎、妇科肿瘤、骨质疏松、脂代谢紊乱等。应定期体检,加强身体锻炼,合理补充激素类药物,利于延年益寿。

第三节　妇女保健统计指标

妇女保健统计可以客观反映妇幼保健工作的水平,评价工作的质量和效果,并为制订妇幼保健工作计划、指导工作开展和科研提供科学依据。

一、孕产期保健统计指标

1. 孕产期保健工作统计指标

(1)产前检查覆盖率=期内接受一次及以上产前检查的孕妇数 / 期内孕妇总数 ×100%

(2)产前检查率=期内产前检查总人次数 / 期内孕妇总数 ×100%

(3)住院分娩率=期内住院分娩产妇数 / 期内分娩产妇总数 ×100%

(4)产后访视率=期内产后访视产妇数 / 期内分娩产妇总数 ×100%

2. 孕产期保健质量指标

(1)高危孕妇发生率=期内高危孕妇数 / 期内孕(产)妇总数 ×100%

(2)妊娠期高血压疾病发生率=期内患者人数 / 期内孕妇总数 ×100%

(3)产后出血率=期内产后出血人数 / 期内产妇总数 ×100%

(4)产褥感染率=期内产褥感染人数 / 期内产妇总数 ×100%

(5)会阴破裂率=期内会阴破裂人数 / 期内产妇总数 ×100%

3. 孕产期保健效果指标

(1)围生儿死亡率=(孕 28 足周以上死胎、死产数＋生后 7 日内新生儿死亡数)/(孕 28 足周以上死胎、死产数＋活产数)×1 000‰

(2)孕产妇死亡率=年内孕产妇死亡数 / 年内孕产妇总数 ×10 万 /10 万

(3)新生儿死亡率=期内生后 28 日内新生儿死亡数 / 期内活产数 ×1 000‰

（4）早期新生儿死亡率=期内生后 7 日内新生儿死亡数 / 期内活产数 ×1 000‰

二、妇女病普查普治统计指标

1. 妇女病普查率=期内（次）实查人数 / 期内（次）应查人数 ×100%
2. 妇女病患病率=期内患病人数 / 期内受检查人数 ×10 万 /10 万
3. 妇女病治愈率=治愈例数 / 患妇女病总例数 ×100%

三、计划生育统计指标

1. 人口出生率=某年出生人数 / 该年平均人口数 ×1 000‰
2. 人口死亡率=某年死亡人数 / 该年平均人口数 ×1 000‰
3. 人口自然增长率=年内人口自然增长数 / 该年平均人口数 ×1 000‰
4. 计划生育率=符合计划生育的活胎数 / 该年活产总数 ×100%
5. 节育率=落实节育措施的已婚育龄夫妇任一方人数 / 已婚育龄妇女数 ×100%
6. 绝育率=男和女绝育数 / 已婚育龄妇女数 ×100%

（孙晓盈）

？　复习思考题

1. 妇女保健工作任务有哪些？
2. 简述妇女各期保健内容。
3. 分娩期保健的"五防、一加强"包含哪些内容？

ER 24-3

扫一扫,测一测

第二十五章　妇产科常用特殊检查

ER 25-1
知识导览

学习目标

熟悉妇产科常用的检查方法及其临床应用；能正确选择、应用妇产科检查方法，对妇产科常用检查结果进行正确分析；具备良好的医患沟通能力。

第一节　生殖道脱落细胞学检查

生殖道脱落上皮细胞包括阴道上段、宫颈阴道部、子宫、输卵管及腹腔的上皮细胞，其中以阴道上段、宫颈阴道部的上皮细胞为主。阴道上皮细胞受雌、孕激素的影响出现周期性变化，因此，检查生殖道脱落细胞既可协助诊断生殖器不同部位的恶性肿瘤，观察其治疗效果，又可反映体内性激素水平，是一种实用、简便、经济的辅助诊断方法。但生殖道脱落细胞检查发现恶性肿瘤细胞只能作为初步筛选，不能确诊，需要进一步做相关检查。

一、生殖道细胞学检查取材、制片

（一）涂片种类及标本采集

采集标本前 24 小时内禁止阴道检查、阴道灌洗、阴道用药及性生活，取标本的用具必须无菌干燥。

1. 阴道涂片　主要目的是了解卵巢或胎盘功能。对有性生活的妇女，一般在阴道侧壁上 1/3 处用小刮板轻轻刮取浅层细胞作涂片（避免混入深层细胞），薄而均匀地涂于玻片上，立即置于 95% 乙醇中固定。对无性生活的妇女，可用无菌棉签先在生理盐水中浸湿后，伸入阴道侧壁上 1/3 处涂抹，取出棉签，在玻片上向一个方向滚涂并用 95% 乙醇固定。

2. 宫颈刮片　是筛查早期宫颈癌的重要方法。取材应在宫颈外口鳞 - 柱状上皮交接处，以宫颈外口为圆心，用木质铲形小刮板轻轻刮取一周，取出刮板，均匀地涂于玻片上。注意应避免损伤组织引起出血而影响检查结果。若白带过多，应先用无菌干棉球轻轻擦净黏液，再刮取标本。该方法获取细胞数目较少，制片较粗糙，现多采用涂片法。

3. 宫颈管涂片　怀疑宫颈管癌，或绝经后妇女宫颈鳞 - 柱状上皮交接处退缩到宫颈管内，可行此项检查。先轻轻擦去宫颈表面的分泌物，用小型刮板进入宫颈管内，轻轻刮取一周作涂片，最好使用"细胞刷"取材。将"细胞刷"置于宫颈管内，达宫颈外口上方 10mm 左右，在宫颈管内旋转数圈后取出，旋转"细胞刷"将附着于小刷子上的细胞均匀地涂于玻片上，立即固定或洗脱于保存液中。目前常采用的液基细胞学检查（liquid-based cytology，LBC），从根本上解决了常规脱落细胞制片假阴性率高、丢失细胞率高和涂片质量差等技术难题，使宫颈癌的阳性检出率达 95% 以上，同时还能发现部分癌前病变，微生物感染如霉菌、滴虫、病毒、衣原体等。

4. 宫腔吸片　疑宫腔内有恶性病变时，可采用宫腔吸片，较阴道涂片及诊刮阳性率高。选择直径 1～5mm 不同型号的塑料管，一端连于干燥无菌的注射器，用大镊子将塑料管另一端送入宫腔内达宫底部,上下左右转动方向,轻轻抽吸注射器,将吸出物涂片、固定、染色。注意取出吸管时停止抽吸,以免将宫颈管内容物吸入。还可用宫腔灌洗法,即用注射器将 10ml 无菌生理盐水注入宫腔,轻轻抽吸洗涤内膜面,然后收集洗涤液,离心后取沉渣涂片。

(二)染色方法

细胞学染色常用巴氏染色法,该法既可用于检查雌激素水平,也可用于筛查癌细胞。

二、生殖道脱落细胞在内分泌检查方面的应用

临床上常用 4 种指数即成熟指数、嗜伊红细胞指数、致密核细胞指数和角化指数来代表体内雌激素水平。成熟指数(maturation index,MI)是阴道细胞学卵巢功能检查最常用的一种。若表层细胞百分率高称右移,表示雌激素水平升高;若底层细胞百分率高称左移,提示雌激素水平下降。嗜伊红细胞指数(eosinophilic index,EI)以鳞状上皮表层细胞红染的百分率来计数。因红染的表层细胞通常是在雌激素影响下出现,可表示雌激素的水平。指数越高,提示上皮细胞越成熟。致密核细胞指数(karyopyknotic index,KI)以鳞状上皮细胞中表层致密核细胞的百分率来计数。指数越高,表示上皮越成熟。角化指数(cornification index,CI)以鳞状上皮细胞中表层嗜伊红致密核细胞的百分率来计数,表示雌激素的水平。

三、生殖道脱落细胞涂片在妇科疾病诊断中的应用

(一)生殖内分泌疾病

无排卵性异常子宫出血,阴道涂片表现为中度至高度雌激素影响,但也有较长期处于低度至中度雌激素影响。闭经患者涂片表现不同程度的雌激素低落,或持续雌激素轻度影响,提示垂体或下丘脑或其他全身性疾病引起的闭经。涂片见中层和底层细胞多,表层细胞极少或无,无周期性变化,提示病变在卵巢,如卵巢早衰。阴道涂片检查见有正常周期性变化,提示闭经原因在子宫及其以下部位,如子宫内膜结核、宫颈宫腔粘连等。

(二)生殖道感染性疾病

1. 常见的有乳酸菌、球菌、放线菌和加德纳菌等。

2. 特异性感染细胞　细菌性阴道病在涂片中可见炎性阴道细胞核呈豆状核,核破碎和核溶解,上皮细胞核周有空晕。衣原体性宫颈炎在宫颈涂片上可见感染细胞肥大多核,化生的细胞胞质内有球菌样物及嗜碱性包涵体。HPV 感染后的鳞状上皮细胞具有典型的细胞学改变,在涂片标本中见到挖空细胞、不典型角化不全细胞及反应性外底层细胞。

(三)流产

由于黄体功能不足引起的先兆流产,EI 于早孕期增高,治疗后稍下降提示好转。稽留流产时 EI 升高,出现圆形致密核细胞,舟形细胞少,较大的多边形细胞增多。

四、生殖道脱落细胞在妇科肿瘤诊断中的应用

宫颈/阴道细胞学诊断的报告形式主要有两种:分级诊断和描述性诊断。分级诊断即临床常用的巴氏 5 级分类法,描述性诊断即 TBS 分类法及其描述性诊断内容,是目前我国多数医院采用的报告形式。

(一)巴氏分类法

巴氏Ⅰ级:正常。为正常阴道细胞涂片。

巴氏Ⅱ级:炎症。细胞核增大,核染色质分布尚均匀,但染色质较粗。

巴氏Ⅲ级：可疑癌。主要是有核异质现象，表现为核形不规则或双核，大而深染。对不典型细胞，性质尚难肯定。

巴氏Ⅳ级：高度可疑癌。细胞有恶性特征，但在涂片中恶性细胞较少。

巴氏Ⅴ级：癌。具有多量的典型癌细胞。

目前巴氏分级正在逐步被 TBS 分类法所取代，原因是以级别来表示细胞学改变的程度易造成假象，每个级别之间有严格的区别，使临床医师仅根据分类级别的特定范围处理患者，而事实上Ⅰ、Ⅱ、Ⅲ、Ⅳ级之间的区别并无严格的客观标准，主观因素存在较多；对癌前病变也无明确规定，可疑癌是指可疑浸润癌还是宫颈鳞状上皮内病变（SIL）不明确；不典型细胞全部作为良性细胞学改变也不合适；不能与组织病理学诊断名词相对应，也未包括非癌的诊断。

（二）TBS 分类法及其描述性诊断内容

1991 年国际癌症协会对宫颈 / 阴道细胞学的诊断报告正式采用了宫颈细胞学贝塞斯达报告系统，又称 TBS（the Bethesda system）分类法，2001 年、2014 年再次修订。我国近年来普遍推荐应用 TBS 分类法及其描述性诊断。TBS 描述性诊断报告主要包括以下内容：

1. 感染 原虫、真菌、细菌、病毒等，提示诊断感染性疾病。

2. 反应性细胞学改变 细胞对炎症、损伤、放疗和化疗的反应性改变；对激素治疗的反应性改变，以及对宫内节育器（IUD）引起上皮细胞的反应性改变。

3. 鳞状上皮细胞异常 ①不典型鳞状细胞（atypical squamous cell，ASC），包括无明确诊断意义的不典型鳞状细胞（atypical squamous cell of undetermined significance，ASC-US）和不能排除高级别鳞状上皮内病变的不典型鳞状细胞（atypical squamous cell-cannot exclude HSIL，ASC-H）；②低级别鳞状上皮内病变（low-grade squamous intraepithelial lesion，LSIL），宫颈上皮内瘤变（CIN）Ⅰ级；③高级别鳞状上皮内病变（high-grade squamous intraepithelial lesion，HSIL）：包括 CIN Ⅱ、CIN Ⅲ 和原位癌；④鳞状细胞癌。

4. 腺上皮细胞改变 ①不典型腺细胞（AGC）；②原位腺癌（AIS）；③腺癌。

5. 其他恶性肿瘤。

宫颈细胞学检查是 SIL 及早期宫颈癌筛查的基本方法，也是诊断必需的步骤。建议应在性生活开始 3 年后，或 21 岁以后开始进行宫颈细胞学检查，并结合 HPV DNA 定期复查。

第二节　女性内分泌激素测定

女性生殖内分泌激素包括下丘脑、垂体、卵巢分泌的激素。下丘脑 - 垂体 - 卵巢轴是一个完整的神经内分泌系统，各器官间的激素水平相互调节、相互制约。因此，测定下丘脑 - 垂体 - 卵巢轴各激素的水平，对于某些疾病的诊断、疗效的观察、预后的估计，以及生殖生理和避孕药物作用机制的研究具有重要意义。

一、下丘脑促性腺激素释放激素测定

下丘脑合成释放促性腺激素释放激素（gonadotropin-releasing hormone，GnRH）。由于外周血流中 GnRH 的含量很少，半衰期又短，故测定 GnRH 有困难，目前主要采用 GnRH 刺激试验（即垂体兴奋试验）、氯米芬试验了解下丘脑和垂体的功能及其生理病理状态。

（一）GnRH 刺激试验

【原理】

促黄体素释放激素（luteinizing hormone releasing hormone，LHRH）能刺激垂体合成释放促性

腺激素。给受试者注射外源性 LHRH 后在不同时相抽取外周血测定促性腺激素含量,可以了解垂体功能。促性腺激素水平升高,说明垂体功能良好;促性腺激素水平不升高或延迟升高,说明垂体反应性差,功能不良。

【方法】

将 LHRH 100μg 溶于生理盐水 5ml 中,于上午 8 时静脉注射,于注射前和注射后的 15 分钟、30 分钟、60 分钟、90 分钟分别取静脉血 2ml,测定 LH 水平。

【结果分析】

1. 正常反应　LH 水平比基础值上升 2～3 倍,15～30 分钟出现高峰。

2. 活跃反应　高峰值达基础值的 5 倍。

3. 延迟反应　高峰出现时间比正常反应延迟。

4. 无反应或低弱反应　LH 水平始终处于低水平或稍有上升但不足 2 倍。

【临床意义】

1. 青春期延迟　试验呈正常反应。

2. 下丘脑功能减退　可能出现正常反应或延迟反应。

3. 垂体功能减退　试验呈无反应或低弱反应。见于希恩综合征、垂体手术或放射治疗垂体组织遭到破坏。

4. 卵巢功能不全　GnRH 兴奋试验呈活跃反应,促卵泡激素(follicle-stimulating hormone,FSH)、黄体生成素(LH)基值均>30U/L。

5. 多囊卵巢综合征　GnRH 兴奋试验呈现活跃反应,LH/FSH≥2～3。

(二)氯米芬试验

【原理】

氯米芬具有较强的抗雌激素作用和较弱的雌激素活性,在下丘脑可与雌、雄激素受体结合,阻断性激素对下丘脑和腺垂体促性腺激素细胞的负反馈作用,刺激内源性 GnRH 释放,促进垂体分泌 FSH 及 LH,诱发排卵。氯米芬试验可用以评估闭经患者下丘脑 - 垂体 - 卵巢轴的功能,鉴别下丘脑和垂体病变。

【方法】

于月经来潮的第 5 日开始,每日口服氯米芬 50～100mg,连服 5 日。服药后 LH、FSH 可分别增加 85%、50%,停药后即下降。若以后再出现 LH 上升达排卵期水平,诱发排卵为排卵型反应,排卵一般发生在停药后的第 5～9 日。若停药后 20 日不再出现 LH 上升为无反应。分别在服药第 1、3、5 日测 LH、FSH,第 3 周或经前抽血测孕酮。

【临床意义】

下丘脑病变时对 GnRH 刺激试验有反应,而对氯米芬试验无反应。另外,可通过 GnRH 兴奋试验判断青春期延迟是否为下丘脑或垂体病变所致。

二、垂体促性腺激素测定

【来源及生理作用】

促卵泡激素(FSH)和黄体生成素(LH)是腺垂体分泌的促性腺激素。FSH 的生理作用主要是促进卵泡成熟及分泌雌激素。LH 的生理作用主要是促进排卵和黄体生成,以促使黄体分泌孕激素和雌激素。

【临床应用】

1. 排卵监测　测定 LH 峰值可以了解排卵情况,估计排卵时间,有助于不孕症的治疗。

2. 协助诊断多囊卵巢综合征　测定 LH/FSH 比值,如 LH/FSH≥2～3,可以协助诊断多囊卵巢综合征。

3．协助判断闭经原因　FSH 及 LH 水平低于正常值，提示闭经原因在腺垂体或下丘脑。FSH 及 LH 水平均高于正常，病变在卵巢。

4．诊断性早熟　有助于区分真性和假性性早熟。真性性早熟由促性腺激素分泌增多引起，FSH 及 LH 呈周期性变化。假性性早熟的 FSH 及 LH 水平较低，且无周期性变化。

三、垂体催乳素测定

【来源及生理作用】

催乳素（prolactin，PRL）由腺垂体催乳素细胞分泌。受下丘脑催乳素抑制激素（主要是多巴胺）和催乳素释放激素的双重调节。PRL 的主要功能是促进乳房发育及泌乳，与卵巢类固醇激素共同作用促进分娩前乳房导管及腺体发育。PRL 还参与机体的多种功能，特别是对生殖功能的调节。

【正常值】

不同时期血 PRL 正常范围为：非妊娠期<1.14mmol/L；妊娠早期<3.64mmol/L；妊娠中期<7.28mmol/L；妊娠晚期<18.20mmol/L。

【临床应用】

1．垂体肿瘤患者伴 PRL 异常增高时，应考虑有垂体催乳素瘤。

2．闭经、不孕及月经失调患者，须除外高催乳素血症，故无论有无泌乳均应测 PRL。

3．PRL 水平升高还见于长期哺乳、性早熟、卵巢早衰、黄体功能欠佳、原发性甲状腺功能低下、神经精神刺激、药物作用（如避孕药、大量雌激素、氯丙嗪、利血平等）因素等。

4．PRL 水平降低多见于垂体功能减退、单纯性催乳素分泌缺乏症等。

四、雌激素测定

【来源及生理作用】

妇女未妊娠时体内雌激素主要由卵巢产生，妊娠后体内雌激素主要由卵巢、胎盘产生，少量由肾上腺产生。雌激素（estrogen，E）有三种：雌酮（estrone，E_1）、雌二醇（estradiol，E_2）及雌三醇（estriol，E_3）。雌激素中 E_2 活性最强，是卵巢产生的主要激素之一；绝经后妇女体内的雌激素以雌酮为主；E_3 是雌酮和雌二醇的代谢产物，妊娠期间胎盘产生大量 E_3，测血或尿中 E_3 水平可了解胎儿-胎盘功能状态。

青春期前少女体内雌激素处于较低水平，随年龄增长自青春期至性成熟期女性雌激素水平不断增高。在正常月经周期中，雌激素水平随着卵巢周期性变化而变化。卵泡期早期雌激素水平最低，以后逐渐上升，至排卵前达高峰，以后又逐渐下降，至排卵后达低点，随后又开始上升，在排卵后 7～8 日达到第二个高峰，但低于第一高峰，后迅速降至最低水平。绝经后妇女卵巢功能衰退，雌激素水平低于卵泡期早期，雌激素主要来自雄烯二酮的外周转化。

【临床应用】

1．监测卵巢功能　测定血 E_2 或 24 小时尿总雌激素水平。

（1）诊断无排卵：雌激素无周期性变化，常见于无排卵性异常子宫出血、多囊卵巢综合征、某些绝经后子宫出血。

（2）判断闭经原因：①雌激素水平呈正常的周期性变化，表明卵泡发育正常，提示为子宫性闭经。②若雌激素水平偏低，闭经原因可能是卵巢功能低下，考虑原发或继发性卵巢功能低下或受药物影响而抑制，也可见于高催乳素血症、下丘脑-垂体功能失调等。

（3）监测卵泡发育：应用药物诱导排卵时，测定血中 E_2 水平是监测卵泡发育、成熟的指标之一，用以指导 hCG 用药及确定取卵时间。

（4）诊断性早熟：临床多以 8 岁以前出现第二性征发育诊断性早熟，血 E_2 水平升高 > 275pmol/L 为诊断性早熟的激素指标之一。

2. 监测胎儿 - 胎盘单位功能 正常妊娠 29 周尿 E_3 迅速增加，足月妊娠 E_3 排出量平均为 88.7nmol/24h 尿。若妊娠 36 周后，尿中 E_3 排出量连续多次均 <37nmol/24h 尿或骤减 >30%～40%，提示胎盘功能减退。若 E_3<22.2nmol/24h 尿或骤减 >50%，提示胎盘功能显著减退。

五、孕激素测定

【来源及生理作用】

人体孕激素由卵巢、肾上腺皮质和胎盘产生。孕激素含量随着月经周期性变化而变化，卵泡期孕酮水平极低，排卵后卵巢黄体产生大量孕激素，其水平迅速上升，在中期 LH 峰后的第 6～8 日血浓度达高峰，月经前逐渐下降至卵泡期水平。妊娠 6 周内孕激素主要来自卵巢黄体，妊娠中晚期则主要由胎盘分泌，妊娠期间血清孕酮水平随孕期增加而稳定上升。

孕酮的作用主要是进一步使子宫内膜增厚，血管和腺体增生，有利于胚胎着床；抑制子宫收缩，有利于胚胎及胎儿在宫腔内生长发育；降低母体免疫排斥反应。同时孕酮还能促进乳腺腺泡发育，为产后泌乳做准备。

【临床应用】

1. 了解黄体功能 黄体功能不足时，黄体期血孕酮水平低于生理值；黄体萎缩不全时，月经来潮 4～5 日血孕酮仍高于生理水平。

2. 监测排卵 血孕酮水平 >15.9nmol/L，提示有排卵。孕酮水平下降，见于无排卵性月经或无排卵性异常子宫出血、原发性或继发性闭经、多囊卵巢综合征、口服避孕药或长期使用 GnRH 激动剂。

3. 观察胎盘功能 妊娠期胎盘功能减退时，血中孕酮水平下降。先兆流产时，孕酮值若有下降趋势有可能流产。单次血清孕酮水平 ≤15.6nmol/L（5ng/ml），提示为死胎。

4. 孕酮替代疗法的监测 孕早期切除黄体侧卵巢后，应用天然孕酮替代疗法时应监测血清孕酮水平。

六、雄激素测定

【来源】

女性体内的雄激素主要有睾酮和雄烯二酮，大部分来自肾上腺皮质，小部分来自卵巢。睾酮主要由卵巢和肾上腺分泌的雄烯二酮转化而来，雄烯二酮的生物活性介于活性很强的睾酮和活性很弱的脱氢表雄酮之间。血清中的脱氢表雄酮主要由肾上腺皮质产生。绝经前，血清睾酮是卵巢雄激素来源的标志，绝经后雄激素主要来自肾上腺皮质。

【临床应用】

1. 多囊卵巢综合征 患者血清雄激素可能正常，也可能升高。若治疗前雄激素水平升高，治疗后应下降。可作为评价疗效的指标之一。

2. 高催乳素血症 有雄激素过多症状和体征，常规雄激素测定在正常范围者，应测定血清催乳素水平。

3. 应用雄激素制剂或具有雄激素作用的内分泌药物如达那唑等，用药期间有时需做雄激素测定。

4. 卵巢男性化肿瘤　可在短期内出现进行性加重的雄激素过多症状。

5. 女性多毛症　测血清睾酮水平正常时,多系毛囊对雄激素敏感所致。

6. 肾上腺皮质增生或肿瘤　血清雄激素异常升高。

7. 两性畸形的鉴别　女性假两性畸形,睾酮水平在女性正常范围内;男性假两性畸形及真两性畸形,则在男性正常范围内。

七、人绒毛膜促性腺激素测定

【来源及生理作用】

人绒毛膜促性腺激素(hCG)由合体滋养层细胞产生,少数情况下肾上腺、肺及肝脏肿瘤也可产生 hCG。

正常妊娠时,排卵后的第 6 日受精卵滋养层形成时开始产生 hCG,约 1 日后能测到血浆 hCG,每 1.7~2 日上升 1 倍,在排卵后 14 日约达 100U/L,妊娠 8~10 周达峰值(50 000~100 000U/L),以后迅速下降,在妊娠中晚期,hCG 仅为高峰时的 10%。

【临床应用】

1. 诊断早期妊娠　临床上常用于早早孕诊断。当血 hCG 定量<3.1µg/L 为妊娠阴性,血浓度>25U/L 为妊娠阳性。目前应用广泛的早早孕诊断试纸方便、快捷。此法可检出尿中 hCG 最低量为 25U/L。

2. 滋养细胞疾病的诊断和监测　葡萄胎时血 hCG 浓度经常>100kU/L,且维持高水平不降。葡萄胎清宫后 hCG 应大幅度下降,若 hCG 下降缓慢或下降后又上升;或足月产、流产和异位妊娠后 4 周以上 hCG 仍持续高水平或一度下降后又上升,在排除妊娠物残留后,可诊断妊娠滋养细胞肿瘤。妊娠滋养细胞肿瘤治疗有效时,hCG 水平下降,因此在化疗过程中,应每周检测一次,连续 3 次阴性,则可停止化疗。

3. 异位妊娠　血、尿 β-hCG 维持在低水平,每隔 2~3 日测定 β-hCG 一次,无成倍上升应怀疑异位妊娠。

4. 性早熟和肿瘤　下丘脑或松果体胚细胞的绒毛膜瘤或肝胚细胞瘤,以及卵巢无性细胞瘤、未成熟畸胎瘤分泌 hCG 可导致性早熟,其中血清甲胎蛋白升高是肝胚细胞瘤的标志。肠癌、肺癌、肝癌、胰腺癌、卵巢腺癌、胃癌亦可分泌 hCG 导致成年妇女月经紊乱,故成年妇女突然发生月经紊乱伴 hCG 升高时,应注意考虑上述肿瘤。

八、人胎盘催乳素测定

【来源及生理变化】

人胎盘催乳素(human placental lactogen,HPL)是与胎儿生长发育有关的重要激素,由胎盘合体滋养细胞产生、贮存及释放。其生理作用主要为促进胎儿生长及母体乳腺腺泡发育等。

HPL 自妊娠 5 周始即能从孕妇血中测出。随妊娠进展,水平逐渐升高,于孕 39~40 周时达高峰,产后迅速下降,7 小时内消失。

【临床应用】

妊娠晚期连续动态观察 HPL,可以监测胎盘功能。于妊娠 35 周后,多次测定血清 HPL 值均在 4mg/L 以下或突然下降 50% 以上,提示胎盘功能减退。HPL 水平与胎盘大小成正比,如糖尿病合并妊娠时胎儿较大,胎盘也大,HPL 值可能偏高。但临床应用时还应结合其他监测指标综合分析,以提高判断的准确性。

第三节　女性生殖器官活组织检查

生殖器官活组织检查简称活检,是自生殖器官病变处或可疑部位取小部分组织做病理学检查。常用的取材方法有局部活组织检查、诊断性宫颈锥形切除、诊断性刮宫等。

一、活组织检查

(一)外阴活组织检查

【适应证】

1. 外阴部赘生物或久治不愈的溃疡需明确诊断及排除恶变者。

2. 外阴特异性感染,如尖锐湿疣、结核等。

3. 确定外阴色素减退疾病的类型及排除恶变者。

【禁忌证】

1. 月经期。

2. 外阴急性感染。

3. 可疑恶性黑色素瘤。

【方法】

患者取膀胱截石位,常规消毒铺盖无菌巾,以 0.5% 利多卡因在取材部位做局部浸润麻醉。小赘生物可自蒂部剪下或用活检钳钳取,局部压迫止血,病灶面积大者行部分切除。标本置 4% 甲醛溶液中固定后送病检。

(二)阴道活组织检查

【适应证】

阴道赘生物、阴道溃疡灶、阴道镜诊断为高级别病变、阴道特异性感染。

【禁忌证】

急性、亚急性生殖器炎症或盆腔炎性疾病,月经期。

【方法】

患者取膀胱截石位,阴道扩张器暴露活检部位并消毒。活检钳钳取可疑部位组织,对肿物表面有坏死的,要取至深层新鲜组织。无菌纱布压迫止血,必要时阴道内放置无菌带尾纱布或棉球压迫止血,嘱其 24 小时后自行取出。活检组织置 4% 甲醛溶液中固定后送病理检查。

(三)宫颈活组织检查

【适应证】

1. 阴道镜诊断为子宫颈 HSIL 或可疑癌者。

2. 阴道镜诊断为子宫颈 LSIL,但细胞学为 ASC-H 及以上或 AGC 及以上,或阴道镜检查不充分,或检查者经验不足等。

3. 肉眼检查可疑癌。

【方法】

患者取膀胱截石位,阴道扩张器暴露宫颈,将宫颈黏液及分泌物用干棉球揩净,局部消毒。用活检钳在宫颈外口鳞 - 柱状上皮交接处、病变处或可疑病变处取材,可疑宫颈癌者选 3、6、9、12 点 4 处取材。为提高取材准确率,可在阴道镜检下行定位活检,或在宫颈阴道部涂以碘溶液,在碘不着色区取材。局部用带尾棉球压迫止血,嘱患者 24 小时后自行取出。标本置 4% 甲醛溶液中固定后送检。

【注意事项】

1. 月经前期不宜做活检,以免与活检处出血相混淆,且月经来潮时创口不易愈合,有增加内膜在切口种植的机会。

2. 妊娠期原则上不做活检,以避免发生流产或早产,但临床高度怀疑宫颈恶性病变者仍应检查。

3. 急性、亚急性生殖器炎症或盆腔炎性疾病治疗后再取活检。

(四)子宫内膜活组织检查

【适应证】

1. 确定异常子宫出血原因。

2. 影像学检查有宫腔占位性病变。

3. 检查不孕症病因。

4. 子宫颈脱落细胞学提示子宫内膜来源不典型腺细胞。

【禁忌证】

1. 生殖道急性、亚急性炎症,严重急性全身性疾病。

2. 可疑妊娠。

3. 体温>37.5℃者。

【取样时间及部位】

1. 卵巢功能检查,可在月经期前 1~2 日取材,常在月经来潮 6 小时内取,自宫腔前、后壁各取一条内膜;闭经排除妊娠后可随时取样。

2. 原发不孕者,应于月经前 1~2 日取材,如为分泌相内膜,提示有排卵,内膜仍呈增生期改变则提示无排卵。

3. 若疑为子宫内膜增生症,应在月经期前 1~2 日或月经来潮 6 小时内取材;疑为子宫内膜不规则脱落,应于月经第 5~7 日取材。

4. 疑为子宫内膜结核者,应于经前 1 周或月经来潮 6 小时内诊刮。诊刮前后应给予抗结核治疗,以防诊刮导致结核病灶扩散。

5. 疑为子宫内膜癌者,随时取材。

【方法】

1. 排空膀胱后,取膀胱截石位,检查子宫大小及位置。

2. 常规消毒铺巾。阴道扩张器暴露宫颈,并行宫颈及宫颈外口消毒。

3. 以宫颈钳固定宫颈,探针测宫颈管及宫腔深度。

4. 专用活检钳取适量子宫内膜组织。若无专用活检钳可用小刮匙代替,将刮匙送达宫底部,自上而下沿宫壁刮取并夹出组织,置于无菌纱布上,再取另一条。

5. 术毕,取下宫颈钳。4% 甲醛溶液固定组织送检。检查申请单要注明末次月经时间。

二、诊断性刮宫

诊断性刮宫简称诊刮,是刮取子宫内膜和内膜病灶行活组织检查,作出病理学诊断,是诊断宫腔疾病最常采用的方法。同时怀疑宫颈管有病变时需分段诊刮,即对宫颈管及宫腔分别进行诊断性刮宫。

(一)一般诊断性刮宫

【适应证】

1. 不孕症或闭经,了解有无排卵、子宫内膜改变。

2. 怀疑子宫内膜结核者,诊刮有助于确诊。

3. 子宫异常出血或阴道排液需证实或排除宫颈管癌、子宫内膜癌等。

4. 异常子宫出血长期多量出血或流产宫腔内有组织残留时，彻底刮宫有助于诊断，并有迅即止血效果。

【禁忌证】

急性或亚急性生殖器炎症或盆腔炎性疾病。

【方法】

受检者排尿后，取膀胱截石位，消毒外阴、宫颈及宫颈外口。用宫颈钳夹持宫颈前唇或后唇，用探针测量宫颈管及宫腔深度。将刮匙送达子宫底部，自上而下沿宫壁刮取内膜组织（避免来回刮），夹出组织，置于无菌纱布上。收集全部组织，固定于 4% 甲醛溶液中送检。检查申请单要注明末次月经时间。

（二）分段诊断性刮宫

【适应证】

区分子宫内膜癌及宫颈管癌。分段诊刮适用于绝经后子宫出血或老年患者疑有子宫内膜癌，或需要了解宫颈管是否被侵犯时。

【方法】

先不探查宫腔深度，以免将宫颈管组织带入宫腔混淆诊断。用小刮匙自宫颈内口至外口顺序刮宫颈管一周，将所刮取组织置纱布上，然后刮匙进入宫腔刮取子宫内膜。刮出的宫颈管组织及宫腔内膜组织分别装瓶、固定，送病理检查。

（三）诊刮时注意事项

1. 不孕症或异常子宫出血患者，应选在月经前或月经来潮 6 小时内刮宫，以判断有无排卵或了解黄体功能。

2. 疑子宫内膜结核者，应于经前 1 周或月经来潮 6 小时内取材。刮宫时要特别注意刮取子宫两角部内膜，因该部位阳性率较高。

3. 术者在操作时应注意避免过度刮宫伤及子宫内膜基底层，造成子宫内膜炎或宫腔粘连，甚至导致闭经。

4. 刮宫的主要并发症有出血、感染和子宫穿孔。术中严格无菌操作，动作轻柔，术后 2 周内禁性生活及盆浴，以防感染。

5. 若刮出物肉眼观察未见明显癌组织时，应全面刮宫，以防漏诊。若肉眼观察高度怀疑为癌组织时，刮出物以够用为度，不应过度刮宫，以防出血、癌扩散或子宫穿孔。

三、诊断性宫颈锥切术

【适应证】

1. 子宫颈活检为 LSIL 及以下，为排除 HSIL，如细胞学检查为 HSIL 及以上、HPV16 和 / 或 HPV18 阳性等。

2. 子宫颈活检为 HSIL，而临床为可疑浸润癌，为明确病变累及程度及决定手术范围者。

3. 子宫颈活检检查为原位癌。

【禁忌证】

1. 急性、亚急性生殖道炎症。

2. 有出血倾向者。

【方法】

1. 受检者在麻醉下取膀胱截石位，外阴、阴道常规消毒，铺无菌巾。

2. 导尿后，阴道扩张器暴露宫颈并消毒阴道、宫颈及宫颈外口。

3．宫颈钳钳夹宫颈前唇并向外牵引，扩张宫颈管并做宫颈管搔刮术。宫颈涂碘液在病灶外或碘不着色区外 0.5cm 处，以尖刀在宫颈表面做环形切口，深约 0.2cm，包括宫颈上皮及少许皮下组织。按 30°～50° 向内做宫颈锥形切除。根据不同的手术指征，可深入宫颈管 1～2.5cm，呈锥形切除。也可采用环形电切除术行锥形切除。

4．于切除标本的 12 点处做一标志，以 4% 甲醛溶液固定，送病理检查。

5．创面用无菌纱布压迫止血。若有动脉出血，可缝扎止血，也可加用吸收性明胶海绵、凝血酶等止血。

6．需行子宫切除者，子宫切除手术最好在锥切术后 48 小时内进行，可行宫颈前后唇相对缝合封闭创面止血。若不能在短期内行子宫切除或无须做进一步手术者，则应行宫颈成形缝合术或荷包缝合术，术毕探查宫颈管。

【注意事项】

1．用于诊断者，不宜用激光刀、电刀，以免破坏边缘组织，影响诊断。

2．用于治疗者，应在月经干净后 3～7 日内施行。

3．术后用抗生素预防感染。

4．术后 6 周探查宫颈管有无狭窄。

5．2 个月内禁止性生活及盆浴。

第四节　输卵管通畅检查

一、输卵管通液术

输卵管通液术是通过导管向宫腔内注入液体，根据注液阻力大小、有无回流及注入液体量和患者的感觉等判断输卵管是否通畅。此方法既可检查输卵管是否通畅，又对轻度的输卵管粘连有一定的治疗功效。由于操作简便，无需特殊设备而广泛应用于临床。

【适应证】

1．不孕症患者，疑有输卵管阻塞者。

2．检验和评价输卵管再通术或输卵管成形术的效果。

3．对输卵管黏膜轻度粘连有疏通作用。

【禁忌证】

1．急性、亚急性生殖器炎症或盆腔炎症。

2．体温高于 37.5℃。

3．月经期或有不规则阴道流血。

4．严重的全身性疾病，如心、肺功能异常等。

5．可疑妊娠。

【术前准备】

1．时间　月经干净后 3～7 日，术前 3 日禁性生活。

2．术前半小时肌内注射阿托品 0.5mg，以预防输卵管痉挛。

3．患者排空膀胱。

【方法】

1．患者取膀胱截石位，常规消毒外阴、阴道，铺无菌巾，双合诊了解子宫位置及大小。

2．放置阴道扩张器充分暴露宫颈，再次消毒阴道穹隆及宫颈。

3．以宫颈钳钳夹宫颈前唇，沿宫腔方向置入宫颈导管，并使其与宫颈外口紧密相贴。

4. 用 Y 形管将宫颈导管与压力表、注射器相连,压力表应高于 Y 形管水平,以免液体进入压力表。

5. 将注射器与宫颈导管相连,并使宫颈导管内充满 0.9% 氯化钠注射液或抗生素溶液(庆大霉素 8 万 U、地塞米松 5mg、透明质酸酶 1 500U、注射用水 20ml,可加用 0.5% 利多卡因 2ml 以减少输卵管痉挛)。排出空气后沿宫腔方向将其置入宫颈管内,缓慢推注液体,压力不超过 160mmHg。

6. 观察推注时阻力大小、经宫颈注入的液体是否回流、患者下腹部是否疼痛等。

【结果评定】

1. 输卵管通畅　顺利推注液体 20ml,无阻力,压力维持在 60~80mmHg 以下;或开始稍有阻力,随后阻力消失,无液体回流,患者也无不适感。

2. 输卵管通而不畅　推注液体有阻力,再经加压推注又能注入,说明有轻度粘连已被分离,患者感轻微腹痛。

3. 输卵管阻塞　注入液体 5ml 即感有阻力,压力持续上升而不见下降,患者感下腹胀痛,停止推注后液体又回流至注射器内。

【注意事项】

1. 所用无菌液体温度以接近体温为宜,以免液体过冷造成输卵管痉挛。

2. 注入液体时必须使宫颈导管紧贴宫颈外口,防止液体外漏。

3. 术后 2 周禁盆浴及性生活,酌情给予抗生素预防感染。

二、子宫输卵管造影

子宫输卵管造影是通过导管向宫腔及输卵管注入造影剂,行 X 线透视及摄片,根据造影剂在宫腔、输卵管及盆腔内的显影情况,了解宫腔形态、输卵管是否通畅或阻塞部位。该检查损伤小,诊断准确率达 80%,且具有一定的治疗作用。

【适应证】

1. 了解宫腔形态,确定有无子宫黏膜下肌瘤、子宫内膜息肉,有无宫腔粘连及异物,有无子宫畸形及宫颈内口是否松弛等。

2. 了解输卵管是否通畅及其形态、阻塞部位。

3. 内生殖器结核非活动期。

【禁忌证】

1. 急性、亚急性生殖器炎症或盆腔炎性疾病。

2. 严重的全身性疾病,如心、肺功能异常等。

3. 妊娠期、月经期、产后、流产后、刮宫术后 6 周内。

4. 碘过敏者。

【术前准备】

1. 造影时间　月经干净后 3~7 日,术前 3 日禁性生活。

2. 做碘过敏试验。

3. 术前半小时肌内注射阿托品 0.5mg。

4. 术前排空膀胱,便秘者术前行清洁灌肠,以使子宫保持正常位置,避免出现外压假象。

5. 造影剂　目前常用碘造影剂:76% 泛影葡胺和 40% 碘化油。76% 泛影葡胺为水剂,吸收快,检查时间短,但子宫输卵管边缘部分显影欠佳,细微病变不易观察,有的患者在注药时有刺激性疼痛;40% 碘化油为油剂,刺激小,过敏少,密度大,显影效果好,但吸收慢,检查时间长,易引起异物反应,形成肉芽肿或形成油栓。

【方法】

1．患者取膀胱截石位，常规消毒外阴、阴道，铺无菌巾。

2．检查子宫位置及大小。以阴道扩张器扩张阴道，充分暴露宫颈，再次消毒宫颈及阴道穹隆，用宫颈钳钳夹宫颈前唇，探针探查宫腔。

3．将40%碘化油充满宫颈导管，排出宫颈导管内空气，沿宫腔方向将其置入宫颈管内。缓慢推注碘化油，在X线透视下观察碘化油流经宫腔及输卵管情况并摄片。24小时后再摄盆腔平片，以观察腹腔内有无游离碘化油。若用泛影葡胺液造影，应在注射后立即摄片，10～20分钟后第二次摄片，观察泛影葡胺液流入盆腔情况。

【结果评定】

1．正常子宫、输卵管　宫腔呈倒三角形，双侧输卵管显影形态柔软，24小时后摄片盆腔内见散在造影剂。

2．宫腔异常　子宫黏膜下肌瘤可见宫腔充盈缺损；子宫内膜结核内膜呈锯齿状不平，宫腔失去原有的倒三角形态；子宫畸形时有相应显示。

3．输卵管异常　输卵管发育异常，可见过长或过短的输卵管、异常扩张的输卵管、输卵管憩室等；输卵管不通，24小时后盆腔X线摄片盆腔内未见散在造影剂；输卵管积水见输卵管远端呈气囊状扩张；输卵管结核时显示输卵管形态不规则、僵直或呈串珠状，有时可见钙化点。

【注意事项】

1．宫颈导管插入不要太深，以免损伤子宫，甚至导致子宫穿孔。

2．碘化油充盈宫颈导管时必须排尽空气，以免空气进入宫腔造成充盈缺损，引起误诊。

3．注碘化油时推注不可过快，用力不可过大，防止损伤输卵管。

4．注入碘化油后，如果子宫角圆钝，输卵管不显影，则考虑输卵管痉挛，可保持原位肌内注射阿托品0.5mg或针刺合谷、内关穴，20分钟后再透视、摄片；或停止操作，下次摄片前先使用解痉药物。

5．如果发现造影剂进入异常通道，同时患者出现咳嗽，要警惕发生油栓的可能，应立即停止操作，取头低脚高位，严密观察。

6．术后2周禁盆浴及性生活，可酌情给予抗生素预防感染。

三、妇科内镜输卵管通畅检查

近年随着妇科内镜的临床应用，逐渐开展了腹腔镜直视下输卵管通液检查、宫腔镜下经输卵管口插管通液检查和腹腔镜联合检查等方法，其中腹腔镜直视下输卵管通液检查准确率达90%～95%，但腹腔镜仍是创伤性手术，故并不推荐作为常规检查方法。

第五节　妇科肿瘤标志物检查

肿瘤标志物是肿瘤细胞异常表达所产生的蛋白抗原或生物活性物质，可在肿瘤患者的组织、血液或体液及排泄物中检测出，有助于肿瘤诊断、鉴别诊断及监测。

1．糖类抗原125（carbohydrate antigen125，CA125）　又称癌抗原125（cancer antigen125，CA125）。CA125在多数卵巢浆液性囊腺癌表达阳性，阳性准确率可达80%以上，是目前世界上应用最广泛的卵巢上皮性肿瘤标志物，在临床上广泛应用于鉴别诊断盆腔肿块，检测卵巢癌治疗后病情进展，以及判断预后等，特别在监测疗效方面相当敏感。常用血清检测阈值为35kU/L。

CA125 对宫颈腺癌及子宫内膜癌的诊断也有一定敏感性。子宫内膜异位症患者血 CA125 水平增高,但很少超过 200kU/L。治疗有效时 CA125 降低,复发时又升高。

2. 甲胎蛋白　甲胎蛋白(alpha-fetoprotein,AFP)是胚胎期的蛋白产物,但在出生后某些器官恶性病变时可以恢复合成 AFP 的能力,如肝癌细胞和卵巢的生殖细胞肿瘤。AFP 对卵巢恶性生殖细胞肿瘤尤其是内胚窦瘤的诊断及监测有较高价值。血清正常值为<20μg/L。

3. 癌胚抗原　癌胚抗原(carcinoembryonic antigen,CEA)属于一种肿瘤胚胎抗原,多种妇科恶性肿瘤如宫颈癌、子宫内膜癌、卵巢上皮性癌、阴道癌及外阴癌等,CEA 均表达阳性,因此 CEA 对肿瘤类别无特异性标记功能。但借助 CEA 测定手段,动态监测跟踪各种妇科肿瘤的病情变化和观察治疗效果有较高的临床价值。血浆正常阈值因测定方法不同而有出入,一般不超过 2.5μg/L,当 CEA>5μg/L 时视为异常。

第六节　内镜检查

内镜检查是用连接于摄像系统和冷光源的内镜,窥探人体体腔及脏器内部的检查方法,已用于妇产科疾病的诊断和治疗。常用的内镜有阴道镜、宫腔镜、腹腔镜,此外还有胎儿镜、输卵管镜和羊膜镜等。

一、阴道镜

阴道镜检查是利用阴道镜将被观察的局部上皮放大 5～40 倍,以观察肉眼看不到的微小病变,在可疑部位行定位活检,以提高宫颈疾病确诊率,也用于外阴皮肤和阴道黏膜的相应病变和相关疾病的观察。阴道镜分为光学阴道镜和电子阴道镜两种。

【适应证】

1. 子宫颈细胞学检查 LSIL 及以上,或 ASC-US 伴高危型 HPV 阳性或 AGC 者。

2. HPV 检测 16 或 18 型阳性者,或者其他高危型 HPV 阳性持续 1 年以上者。

3. 肉眼观察有可疑癌变,可疑病变处指导性活检。

4. 阴道和外阴上皮内瘤变、早期阴道癌、阴道腺病、梅毒、结核、尖锐湿疣等。

5. 宫颈、阴道及外阴病变治疗后复查和评估。

【禁忌证】

1. 外阴、阴道、宫颈急性炎症期。

2. 局部活动性出血。

【检查方法】

1. 阴道镜检查前应排除急性、亚急性生殖器炎症或盆腔炎症。检查前 24 小时内应避免阴道、宫颈操作及治疗。

2. 患者取膀胱截石位,阴道扩张器暴露宫颈阴道部,用棉球擦净宫颈分泌物。

3. 将镜头放置距外阴 15～20cm 的位置,镜头对准宫颈,先用低倍镜观察宫颈外形、颜色、血管及有无白斑。

4. 用 3%～5% 醋酸棉球浸湿宫颈表面,可更清楚地观察病变表面的形态和境界。

5. 宫颈黏膜碘试验　用复方碘液使富含糖原的正常鳞状上皮着色,呈深棕色,称为宫颈黏膜碘试验阳性;柱状上皮、未成熟化生上皮、不典型增生上皮及癌变上皮不含糖原,涂碘后均不着色,称为宫颈黏膜碘试验阴性。观察不着色区域的分布,在可疑病变部位或异常图像部位取多点活检送病理检查。

6.40%三氯醋酸使尖锐湿疣呈刺状突起,与正常黏膜界限更清楚。

【结果判断】

异常阴道镜图像几乎均出现在宫颈转化区内,宫颈黏膜碘试验均为阴性。

1.上皮变化 若出现白色上皮、白斑,应常规取活组织检查,病理学检查可为化生上皮、不典型增生或有恶性病变。

2.血管改变 血管异常增生可发现点状血管、镶嵌、异型血管等图像,病理学检查可以从不典型增生至原位癌。

3.早期宫颈浸润癌 醋白上皮增厚,结构不清;局部血管异常增生,管腔扩大,走向紊乱,形态特殊;涂3%醋酸后,表面呈玻璃样水肿或熟肉状。宫颈黏膜碘试验阴性或着色极浅。

二、宫 腔 镜

宫腔镜是一种用于宫腔及宫颈管疾病检查和治疗的内镜。宫腔镜检查是应用膨宫介质扩张宫腔,通过光导玻璃纤维束和柱状透镜将冷光源经宫腔镜导入宫腔内,直视下观察宫颈管、宫颈内口、子宫内膜及输卵管开口,以便针对病变组织直观准确取材并送病理检查。大多数宫腔和宫颈病变可以在宫腔镜下同时进行手术治疗。

【适应证】

1.异常子宫出血。

2.不明原因的不孕症、复发性流产。

3.可疑宫腔粘连及畸形;可疑妊娠物残留;影像学提示宫腔内占位性病变。

4.宫腔镜术后相关评估。

5.宫腔粘连、宫颈管异常的治疗。

6.子宫腔内异物取出,如嵌顿性节育环、流产残留等。

7.子宫黏膜下肌瘤、子宫内膜息肉、子宫内膜及子宫纵隔切除。

8.宫腔镜引导下输卵管插管通液、注药及绝育术。

【禁忌证】

1.绝对禁忌证

(1)生殖道急性、亚急性感染。

(2)心、肝、肾衰竭急性期及其他不能耐受手术者。

2.相对禁忌证

(1)体温>37.5℃;月经期及活动性子宫出血者。

(2)宫颈裂伤或松弛,灌流液大量外漏者。

(3)宫颈瘢痕,不能充分扩张者。

(4)近3个月内有子宫手术史或子宫穿孔史者。

(5)浸润性宫颈癌、生殖道结核未经系统抗结核治疗者。

【操作步骤】

1.检查时间 以月经净后1周内为宜。

2.膨宫液使用单极电切或电凝时,膨宫液体必须选用非导电的5%葡萄糖溶液,双极电切或电凝则可选用0.9%氯化钠溶液,后者可减少过量低渗液体灌注导致的过度水化综合征。

3.受检者取膀胱截石位,消毒外阴、阴道,宫颈。宫颈钳夹持宫颈,探针了解宫腔方向和深度,扩张宫颈至大于镜体外鞘直径半号。排空灌流管内气体后,边向宫腔内冲入膨宫液,边将宫腔镜缓缓插入宫腔。冲洗宫腔内血液至液体清净,调整液体流量,使宫腔内压达到所需压力,宫腔扩展即可看清宫腔和宫颈管。

【术后随访及处理】

1．宫腔镜检查可在门诊进行，术后观察 30 分钟，酌情给予抗生素预防感染。

2．宫腔镜手术后，按硬膜外或静脉麻醉术后常规处理。注意阴道流血情况，流血多者，静脉注射或滴注缩宫素；应用抗生素 3～5 天以预防感染。

【并发症】

1．损伤和出血　警惕宫颈裂伤、子宫穿孔和出血。一经发现，应立即处理。

2．过度水化综合征　由灌流介质大量吸收引起体液超负荷和／或稀释性低钠血症所致，严重者可引起死亡。手术过程中，必须严格测量出入宫腔的液体量，进入血液循环量不应超过 1L。

3．其他　心脑综合征、术后宫腔粘连、气体栓塞等。

三、腹　腔　镜

腹腔镜手术是在密闭的盆、腹腔内进行检查或治疗的内镜手术，有诊断性腹腔镜手术和手术性腹腔镜手术。

【适应证】

1．怀疑子宫内膜异位症。

2．不明原因的急、慢性腹痛和盆腔痛的诊断。

3．了解腹盆腔肿块部位、性质或取活检诊断。

4．不孕、不育查找病因及治疗。

5．急腹症（如异位妊娠、卵巢囊肿破裂等）。

6．有手术指征的各种妇科良性疾病。

7．子宫切除手术。

【禁忌证】

1．绝对禁忌证

（1）严重心肺功能不全，不能耐受麻醉者。

（2）凝血系统功能障碍。

（3）大的腹壁疝或膈疝。

（4）绞窄性肠梗阻。

（5）腹腔内大出血。

2．相对禁忌证

（1）盆腔肿块过大，超过脐水平。

（2）妊娠时间超过 16 周。

（3）腹腔内广泛粘连。

（4）晚期或广泛转移的妇科恶性肿瘤。

（5）弥漫性腹膜炎。

【术前准备】

1．肠道、泌尿道、阴道准备，腹部皮肤准备，尤应注意脐孔的清洁。

2．麻醉选择　诊断性腹腔镜可选用局麻或硬膜外麻醉，手术性腹腔镜多采用静脉全麻。

【操作步骤】

患者取仰卧位，常规消毒腹部及外阴、阴道，放置导尿管和举宫器（无性生活史者不用举宫器）。切开脐孔下缘皮肤 10～12mm，用气腹针穿刺进入腹腔，充入 CO_2，使腹腔内压力达 12～15mmHg，拔去气腹针。用套管针从切口处穿刺，将腹腔镜自套管针鞘送入腹腔，即可见盆腔内器官。按顺序常规检查盆腔内各器官。检查后根据盆腔疾病进行输卵管通液、病灶活检等进一步检查。如需行腹腔镜手术,根据不同的手术种类选择下腹部不同部位穿刺,形成 2～3 个放置手术器械的操作孔,插入必要的器械进行操作。

【并发症】

1.出血性损伤 术中出血、腹壁血管损伤、腹膜后大血管损伤。

2.脏器损伤 主要是肠管、膀胱及输尿管损伤。

3.与气腹相关的并发症 如皮下气肿、气胸和气体栓塞等。

4.其他并发症 腹腔镜切口疝、体位摆放不当导致的神经损伤等。以上并发症多因手术操作不熟练、电器械使用不当或周围组织粘连导致解剖结构异常等所致,手术者应熟悉手术操作和解剖,若损伤,应及时发现并进行处理。

第七节 宫颈脱落细胞 HPV-DNA 检测

人乳头瘤病毒(HPV)感染能够导致子宫颈上皮内瘤变(CIN)及宫颈癌的发生,不同型别 HPV 致病能力不同,持续感染高危型 HPV 是促使宫颈癌发生的最主要因素。因此,HPV 感染的早期发现、准确分型和病毒定量对于宫颈癌防治具有重要意义。目前,检测 HPV 感染已作为宫颈癌及其癌前病变的常规筛查手段在临床推广。

一、HPV 的生理特性

HPV 属于乳头多瘤空泡病毒科乳头瘤病毒属,是一种环状双链 DNA 病毒,有多种基因型,目前已确定的有 120 余种基因型,其中与生殖道感染有关的约 30 种。不同类型的 HPV 感染可导致不同的临床病变。根据其生物学特征和致癌潜能,将 HPV 分为高危型和低危型。高危型与癌及癌前病变相关,如 HPV16、18、31、33、35、39、45、51、52、56、58、59、66、68 等,低危型主要与轻度鳞状上皮损伤和泌尿生殖系统疣、复发性呼吸道息肉相关,如 HPV6、11、42、43、44 等。

HPV 具有高度的宿主特异性,适于在温暖、潮湿的环境中生长,主要感染人体特异部位皮肤、黏膜的复层鳞状上皮。性接触为其主要的传播途径,性活跃妇女的 HPV 感染率最高,感染的高峰年龄在 18～28 岁。但大部分妇女的感染期较短,多 8～10 个月便自行消失,只有 10%～15% 的 35 岁以上的妇女呈持续感染状态,这种持续感染的妇女将有更高的宫颈癌风险。

二、HPV 感染与宫颈癌及其癌前病变的关系

目前,国内外已公认高危 HPV 持续感染是宫颈癌发生的必要条件。HPV16、18 亚型与宫颈癌的关系最为密切,其对宫颈移行带具高度的亲和力,HPV16 型与宫颈鳞癌相关,HPV18 型与宫颈腺癌相关性较大。HPV 感染与宫颈癌发生有时序关系,从感染开始至发展为宫颈癌的时间间隔为 10～15 年,符合生物学致病机制。

三、HPV 检测方法

大部分 HPV 感染无临床症状或为亚临床感染,不能通过常规筛查发现,只能采用 HPV 检测发现。HPV 不能体外培养,不能用简便的血清学检测进行诊断和分型。临床常用免疫组化、原

位杂交、核酸印迹或 PCR 等方法进行检测。

PCR 检测技术通过 HPV 通用引物 PCR 扩增待测基因片段使信号放大，再利用特异性探针（或引物）与扩增产物杂交判断型别（分型），不仅可检测出低水平的病毒感染，而且可对 HPV 感染状态进行较准确的分类，是实验室和流行病学研究的理想工具。但缺点是它的灵敏性高，易因样品的交叉污染造成假阳性。新型集成技术应用 PCR 的高灵敏性、导流杂交技术的高特异性，并通过多重定性的检测提高准确性。该方法提供 HPV16 型、18 型和其他 12 型（HPV31、33、35、39、45、51、52、56、58、59、66 和 68）共 14 种高危 HPV 型别汇总的结果，将 HPV16 型、18 型两种高危型单列，有助于初筛过程中分层分析和进一步筛查处理。

杂交捕获法是目前临床使用的一种检测 HPV DNA 的非放射性技术。第二代杂交捕获法可同时检测 13 种高危型 HPV（16、18、31、33、35、39、45、51、52、56、58、59 和 68），其检测的灵敏度和特异度分别为 95% 和 85%，目前广泛地应用于宫颈癌的筛查和复查。

病理组织学检查结合原位杂交技术应用组织或细胞在病理切片上和分子探针进行 HPV 杂交，不仅可观察组织学形态变化，也可进行分型检测，是较理想的病理学检测及研究方法。但目前国内尚缺乏稳定的探针，且操作较复杂，不适于大规模筛查。

四、HPV 检测的临床意义

高危型 HPV 感染的检测对于预防和早期发现宫颈癌及其癌前病变有非常重要的意义。体现在以下几个方面：

1. 可与细胞学检查联合或单独使用进行宫颈癌的初筛，有效减少细胞学检查的假阴性结果，适用于大面积普查，初筛并聚焦高风险人群。宫颈细胞学筛查，尤是传统的宫颈巴氏涂片检查，存在相当比例的假阴性结果。将细胞学和 HPV 检测联合使用可达到极高的灵敏度和几乎 100% 的阴性预测值，细胞学和 HPV 均阴性者，发病风险较低，可适当延长筛查间隔时间，降低检测费用。

2. 预测受检者患宫颈癌的风险。HPV 感染型别与宫颈病变的级别存在一定关系，不同型别对宫颈上皮的致病力亦不相同。如 HPV16 或 HPV18 阳性患者其 ASC-US 或 LSIL 转变为 CIN Ⅲ 的概率远高于其他型别阳性或未检测出者；而细胞学阴性而高危型阳性者，一般不作处理，但发病风险较高，对这类人群要坚持定期随访。

3. 对未明确诊断意义的不典型鳞状上皮细胞或腺上皮细胞，应用 HPV 检测可进行有效的分流。HPV 检测可将 CIN 从细胞学结果为未明确诊断意义的非典型鳞状细胞/腺细胞中有效检出，仅高危型 HPV 检测阳性者要进一步进行阴道镜及活检，对 HPV 检测为阴性患者进行严密随诊，避免因过度诊断和治疗给患者及医生造成负担。

4. HPV 检测可作为宫颈高度病变手术治疗后的疗效判断和随访监测的手段，预测其病变恶化或术后复发的风险。宫颈手术后检测 HPV 阴性，提示病灶切除干净。若术后 HPV 检测阳性，提示有残余病灶及有复发可能，需严密随访。

五、HPV 检测的推荐筛查策略

目前我国主要的筛查策略为细胞学与 HPV 联合筛查、细胞学初筛和 HPV 初筛三种。筛查要点是：有性生活妇女于 21 岁开始筛查，细胞学和高危型 HPV 检测均为阴性者，发病风险很低，筛查间隔为 3～5 年；细胞学阴性而高危型 HPV 阳性者发病风险增高，可于 1 年后复查；ASC-US 及以上且 HPV 阳性，或细胞学 LSIL 及以上，或 HPV16/HPV18 阳性者转诊阴道镜。65 岁以上妇女，若过去 20 年有完善的阴性筛查结果无高级别病变病史，可终止筛查；任何年龄妇女，若因良性疾病已行全子宫切除，并无高级别病变史，也可终止筛查。

第八节 超 声 检 查

超声检查因其诊断准确且对人体损伤小、可重复，广泛应用于妇产科领域。

一、超声检查的种类

1. B超检查 是应用二维超声诊断仪，将探头所在部位脏器或病灶的断面形态及其与周围器官的关系，以强弱不等的光点、光团、光环或光带，显示在荧屏上，并可做动态观察和照相。检查途径有经腹壁及经阴道两种。

（1）经腹壁超声检查：检查时要求膀胱适度充盈，形成良好的"透声窗"，以便于观察盆腔内脏器和病变。

（2）经阴道超声检查：经阴道超声检查不必充盈膀胱，图像分辨率高，尤其对肥胖患者或盆腔深部器官的观察，阴道超声效果更佳。但对较大的超出盆腔的包块无法获得完整图像。无性生活史者不宜选用。

2. 彩色多普勒超声检查 彩色多普勒属于脉冲波多普勒，是一种面积显像技术，在同一面积内有很多声束发射和被接收回来，用计算机编码技术，构成一幅血流显像图。在妇产科领域中常用3个指标来评估血管收缩期和舒张期血流状态，即阻力指数（RI）、搏动指数（PI）和收缩期/舒张期（S/D）。

3. 三维超声诊断法 可显示超声的立体图像，使胎儿表面结构显示得更清晰、更直观。三维超声诊断法对心脏、大血管等许多脏器在方位观察上有突出的优越性，但不能代替二维超声。

二、超声检查在产科领域中的应用

1. B超检查 通过B超可以检测胎儿发育是否正常，有无胎儿发育畸形，可确定胎盘位置、检测胎盘成熟度，以及羊水量等。

（1）早期妊娠：妊娠5周时宫腔内可见圆形光环，为妊娠囊。妊娠5～6周时，在妊娠囊内可见强回声光环，为卵黄囊。妊娠6～7周时，妊娠囊内见胚芽，胚芽径线2mm时可见原始心管搏动。妊娠8周胚胎初具人形，此时可测量顶臀长（crown-rump length，CRL），以估计胎儿的孕周。

（2）中晚期妊娠

1）胎儿主要的生长径线测量：表示胎儿生长发育的径线有双顶径（BPD）、胸径（thoracal diameter，TD）、腹径（abdominal diameter，AD）和股骨长度（femur length，FL）等，其中BPD表示胎儿总体发育情况。若BPD≥8.5cm，提示胎儿成熟。

2）估计胎儿体重：体重是判断胎儿成熟度的一项重要指标。很多超声仪器中带有根据多参数（BPD、FL）推算胎儿体重的公式。

3）胎盘定位及成熟度检查：妊娠12周后胎盘显示为轮廓清晰的半月形弥漫光点区。根据胎盘发育成熟中结构的变化，将胎盘成熟度进行分级：0级为未成熟，多见于中孕期；Ⅰ级为开始趋向成熟，多见于孕29～36周；Ⅱ级为成熟期，多见于孕36周以后；Ⅲ级为胎盘已成熟并趋向老化，多见于孕38周以后。

4）检测羊水量：单一羊水最大暗区垂直深度>8cm 时为羊水过多；<2cm 为羊水过少。羊水指数（amniotic fluid index，AFI），则为测量四个象限最大羊水深度相加之和，若 AFI>25cm 为羊水过多；AFI<5cm 为羊水过少。

（3）异常妊娠

1）鉴别胎儿是否存活：若胚胎停止发育则见妊娠囊变形，胚芽退化枯萎；胎死宫内表现为无胎心及胎动，胎儿轮廓不清，脊柱变形，颅骨重叠，羊水暗区减少等。

2）判断异位妊娠：宫腔内无妊娠囊，在一侧附件区探及形状不规则、边界不十分清楚的包块。若在包块内探及圆形妊娠囊，囊内见到胚芽或原始心管搏动，则能在破裂或流产前确诊。若已破裂或流产，则在直肠子宫陷凹或腹腔内可见液性暗区。

3）诊断葡萄胎和多胎妊娠。

4）判断前置胎盘和胎盘早剥。

（4）诊断胎儿畸形：可探测无脑儿、脑积水、唇裂、脊柱裂、多囊肾等。

2．彩色多普勒超声检查

（1）母体血流：子宫动脉血流阻力升高预示子宫-胎盘血流灌注不足。

（2）胎儿血流：若脐动脉血流阻力升高，提示胎儿窘迫、胎儿生长受限，或与子痫前期有关；若脐动脉血流在舒张末期消失进而出现舒张期反流，提示胎儿处于濒危状态。

（3）胎儿心脏超声：彩色多普勒可以从胚胎时期原始心管一直监测到分娩前的胎儿心脏。

3．三维超声扫描技术　可以观察胎儿发育情况，诊断胎儿异常。有助于诊断胎儿唇裂、腭裂、脑畸形、耳朵和颅骨异常、心脏异常等。三维超声透明成像模式可以显示脊柱连续性和生理弯曲。此外，三维超声还可用于测量胎儿器官体积大小和估计胎儿体重。

三、超声检查在妇科领域中的应用

1．B 超检查

（1）子宫肌瘤：目前腹部超声能分辨直径 0.5cm 的子宫前壁肌瘤，并可对肌瘤进行较精确的定位。

（2）子宫腺肌病和腺肌瘤：子宫腺肌病的声像图像呈现为子宫均匀性增大，子宫断面回声不均；子宫腺肌瘤，呈现子宫不均匀增大，其内散在小蜂窝状无回声区。

（3）卵巢肿瘤：经阴道超声检查可发现盆腔深部小肿块，显示其内部细微结构方面有明显优势，已成为早期筛查卵巢癌的重要辅助项目。

（4）盆腔炎性疾病：盆腔炎性包块与周围组织粘连，边界不清；积液或积脓时为无回声或回声不均。

（5）监测卵泡发育：正常卵泡每日增长 1.6mm，排卵前卵泡直径约达 20mm。通常自月经周期第 10 日开始连续监测卵泡大小，以了解卵泡发育及排卵情况。

（6）探测宫内节育器：能准确显示宫内节育器在宫腔内的位置及节育器的形状。

（7）介入超声的应用：在阴道超声引导下对盆腔囊性肿块进行穿刺；对成熟卵泡进行采卵；选择性胚胎减灭术。

2．彩色多普勒超声检查　彩色多普勒超声能很好地判断盆、腹腔肿瘤的边界，显示肿瘤内部血流分布，尤其是卵巢恶性肿瘤及滋养细胞肿瘤，其内部血流信息明显增强，有助于诊断。

3．三维超声扫描技术　可以较清晰地显示盆腔脏器及可能病变组织的立体结构，图像逼真、清晰，有助于盆腔脏器疾患的诊断，特别是良、恶性肿瘤的诊断和鉴别诊断。

（崔利荣）

ER 25-2

扫一扫，测一测

 复习思考题

1. 简述宫颈活组织检查的适应证。
2. 简述子宫内膜活组织检查的取样时间及部位。
3. 简述输卵管通液术的适应证和禁忌证。
4. 宫腔镜检查的并发症有哪些？
5. 简述 HPV 检测的临床意义。

第二十六章　妇产科常用手术

知识导览

第一节　会阴切开缝合术

　　会阴切开缝合术是在胎儿经阴道分娩时，为减少会阴阻力，避免会阴严重裂伤而施行的一种手术。方式有会阴侧斜切及正中切开两种。

【适应证】

　　1. 阴道助产术，如产钳术、胎头吸引术、臀位牵引术等。

　　2. 子宫收缩乏力，第二产程延长者，胎儿宫内窘迫、妊娠高血压疾病、妊娠合并心脏病等为缩短第二产程。

　　3. 防止会阴严重裂伤，如会阴过紧、会阴体过长、会阴坚韧、胎儿过大。

　　4. 预防早产儿颅内出血。

【麻醉】

　　阴部神经阻滞及局部浸润麻醉。通常选用左侧斜切开。在切开术前，阻滞左侧阴部神经，术者左手指在阴道内触及左坐骨棘作引导，右手持带长针头(10cm)的注射器(20号)，内有 0.5% 普鲁卡因 30ml。先在肛门与坐骨结节中间偏坐骨结节处注射一小皮丘，再向坐骨棘内下方刺入，回抽无血后，注射 10ml，然后边退针边注药 5～10ml，将针退至皮下，沿切口作扇形局部浸润麻醉。做会阴切开术时，只阻滞切开侧阴部神经即可；若行臀位牵引术、产钳术等助娩手术，应行双侧阻滞，以使会阴组织松弛。

会阴切开缝合术

【手术步骤】

　　1. 切开　术者左手示指和中指伸入胎先露和阴道侧后壁之间，保护胎儿并指示切口位置，右手持会阴切开剪刀自会阴后联合处斜向左下方与正中线成 45°(会阴高度膨隆时，应采用 60°～70°)，剪刀刃应紧贴阴道黏膜，且与皮肤垂直，于宫缩会阴绷紧时，一次全层剪开(注意皮肤与黏膜切口长度一致)，切口长约 4～5cm。渗血用纱布压迫止血，小动脉出血时应予结扎。

　　2. 缝合　胎儿及胎盘娩出后，检查产道其他部位有无裂伤，阴道内暂填一带尾纱布卷，以防宫腔血液外流影响视野，依解剖层次逐层缝合。以左手示、中指撑开阴道壁，暴露阴道黏膜切口，用中号圆弯针，用 1-0 号可吸收线或 1-0 铬制肠线从切口顶端稍上方开始间断或连续缝合切缘黏膜和黏膜下组织，直至处女膜环处。以同样针线间断缝合肌层，对称缝合恢复原解剖关系，注意要对合整齐，勿留死腔，再以同样针线间断缝合皮下脂肪，最后用中号弯角针，1-0 丝线间断缝合皮肤，如实记录缝合皮肤针数。

【注意事项】

　　术后取出阴道内纱布卷，常规做阴道检查，了解有无空洞。肛门检查，若有肠线穿过直肠黏膜,应立即拆除,重新缝合。

【术后处理】

保持外阴清洁干燥,用消毒液棉球擦洗外阴,每日2~3次,尤其排便后应擦洗外阴。术后5~6天拆线。

第二节　胎头吸引术

胎头吸引术是用胎头吸引器置于胎头上,形成一定负压后,进行牵引或旋转,协助胎儿娩出的手术。

【适应证】

1. 宫缩乏力,第二产程延长者。

2. 母婴合并症需缩短第二产程,如妊娠高血压疾病、妊娠合并心脏病、瘢痕子宫不宜过度用力者,胎儿宫内窘迫。

【术前准备】

术前必须做详细的阴道检查。胎头吸引术只适用于头先露、活胎、宫口开全、胎膜已破、头盆相称的病例,双顶径在坐骨棘水平以下。

【手术步骤】

1. 放置吸引器　应先检查胎头吸引器,确保无损坏,无漏气。以左手分开阴唇和阴道后壁,右手持吸引器,先将其下缘沿阴道后壁放入,再将吸引器紧贴胎头,全部滑入,要用一手中指、示指沿吸引器边缘扪胎头是否与开口端紧密连接,注意避开胎头的囟门和骨缝,仔细检查吸引器与胎头之间是否夹有宫颈组织或阴道壁,同时调整吸引器使其弯度向上,牵引横柄与胎头矢状缝一致。

2. 抽气形成负压　用50~100ml注射器慢慢抽出空气(负压应控制在500mmHg以下,一般以400mmHg为宜),使胎头在由小至大的负压下,逐渐形成产瘤,以减少胎头血肿的形成。抽吸后,用止血钳夹住橡皮管,稍等待2分钟。

3. 牵引　宫缩时,嘱产妇向下屏气,术者手持牵引柄沿骨盆轴方向,按分娩机制进行牵引。先向下向外牵引,当胎头枕部达耻骨联合下缘时,术者上提吸引器,使胎头仰伸娩出。注意用力均匀,不要过猛,配合宫缩及腹压,宫缩间歇时暂停牵引,当胎头娩出后,即可解除负压,取下吸引器,继之娩出胎体。

【注意事项】

1. 胎头吸引术可诱发胎儿颅脑损伤,必须严格掌握其适应证和条件。宫缩乏力,产道阻力较大,枕后位及巨大儿时,牵引易滑脱,胎儿娩出时间较长,并发症较多。

2. 牵引时间不宜过长,一般以15分钟内结束分娩为宜。

3. 牵引时如若漏气、滑脱,可重新放置,但发生2次者,应改用产钳术。

4. 术后常规检查宫颈、阴道有无裂伤。新生儿按高危儿护理。

胎头吸引术

第三节　产　钳　术

产钳术是应用产钳牵引胎头助娩胎儿的手术。产钳术是解决难产的重要手段。产钳的种类有数种,目前常用的一种为短弯型,分为左下叶和右上叶,每叶长20~25cm,分匙部、胫部、锁部及柄部,为适应产道的弯曲和胎头的弧度,产钳有2个弯曲,骨盆弯和胎头弯。产钳的作用,一是牵引,二是旋转。其适应证与胎头吸引术相同,但胎头吸引术失败时,可改用产钳术,臀位后出胎头困难时也可用产钳。当胎头双顶径和胎头骨质部分已达到坐骨棘水平以下时,可采用低位产钳术,若部分胎头于宫缩时可露于阴道口施行的产钳术称为出口产钳术。

【术前准备】

产妇取膀胱截石位,消毒、铺巾、导尿、阴道检查,施术条件同胎头吸引术。

【手术步骤】

1. 放置产钳　放置钳叶前,术者应先鉴定左右钳叶。右手4指伸入胎头与阴道左侧壁之间触摸胎耳,左手以执笔式握住产钳柄左叶,使钳叶垂直,弯度朝前,由阴道口左后方插入,沿右手掌与胎头之间,慢慢滑入,同时将钳柄下移至水平位,钳匙置放于胎耳前方,由助手固定产钳左叶位置;然后术者再以右手持钳柄,左手4指置于胎头与阴道右后壁之间,以同法放置产钳右叶。

2. 合拢钳锁　原则是第二叶依循第一叶,切忌强行扣合,避免夹住宫颈、脐带和胎儿组织。

3. 检查产钳放置状况　检查产钳是否放置于胎儿面颊部位,深浅程度,有无偏斜,以及产钳及胎头之间有无软组织夹入。

产钳术

4. 牵拉　术者双手握住钳柄向外、向下试行牵拉,使胎头俯屈,胎头拨露时取水平位牵拉,当枕部达耻骨联合下缘时,钳柄上提,使胎头仰伸,逐渐出头,当胎头额部娩出后,即可取下产钳,先松开锁部,取下产钳右叶,再取出左叶,按分娩机制逐步娩出胎体。

【注意事项】

1. 胎位一定要检查清楚后再上产钳,以防发生并发症,如软产道损伤、眼球压伤、头面部软组织损伤、胎儿颅内出血等。

2. 牵引不可过快、过猛、左右摇晃,用力要均匀,忌全身用力,宫缩时徐徐牵拉,间歇时停止牵引,并将两钳柄部稍分开,以减少钳匙对胎头的挤压,同时要听胎心。

3. 牵引方向应循产轴牵引,胎头通过会阴要慢、稳,以防损伤阴道软组织,牵引困难时一定要及时查明原因。

4. 术后处理同胎头吸引术。

第四节　前庭大腺囊(脓)肿造口术

前庭大腺囊(脓)肿治疗方法有多种,现多行造口术,方法简单,出血少,恢复快,并能保持腺体的功能。

【手术步骤】

1. 常规冲洗外阴、阴道,预定切口,切开前再重新消毒切口部位,局部麻醉。

2. 取囊肿或脓肿的突出点,以该点为中心,在囊肿皮肤与黏膜交界处,略偏黏膜侧,纵行切开,接近囊肿全长,深至囊腔,放出囊液。

前庭大腺囊(脓)肿造口术

3. 消除囊内容物后,用生理盐水冲洗囊腔。

4. 用2-0可吸收线将囊肿壁外翻缝合,与周围皮肤间断缝合,形成囊口。

5. 二氧化碳激光造口术　切口部位同上,无出血不须缝合。效果良好,既无瘢痕形成,又可保留腺体功能。

【术后处理】

1. 保持局部清洁,每日用无刺激性消炎药物棉球清洗外阴和局部。

2. 术后4天,用1∶5 000高锰酸钾液坐浴,每天2次。

3. 1个月内禁止性生活。

（刘志宏）

？ 复习思考题

1. 简述会阴切开缝合术的注意事项及术后处理。
2. 简述胎头吸引术的适应证及注意事项。
3. 简述产钳术的注意事项。

主要参考书目

1. 谢幸, 孔北华, 段涛. 妇产科学[M]. 9版. 北京: 人民卫生出版社, 2018.

2. 陈霞, 刘志宏. 妇产科学[M]. 2版. 北京: 中国医药科技出版社, 2022.

3. 沈铿, 马丁. 妇产科学[M]. 3版. 北京: 人民卫生出版社, 2015.

4. 王吉耀, 葛均波, 邹和建. 实用内科学[M]. 16版. 北京: 人民卫生出版社, 2022.

5. 张兴平, 张爱荣. 妇产科学[M]. 北京: 中国医药科技出版社, 2018.

6. 徐丛剑, 华克勤. 实用妇产科学[M]. 4版. 北京: 人民卫生出版社, 2018.

7. 盛红. 中医妇科学[M]. 4版. 北京: 人民卫生出版社, 2018.

复习思考题答案要点

模 拟 试 卷

《西医妇产科学》教学大纲